Wilhelmi
Der Po-Doc

Der Po-Doc

Eine spannende Expedition zum Ende des Darms

Dr. med. Martin Wilhelmi

TRIAS

**Bibliografische Information
der Deutschen Nationalbibliothek**

Die Deutsche Nationalbibliothek verzeichnet diese Publikation in der Deutschen Nationalbibliografie; detaillierte bibliografische Daten sind im Internet über http://dnb.d-nb.de abrufbar.

1. Auflage 2019

© 2019 TRIAS Verlag in Georg Thieme Verlag KG, ein Unternehmen der Thieme Gruppe

Rüdigerstr. 14
70469 Stuttgart
Deutschland

www.trias-verlag.de

Printed in Germany

Programmplanung: Katja Widmann
Projektmanagement: Anja Bippus
Redaktion: Bettina Snowdon, Hamburg
Umschlaggestaltung: CYCLUS Visuelle Kommunikation, Stuttgart
Bildnachweis:
Umschlagillustration: Grafikbüro Schaaf, Germersheim
Zeichnungen: Grafikbüro Schaaf, Germersheim
Autorenfoto S. 5: Christian Dietrich Fotografie
Satz: Ziegler und Müller, text form files, Kirchentellinsfurt, gesetzt in APP/3B2 V.9
Druck: Westermann Druck GmbH, Zwickau

ISBN 978-3-432-11026-4   1 2 3 4 5 6

Auch erhältlich als E-Book:
eISBN (epub) 978-3-432-11027-1

Liebe Leserin, lieber Leser,
hat Ihnen dieses Buch weitergeholfen? Für Anregungen, Kritik, aber auch für Lob sind wir offen. So können wir in Zukunft noch besser auf Ihre Wünsche eingehen. Schreiben Sie uns, denn Ihre Meinung zählt!   Ihr TRIAS Verlag

E-Mail Leserservice: kundenservice@trias-verlag.de

Adresse:
Lektorat TRIAS Verlag, Postfach 30 05 04,
70445 Stuttgart
Fax: 0711-8931-748

Besuchen Sie uns auf facebook!
www.facebook.com/trias.tut.mir.gut

Lassen Sie sich inspirieren!
www.pinterest.com/triasverlag

Der Autor

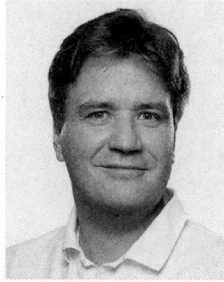

Dr. med. Martin Wilhelmi ist Facharzt für Gastroenterologie, Hepatologie, Allgemeine Innere Medizin und Ernährungsmediziner. Derzeit ist er in der Central-Praxis Gastroenterologie in Zürich tätig. Neben der Abklärung aller Organe des Magen-Darm-Traktes und der Ernährung liegt ihm vor allem die Po-Gesundheit am Herzen. Dr. Wilhelmi hat es sich daher zur Aufgabe gemacht, wirklich alle Tabus über und unter dem Anus aus der Welt zu schaffen und ihn aus der Schmutz- und Ekel-Ecke herauszuholen. Sein Wunsch ist es, dass Sie das kleine Loch zwischen Ihren Pobacken als das Wunder sehen, das es ist. Von Anfang An(us) für ein gutes Po-Gefühl: Love your butt!

Inhalt

1 Start – die Reise an den Arsch der Welt

Psst … darf ich mich vorstellen? Ich bin der Po-Doc und ich lade Sie ein auf eine Reise. Unsere Reise führt an den Arsch der Welt. Zu unserem Po. Zu Ihrem Po. Nach einem kurzen Flug verlassen wir die Welt der Schamgefühle und landen auf dem Planeten Po. Hier beginnen unsere Erkundungen. Alle unsere Sinne erforschen diesen fremden Planeten. Es beginnt von außen über die Pobacken nach innen über den Damm und die Poritze bis zum Anus, in den wir tief eindringen, bis in den Enddarm und zum Beckenboden. Eine Reise in das Untergeschoss unseres Körpers. Diese Reise wird zunehmend dunkler, geheimer, schleimiger, wärmer, intimer, aufregender und auch medizinischer.

Unsere Expedition soll zahlreiche Fragen beantworten: Was spürt der Finger im Po? Wie schmeckt der Anus und darf man ihn auch küssen oder lecken? Kann der Po atmen oder sprechen? Was lebt in unserem Po? Wie funktioniert der Po und wofür brauchen wir ihn überhaupt? Was kommt raus und was darf rein? Wie geht Analverkehr? Was spürt der Finger im Po? Was isst der Po und wie halte ich Po und Anus fit? Dies alles und noch mehr soll beantwortet werden, bevor wir unsere Reise beenden.

»Hattest du schon mal Analsex?« ist eine der ganz intimen Fragen, die in der Regel nur leise hinter vorgehaltener Hand und/oder mit mindestens einem Promille Alkohol im Blut gestellt wird. Viele dieser Fragen bleiben tabu, obwohl der Darm derzeit Charme hat. Denn Hand aufs Herz: Woran denken Sie, wenn Sie das Wort »Darm« hören? Ich möchte die Antwort geben: Sie denken nicht an den Mund, nicht an die Speiseröhre oder den Magen, nicht an die vielen Meter »Schlauch« in uns – Sie denken an den Ort, an dem der Darm endet: Sie denken an den Po und den Anus.

Dieser prominente und sichtbare Teil unseres Magen-Darm-Systems ist wahrscheinlich das wahre Tabu und auch das wahre Interessengebiet. Wie jeder andere Körperteil gehört der Po zum Menschen. Ob der Mensch das will oder nicht. Für den Magen-Darm-Arzt ist der Po ein natürlicher Lebensraum und seine zweite Heimat. Der Arzt ist der Po-Doc. Scham- oder Ekelgefühle sind ihm fremd. Die unzähligen Witze über sein Fachgebiet hat er alle schon gehört. Er lächelt trotzdem höflich und wiederholt unermüdlich und geduldig seine Erklärungen, die meistens der Beruhigung und Aufklärung dienen. Denn wenn es blutet, juckt oder weh tut »dort unten«, braucht man den Po-Doc.

Beschwerden im Bereich des Anus gehören in der Allgemein- und Spezialarztpraxis zu den häufigsten Klagen von Patienten.[1] Die Selbstdiagnose ist in diesem Bereich jedoch schwierig und ersetzt selten die Vorstellung bei einem Facharzt. (Haben Sie schon versucht, Ihren Darmausgang selbst zu betrachten? Ganz ohne die Hilfe Ihres Smartphones?) Wie wichtig es hierbei ist, sich hin und wieder einen Finger in den Po einführen zu lassen (am besten von einem Arzt!), zieht sich wie ein roter Faden durch das Buch. Das Anliegen dieses Buches ist es daher, alle, wirklich alle Tabus über und unter dem Po zu brechen und ihn aus der Schmutz- und Ekel-Ecke zurückzuholen zu unserem Körper und unserem Körperbild. Verbunden mit Emanzipation und einer geschlechtsneutralen Rolle (nein, der Po ist nicht schwul!), mit der Beleuchtung aller Facetten dieses komplexen Organs, Zeichens und Symbols, medizinisch, aber auch in einem sexuellen und soziokulturellen Kontext. In diesem Sinne können der Anus und der Po der Schlüssel zum Verständnis von Kultur, Sprache, sozialen Ängsten, Humor, Politik und vielleicht sogar dem Sinn des Lebens werden.

Starten wir also auf die Reise an den Arsch der Welt, zur Welt des Arsches. Die Reise dorthin, wo die Sonne niemals scheint. Dort werden wir das Licht einschalten – es werde Licht! – und über die Dinge staunen, die wir dort finden. Ich hoffe, diesen Ort so zu beleuchten, dass Sie ihn danach mit anderen Augen sehen und das kleine Loch zwischen Ihren Pobacken als das Wunder sehen, das es ist. Die Beachtung und die Pflege der Gesundheit steht damit diesem Organ genauso zu wie jedem anderen: Love your butt! Liebe deinen Po!

2 Landung auf dem Doppelhalbmond – (P)oberfläche

Nomen est omen – wie heißt unser Ziel?

Unsere Reise führt uns in einen dunklen Bereich. Daher sollten wir zunächst das Ziel benennen und ihm einen Namen geben. Doch das ist gar nicht so leicht. Patienten in der Sprechstunde des Magen-Darm-Arztes kommen regelmäßig ins Stocken, wenn sie einfach nur benennen sollen, wo das Problem liegt – oder besser sitzt: am Po, am Hintern, am Anus, am Arsch. Trotz zunehmender sexueller Aufklärung fällt also schon die einfache Benennung einer Körperregion, die in der Regel jeder Mensch besitzt, schwer. »Hintern«, »Popo« oder das »Gesäß« beziehen sich hierbei in der Regel auf die gesamte Körperpartie und schließen somit neben den Pobacken (die zum größten Teil aus Muskeln und Fettgewebe bestehen) auch den Darmausgang (den Anus) mit ein. Natürlich dürfen auch die derben Namen wie »Arsch« (das gesamte Paket) und »Arschloch« (der Anus) nicht fehlen.

Über 50 Slang-Begriffe existieren im Deutschen und im Englischen jeweils für den Po. Das seit dem 17. Jahrhundert belegte »Podex« ist lateinischen Ursprungs und geht auf *pedere* = furzen, zurück. »Popo« und »Po« sind vermutlich Abkürzungen dafür. Eher vulgär wird der Begriff »Arsch« verwendet. Er geht auf das indogermanische *orso-s* (= »Hinterer«) zurück, im Griechischen *órros*, heißt aber eigentlich Anus, steht also als Teil für das ganze Gesäß (Pars pro toto). Weitere Bezeichnungen sind »Fott«, in der Schweiz »Fudi« oder »Füdli« (eine Zusammensetzung aus »Fud« und »Loch«).

In diesem Buch sollen die wertneutralen Begriffe »Hintern« oder »Po« für die gesamte Region und »Anus« für den Darmausgang verwendet werden. Wo es angebracht ist, sollen jedoch auch deftigere Ausdrücke eingesetzt werden. Eine große Zahl von meist derben Sprichworten beziehen sich auf den Hintern. Es geht uns »am Arsch vorbei«, wir »kriechen in den Arsch«, »du kannst mich am Arsch lecken«. Die größte Zahl dieser Ausdrücke ist eher negativ besetzt. Es ist an der Zeit, dies zu ändern. Wir haben das Ziel benannt.

Scham vor dem (P)organ – das Tabu

Wie eng Tabuzone und Medizin zusammenliegen, zeigt das Beispiel eines großen Universitätsklinikums in der Schweiz, das neben anderen Begriffen auch »Anus« in den Suchmaschinen durch die Informatikabteilung sperren ließ. Gedacht als Schutz vor unseriöser Internetbenutzung, machte es das Nachschlagen für die Magen-Darm-Ärzte im Bereich »Anus« unmöglich. Eine schwierige Zensur. Eine unzensierte Eingabe des Wortes »Anus« bei Google ergibt die unglaubliche Trefferzahl von etwa 184 000 000 Ergebnissen. Die seriöse und wichtigste medizinische Datenbank Pubmed zeigt 31 574 Resultate für die Eingabe »Anus« (2018) auf. Das ist alles nicht ganz wenig für ein Tabuthema, das der Anus noch immer ist.

Woher kommt es nun, dass dieses Organ mit so viel Scham (und wenig Charme) belegt ist? Warum fühlen sich viele Menschen so unentspannt, wenn die Diskussion auf den Po oder den Anus kommt? Sicher liegt ein gewisses Tabu auf dem Po als Ausscheidungsorgan. Definiert man ein Tabu als das Produkt einer Kultur, das allumfassend und »hochresistent gegen jegliche wissenschaftliche Logik« ist, dann ist der Po, wenn man ihn nur auf seine Ausscheidungsfunktion reduziert, durch die »Abscheu der Menschen vor allen verrottenden, verwesenden und Ekel erregenden organischen Ausscheidungen« tabuisiert.[2] Von einem hygienischen Standpunkt ist dies teilweise vertretbar, von der Natur wohl auch so gewollt und der Darmausgang ist daher auch maximal weit entfernt vom Darmeingang angelegt. Zumindest beim Homo sapiens. Trotzdem hat der eigene Stuhl in der Regel keine negativen Auswirkungen auf unsere Gesundheit, selbst wenn er verzehrt wird. Diese Technik (Koprophagie) wird denn auch von einigen Tieren (z. B. von Fohlen) direkt nach der Geburt angewendet, um die eigene Besiedelung des Darmes mit günstigen Bakterien zu erreichen. Auch sind in der Wissenschaft keine Fälle von schweren Infektionen nach der Aufnahme von eigenem Kot bekannt. Ein Teil unserer Abneigung gegen den eigenen Kot scheint daher antrainiert. Auch das Vorzeigen eines entblößten Pos (man spricht von »Mooning«) wird meist als obszöne, aggressive Geste der Demütigung und Entwürdigung interpretiert und kann Protest, Hohn oder Geringschätzung ausdrücken.

Keine gute Idee: Blanker Po wird teuer

Ein Schweizer Gericht verurteilte erst kürzlich einen Angeklagten, der in einem Nachbarschaftsstreit seinen entblößten Hintern zeigte, zu fünf Tagessätzen à 200 Franken Geldstrafe und einer Buße von 300 Franken zuzüglich der Gerichts- und Anwaltskosten.[3] Es kann also teuer werden, den Po zu zeigen, zumindest, wenn er im ungeeigneten Moment entblößt wird.

Im Deutschland des Mittelalters war es sogar üblich, während besonders schwerer nächtlicher Gewitter seinen Hintern zur Tür hinauszustrecken, um Blitze und »die Mächte des Bösen« abzuwenden. Der entblößte Hintern wurde auch als Waffe gegen den Teufel eingesetzt, da dieser gemäß den Überlieferungen keinen Hintern besitzt und durch den dargebotenen Hintern an seine eigene Unzulänglichkeit erinnert und damit vertrieben werden würde. Gleichzeitig kann diese Gebärde aber auch in einem anderen Kontext gesehen werden: als Aufforderung zur Ausübung aktiver Dominanz mit Penetration im sexuellen Sinne. Es kommt also wie so oft auf den Kontext an, in dem ein entblößter Po sichtbar wird. Einmal ist es strafbar, ein anderes Mal wehrt es den Teufel ab und ein drittes Mal fordert es zur sexuellen Handlung auf.

Ein zweiter wichtiger Punkt, neben dem Tabu als Ausscheidungsorgan, ist auch eine in unserer Kultur immer noch weit verbreitete Homophobie, also die Angst vor Gleichgeschlechtlichkeit. Viele Männer, die anale Lust – insbesondere ihre eigene – erkunden und erleben, werden mit Homosexualität in Verbindung gebracht oder beginnen sich zu sorgen, »schwul« zu sein.[4] Männlichkeit drückt sich in dieser Sichtweise immer aus durch einen Penis, der aktiv irgendwo eindringt. In dieser Hinsicht passiv zu sein, ist für viele Männer mit dem Gefühl verbunden, ihre Männlichkeit aufzugeben. Sind jedoch ein Männer- und ein Frauenkörper involviert, gelten auch anale Sextechniken als heterosexuell und werden von der Gesellschaft eher toleriert oder zumindest akzeptiert. Eine völlig unlogische Schlussfolgerung.

Der Anus sollte daher vom Vorwurf freigesprochen werden, dass alles, was ihn betrifft, immer in Verbindung mit (männlicher) Homosexualität steht. Bei vielen Männern besteht eine natürliche Neugierde für diesen Bereich, die jedoch häufig aus Angst vor einer Verbindung mit Homosexualität unterdrückt wird. Der Psychologe Donald Meltzer schrieb schon 1966 hierzu: »Ich bin gezwungen zu erkennen, dass anale Sextechniken viel weiter verbreitet sind, als die Literatur uns dies derzeit vermittelt.«[5] Zu dieser Zeit gab es noch kein Internet und damit wenig Zugang zu entsprechenden Darstellungen. Heute, über 50 Jahre später, muss daher davon ausgegangen werden, dass wieder die Aussage meines alten Chefarztes gilt: »Es gibt die Menschen, die anale Sextechniken ausprobiert haben, und die Menschen, die nicht zugeben, anale Sextechniken ausprobiert zu haben.«

Die Schönheit des Pos – der Fetisch

Der Po war zu allen Zeiten und in sämtlichen Kulturen ein vielbeachtetes Objekt. Bildhauer haben ihn aus Marmor gehauen, Maler mit ihm die Bildmitte gefüllt und Dichter seitenweise über das Aussehen des Pos geschrieben. In zahlreichen Kulturen, vor allem in Afrika, wurde (und wird regional immer noch) der »Schätzwert« einer Frau nur an ihrem Hinterteil festgemacht. Keine antike Statue ohne einen runden wohlgeformten Hintern.

Im Idealfall wirkt der junge Po des Menschen wie zwei Halbmonde, die durch eine Spalte getrennt sind. Hierdurch wird der Darmausgang – der Anus – in der Regel verborgen und kann nur durch Spreizen der Pobacken sichtbar gemacht werden. Betrachtet man zum Beispiel die Statue der Aphrodite von Knidos in Italien, die der Bildhauer Praxiteles im 4. Jahrhundert v. Chr. schuf, zeigt sich, dass in einem erotisch-sexuellen Sinne der Hintern dem Geschlechtsteil der Frau oft vorgezogen wurde und das sexuelle Interesse der Männer auf sich zog. In der Abhandlung eines anonymen griechischen Autors aus dem 4. Jahrhundert ruft Kallikratides beim Anblick dieser Statue aus: »Beim Herakles! Was für eine schöne Harmonie des Rückens, und wie ausladend die

Flanken sind, die reichlich die Hände füllen, wenn man sie umfasst; wie schön konturiert die Wölbungen des Fleisches der beiden Pobacken sind! Niemand könnte zum Ausdruck bringen, wie süß das Lächeln der Grübchen ist, die beiderseitig in die Flankenwülste eingetieft sind.«[6]

Auch gab es zu dieser Zeit Wettbewerbe, bei denen die tadellose Form des Pos, sein Volumen, seine fleckenlose Reinheit und seine Farbe, speziell aber auch die Qualität seiner Lachgrübchen beurteilt wurden. Der Aphrodite wurde in der griechischen Antike dann auch der Name Kallipygos gegeben – »die mit dem schönen Hintern«. Die erotische Funktion des Pos kann also gewaltig sein. Ähnlich wie bei den Brüsten der Frau oder auch bei einem knallroten Verkehrsschild ist fast immer eine Signalwirkung gegeben.

Wie ein Kamelhöcker – Speicher und Fetisch

Auch in unserer Kultur ist der Po häufiger bei Frauen Objekt der Diskussion als bei Männern. Mit Stars wie Jennifer Lopez, Kim Kardashian oder sogar Verwandten von Königshausmitgliedern wie Pippa Middleton, hat in den letzten Jahren wieder ein Boom des weiblichen Hinterns als Fetischobjekt eingesetzt. Die plastische Chirurgie setzte einen neuen Trend und bot den »Pippa butt lift« an. Dabei werden Fett (in der Regel Bauchfett) oder Implantate in den Hintern eingesetzt.

Dass der weibliche Hintern jedoch häufig eine andere Form hat als der männliche, liegt am ehesten am Fettverteilungsmuster. Weibliche Hormone (Östrogene) führen eher zu Fettablagerungen im Bereich des Hinterns als im Bereich des Bauches (was dem männlichen Fettverteilungsmuster entspricht). Zudem besitzen Frauen meist deutlich mehr Fettzellen als Männer. Einige Forscher vermuten, dass dies der Frau eine größere Energiereserve gewährleistet, und vergleichen den weiblichen Po mit den Höckern eines Kamels – einem Fettspeicher. Trotzdem wird natürlich je nach subjektivem Schönheitsideal entweder mit Fett aufgespritzt oder auch Fett abgesaugt. Zehn Prozent aller Patienten, die Po-Implantate erhalten, sind übrigens männlich. Bis zu

30 Prozent beträgt in einigen Untersuchungen die Komplikationsrate, die Infektionen, Blutergüsse, Verrutschen der Implantate und andere Probleme einschließt.[7] Es kann jedoch bei diesen Operationen auch zu schweren Komplikationen kommen und im schlechtesten Fall landet man im Rollstuhl.

Schwere Folgen eines prallen Pos

Eine 31-jährige Patientin hatte sich Fett vom Bauch absaugen und in den Po spritzen lassen (das nennt sich »fat grafting«). Nach acht Tagen stellte sie sich notfallmäßig vor, da sie ihre Füße nicht mehr bewegen und nur noch im Rollstuhl sitzen konnte. Die Abklärungen ergaben, dass sich eine ausgedehnte Schwellung (ein Ödem) im Bereich des Pos gebildet hatte und die großen Nerven (Ischiasnerv), die auch die Beine und Füße versorgen, abgeklemmt hatte. Erst unter abschwellenden Medikamenten konnten nach drei Monaten langsam wieder erste Gehversuche durchgeführt werden. Leichte Taubheitsgefühle blieben jedoch in beiden Beinen bestehen.[8]

Po oder Busen – was ist sexyer?

Nachdem der Mensch sich im Laufe der Evolution aufgerichtet hatte, war nicht mehr nur der Po als Sexualorgan wahrnehmbar, sondern auch die Vorderseite des Menschen, vor allem die Brüste der Frau. So kommen einige Sexualforscher auch zum Schluss, dass das Betonen der weiblichen Brust ein Versuch ist, die Pobacken als eigentliches und urtümliches Sexualorgan zu imitieren.

Doch wer führt nun das Rennen um das sexyeste Organ an? In einer deutschen Umfrage zur attraktivsten Seite der Frau nannten 28 Prozent der Teilnehmer die Augen und 27 Prozent den Hintern. Brüste kamen nur auf 14 Prozent. Bei der weltweiten Abstimmung liegt der Po mit 25 Prozent vorne und Brüste und Augen werden jeweils nur von 20 Prozent als gleich wichtig bewertet. Die Persönlichkeit der Frau war bei nur fünf Prozent der deutschen und elf Prozent aller Befragten das Attraktivste an einer Frau. Der Po ist demnach also der Gewinner und sogar 20 Prozent wichtiger als die Persönlichkeit des Menschen.

> *Nennen wir den Po also den König der Sexualorgane. Dieses Organ kann wabbeln, wackeln, zittern oder beben.*

»Twerking« nennt sich der Tanzstil, der derzeit vor allem in der Hip-Hop-Kultur praktiziert wird und als sexuell provokativ gilt. Analog zu traditionell afrikanischen Tänzen wird der Po dabei durch Bewegungen zum Schwingen und Zucken in allen Varianten gebracht. Er wirkt dabei etwas komisch und begehrenswert zugleich. Trotzdem schwillt der menschliche Po dabei nicht an und verfärbt sich auch nicht (wie es bei verschiedenen Affenarten zur Zeit des Eisprungs passiert). Auch dann nicht, wenn die Frau ihre fruchtbare Zeit (den Eisprung) hat. Er ist in gewisser Weise jedoch jederzeit parat und einladend zur Paarung, das heißt, die Frau bietet sich dem Mann durch ihren Po auch dann an, wenn sie nicht ihre fruchtbare Zeit hat. Der Po dient also der sexuellen Erregung, ohne den Hintergedanken der Fortpflanzung. Diese Tatsache dürfte der katholischen Kirche weiterhin Kopfzerbrechen bereiten.

Warum der Po nicht schwul ist

Neben den weiblichen Brüsten ist der Hintern also diejenige Vorwölbung unseres Körpers, die am ehesten erotisch besetzt ist. Der Po ist in diesem Zusammenhang zwar prinzipiell weder männlich noch weiblich, trotzdem wird er – wahrscheinlich, weil die geschlechtsbestimmenden Körpermerkmale an der Vorderseite des Körpers sind – häufig als eher weiblich wahrgenommen.

Man sollte aber meinen, dass der Po geschlechtsneutral ist, denn während Brüste der Beweis für Weiblichkeit sind, lässt sich anhand der Gesäßbacken nicht unbedingt ein bestimmtes Geschlecht identifizieren. Zwei Halbmonde mit einer Ritze, die sie trennt, sehen bei Mann und Frau gleich aus. Trotzdem sind Unterschiede sichtbar, wobei der weibliche Po in der Regel etwas runder gewölbt ist, die Haut meist etwas reiner, weißer und haarlos, der männliche Po hingegen weniger rundlich gewölbt ist, eher kräftiger definierte Muskelstränge besitzt, klein, schmal, fest, muskulös und mit Haaren besetzt ist.

So weit die Idealtypen. In der Realität sieht dies natürlich meist ganz anders aus und je nach Alter und Ernährungszustand des Menschen finden sich alle Variationen von klein und hart bis schlaff und hängend. Da ein schöner Hintern sowohl Männer als auch Frauen zieren kann, bleibt der Po der zweideutigste unserer Körperteile. Schon die alten Griechen erkannten den Hintern als eine Art Zwitter-Organ und huldigtem diesem Organ in besonderer Weise. Der Po des jungen Mannes (der Knabenpo) hatte hier eine herausragende Stellung. Nochmals: Das hatte meist nichts mit Homophilie oder sogar Pädophilie zu tun. Eine schon sehr alte Studie untersuchte darüber hinaus, ob es bei Männern Vorlieben entweder für weibliche Brüste oder für den Hintern einer Frau gab, was klar zugunsten des Hinterns ausfiel.[9] Es wurde hieraus sogar gefolgert, dass der mehr »brustfixierte« Mann als eher sozial und der mehr »pofixierte« Mann als eher dominant und kompromissloser zu charakterisieren sei. Dies ist, wie gesagt, eine sehr alte und kleine Studie …

Formen – vom Alphabet zum Gemüsegarten

Immerhin stellt unser Hintern die größte zusammenhängende Fleischmasse unseres Körpers dar. Er besitzt keine Nase und keine Ohren, aber zwei Backen. Ihn als umgedrehtes Gesicht zu sehen oder den Anus als Mund, funktioniert nur bedingt. Immer bleibt etwas Stummes und Passives in seiner Form zurück. Das Volumen und die Oberfläche des Pos werden zum größten Teil durch das Unterhautfett be-

stimmt, das abhängig von unserem Alter und unserem Ernährungszustand ist. Die Abweichungen vom Mittelwert sind hier teilweise be-
trächtlich (siehe Fallbeispiel). Die Tendenz, im Lebensverlauf ein volu-
minöseres Gesäß zu entwickeln, wird als Steatopygie bezeichnet.
Umgangssprachlich und weniger nett auch als »Arsch wie ein Braue-
reipferd«.

Groß wackelt es am schönsten

Die 28-jährige Natasha Crown aus Göteborg hat sicher derzeit mit
180 Zentimetern Umfang einen der größten Pos der Welt. Doch das
reicht ihr noch nicht. Sie findet es sexy und berichtet, dass es sie
sexuell erregt, wenn sie ihren großen Po wackeln spürt. Deshalb ließ
sich schon dreimal Fett von anderer Stelle in ihren Po injizieren und
macht eine ausgeklügelte Diät aus Pasta, Pizza und sechs Kilogramm
Nutella pro Monat.

Die Geschmäcker sind hier sicher verschieden. Die durchschnittliche
Form des Pos zu definieren, wurde jedoch immer wieder versucht.
Die Form des Hinterns entspricht im statistischen Mittel bei der Frau
eher einer Birnenform. Nicht wissenschaftliche Einteilungsversuche
basieren auf vier Hauptformen: dem Apfel (O-Form), der Birne (A-
Form), dem Quadrat (H-Form) und dem Dreieck (V-Form).

Andere Einteilungsversuche nutzen andere Buchstaben des Alphabets
oder bemühen Bilder wie »apfelförmig«, »wellenförmig«, »blasen-
förmig«, »flach«, »knochig« und mehr. Auch die Obst- und Gemüse-
Fraktion ist häufig anzutreffen: der »Nektarinenpo«, der »Tomatenpo«,
der »Birnenpo«, der »Kartoffelpo« und so weiter – den Acker rauf und
runter. Ein birnenförmiger Po wird meist als eher weiblich empfunden
und korreliert mit höheren Östrogenmengen, wobei die V-Form eher
mit niedrigeren Östrogenmengen einhergeht.

Der Po – Survival of the fattest

Langfristig ist es natürlich wichtig, dass genügend Energiereserven vorhanden sind, damit der Mensch überleben kann. Hier ist der dickere Po wahrscheinlich im Vorteil. Dass es günstiger ist, wenn die Fettverteilung zugunsten des Pos und zuungunsten der Taille ausfällt, scheint unbestritten: Die sogenannte Waist-to-Hip-Ratio, also das Verhältnis von Hüfte zu Taille, zeigt, dass bei Menschen mit mehr Bauchfett und weniger Po-Fett ein höheres Risiko für Herz-Kreislauf-Erkrankungen vorliegt und insgesamt ein kürzeres Überleben nachgewiesen wurde.[10] Langfristig wird also während der Evolution wahrscheinlich der größere Po überleben. Ein guter Grund mehr, einen etwas fülligeren Po zu mögen.

Wer ist der Schönste? – Survival oft the sexyest

Aber auch die Attraktivität des Pos ist entscheidend für das Überleben einer Po-Form während der Evolution. Doch welches ist der attraktivste (Frauen-)Po? Die einzige wissenschaftliche Studie hierzu stammt von der Universität Ankara: Männer beurteilten, welcher Frauen-Po ihnen am besten gefiel. Es zeigte sich, dass nicht die Form oder Größe, sondern die Krümmung der unteren Wirbelsäule (Lendenwirbelsäule) entscheidend war. Lag dieser Winkel bei 45 Grad, wurden die Damen-Pos als am attraktivsten beurteilt.[11] Dieser Winkel bestimmt, wie üppig der Po wirkt.

Eine mögliche Erklärung liefert wie so oft die Evolutionsbiologie: Wies eine Frau diesen Winkel in der unteren Wirbelsäule auf, hatte sie gegenüber anderen Frauen Vorteile während der Schwangerschaft, da sie das Gewicht des Babybauches durch die Krümmung besser ausgleichen konnte und damit beweglicher und weniger gefährdet blieb. Auch heute gilt ein sehr großer Po, vor allem in einigen afrikanischen Ländern, als besonders attraktiv, symbolisiert er doch Gesundheit und Fruchtbarkeit. In diesen Ländern muss eine Frau neben ihren Qualitäten auch vor allem Quantität besitzen – und dies vor allem an ihrem Po. Mitteleuropäer bevorzugen hingegen eher den kleineren Po. Eine

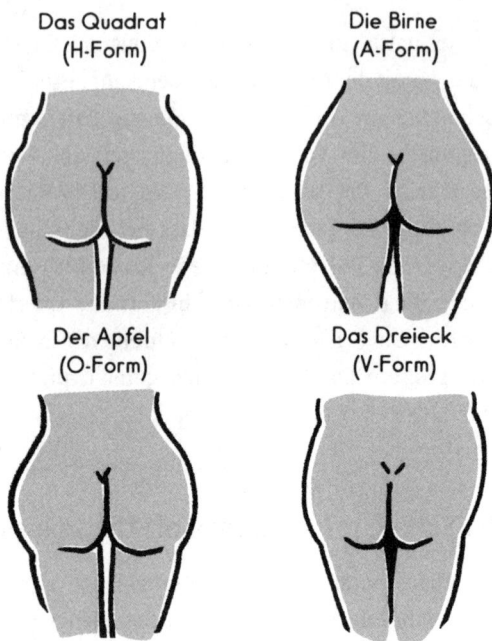

Das Quadrat
(H-Form)

Die Birne
(A-Form)

Der Apfel
(O-Form)

Das Dreieck
(V-Form)

Befragung in über 40 Ländern ergab eine Waist-to-Hip-Ratio von 0,7 als die ideale und am häufigsten angestrebte Proportion.[12]

Pogröße – Sitzpos und Arschbomben

Die Größe unseres Pos ist zu einem Teil sicher genetisch bedingt, doch unser Ernährungszustand (Stichwort Übergewicht!), aber auch unsere Lebensweise sind ebenso entscheidend. Israelische Forscher fanden heraus, dass Fettzellen in unserem Po unter zunehmendem Druck größer werden. Sie verstärken ihre Wand und lagern vermehrt Fetttröpfchen ein, wodurch sie steifer werden. Die untersuchten Fettzellen waren unter erhöhtem mechanischem Druck um bis zu 50 Prozent größer.[13]

Eine vorwiegend sitzende Tätigkeit kann daher tatsächlich auch zu einem breitgesessenen Hintern führen. Wer also nach acht Stunden sitzender Bürotätigkeit zu Hause auf die Couch vor dem Fernseher wechselt, hat – vor allem, wenn er noch Übergewicht mit sich herumträgt – ein deutlich erhöhtes Risiko, dass der Hintern dicker wird. Man kann sich also regelrecht den »Arsch platt sitzen«. Abhilfe kann wie immer mehr Bewegung schaffen oder auch der Einsatz eines Sitzballs, der die Muskulatur unseres Hinterns aktiviert.

Ein befreundeter Anatomieprofessor erklärte mir einst, dass der Hintern der Frau größer sei, um das Gewicht der Brüste auszugleichen und dass Frauen ohne größeren Po ständig nach vorne fallen würden. Ich bin mir bis heute nicht sicher, wie ernst er dies meinte. Dass sich ein möglichst großvolumiger Hintern jedoch auch für eine Angriffstaktik im Schwimmbad nutzen lässt, lernten wir von früh auf: Die Beine an den Körper gezogen und mit den Armen umschlungen bietet der Hintern eine möglichst breite Aufschlagfläche und hohe Volumenverdrängung beim Sprung ins Wasser – die legendäre »Arschbombe«. Eine schöne Darstellung mit maximaler Volumenverdrängung hierzu findet sich bei Asterix und Obelix, im Heft »Asterix bei den Briten«.

Der Aufbau des Pos – Doppel-Halbmond

Unser Po, wie er sich heute in seiner nackten, weichen Form, der an einen doppelten Halbmond erinnert, darstellt, entstand wahrscheinlich vor drei oder vier Millionen Jahren. Nachdem einige Affen zu dieser Zeit entschieden hatten, von den Bäumen hinunterzusteigen und sich in aufrechter Position zu bewegen, nahm der Hintern allmählich seine heutige Form an.

Der Hintern findet sich am unteren Rumpfende des Körpers und wird auch als Gesäßregion (*Regio glutaea*) bezeichnet. Die beiden Gesäßbacken sind halbkugelförmige, spiegelsymmetrische Hälften, die von der Analrinne (*Rima ani*, der Poritze) getrennt werden. Während es Fälle von mehr als zwei Brüsten in der Geschichte der Menschheit gab, ist kein Fall von mehr als zwei Pobacken bekannt geworden, auch nicht in der Kunst, selbst nicht bei den Herren Picasso oder Dalí. Auch nur eine Pobacke ist schlecht vorstellbar. Hier zeigt sich eine gewisse Unantastbarkeit der Zweiheit der Pobacken. Zudem sind die Pobacken symmetrischer als zum Beispiel die Brüste der Frau. Und sie besitzen keine Nippel, stellen also eine Art »blinde Brüste« dar. Begrenzt durch die Haut, wird der Hintern vor allem durch das Unterhautfett geformt. Das Fett konzentriert sich an den Hinterbacken als mehrere Zentimeter dicke Schicht unter der Haut, als Fetteinlagerung zwischen den einzelnen Muskelsträngen sowie als Fettkörper im unteren inneren Bereich der Gesäßbacken.

Der Muskel-Po – großer Pomuskel

Unter dem Fettgewebe finden sich die Muskeln. Der große Gesäßmuskel (*Musculus glutaeus maximus*) ist der größte Muskel im menschlichen Körper und gehört auch zu den kräftigsten. Er verdeckt den mittleren sowie den kleinen Gesäßmuskel (*Musculi glutaei medius* und *miminus*) und beansprucht fast die gesamte Fläche des Pos. Der mittlere Gesäßmuskel (*Musculus glutaeus medius*) wird beinahe vollständig von dem großen Gesäßmuskel überdeckt. Der kleine Gesäßmuskel wiederum befindet sich unter dem mittleren und wird von diesem verdeckt. Er bildet die hintere Schicht der hinteren Hüftmuskulatur.

Nur wenn diese Muskeln korrekt zusammenspielen, können wir sitzen, aufstehen, uns hinlegen, Treppen steigen, Sex haben und überhaupt erst aufrecht gehen. Beugen, Strecken und Drehen nach außen und innen werden durch die mittleren und kleinen Pomuskeln überhaupt erst ermöglicht. Trotzdem ist der Hintern nicht zu selbstständigen Bewegungen fähig, sondern reagiert eher passiv auf die Bewegung des Körpers und die Schwerkraft mit Schwingungen der Gesäßbacken. Es findet sich auch keine eigentliche Mimik. Als eine Art Mimik könnte höchstens das Zusammenkneifen der Pobacken gesehen werden, das durch Willkürmuskulatur möglich ist: Wenn es sein muss, können wir die »Arschbacken zusammenzukneifen«.

Potraining macht schön

Ein Bodybuilder erklärte mir daher auch einst: »Der Arsch ist ein Muskel. Also kann ich den Arsch trainieren wie einen Muskel.« Grundsätzlich hatte er damit wohl recht. Es existiert dann auch eine riesige Anzahl von Fitnessbüchern, die Empfehlungen zum Po-Training geben nach dem Motto »Move your ass!«.

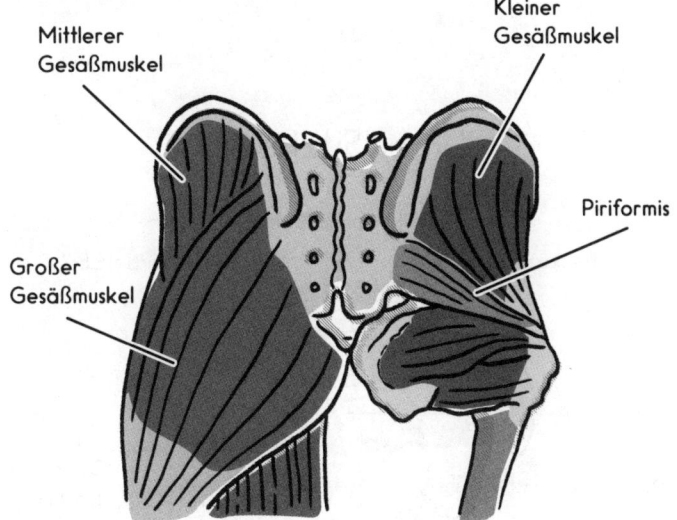

Der Muskel-Po

Mittlerer
Gesäßmuskel

Kleiner
Gesäßmuskel

Piriformis

Großer
Gesäßmuskel

Fahrgestell – das knöcherne Gerüst des Pos

Am Oberrand der Poritze (*Rima ani*) findet sich ein tastbarer Kno-
chenfortsatz, der das Ende der Wirbelsäule darstellt (*Os coccygis*). Bevor uns die Evolution davon befreite, war hier ein Schwanz angebracht, den wir zum Klettern und Balancieren nutzen konnten. Einige
Menschen werden noch mit einem Rest dieses Schwanzes geboren
(man nennt das Atavismus), der dann jedoch meist früh chirurgisch
entfernt wird. Immerhin müssen wir somit nicht – wie zum Beispiel
das Pferd – unseren Schwanz anheben, bevor wir Stuhlgang haben.
Aber es verwehrt uns auch die Möglichkeit der »Stuhlschleuder«, die
das Nilpferd einsetzt, um seinen Kot mit seinem kurzen Schwanz wie
eine Windmühle in alle Himmelsrichtungen zur Reviermarkierung zu
verteilen (siehe auch Kapitel 11, S. 244). Seien wir froh, dass der
Mensch diese Funktion nicht mehr besitzt!

Unser Sitzkissen

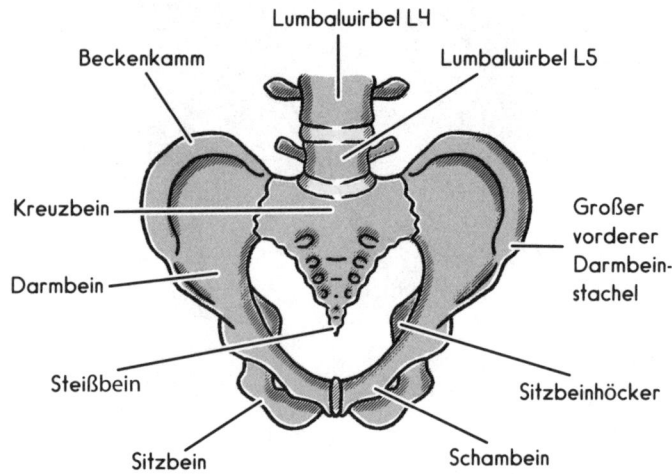

Die Sitzbeine des Beckens (*Os ischii*) bilden die knöcherne Grundlage des Pos. In seiner Funktion ist der Po vor allem auch ein großes Sitzkissen, das verhindert, dass wir auf unseren knöchernen Sitzbeinen und dem Steißbein sitzen müssen, was sicher auf die Dauer unbequem wäre und auf Holzstühlen außerdem unangenehm klappern würde. Die Evolution hat uns also ein großes Sitzkissen geschenkt.

Der tote Po – Dead-Butt-Syndrom

Doch der Po ist eben nicht nur ein einfaches »Sitzkissen«. Er hat noch eine entscheidende weitere Funktion: Er hält uns aufrecht im Gang und im Stand und stabilisiert uns in der Beinachse.

Die Hüfte wird durch die Muskeln im Gesäß bei körperlichen Aktivitäten, wie zum Beispiel beim Laufen, gestreckt. Weiterhin sorgt der Po dafür, dass die Oberschenkel und das Becken stabil gehalten werden.

Führt unser Lebensstil zu stundenlangem Sitzen, kann diese Funktion verkümmern. Der Hüftbeuger, der zur Muskelgruppe des Pos zählt, verkürzt sich. Durch diese Verkürzung wird die natürliche Beckenrotation eingeschränkt und eine gesunde Körperhaltung ist nicht mehr möglich. Der Rücken übernimmt nun den Job des Pos, was zu Beschwerden wie Schmerzen im unteren Rücken, aber auch von der Hüfte bis zum Knie führen kann. Das heißt, die Knie- oder Rückenschmerzen sind durch die inaktive Po-Muskulatur entstanden. Es wird hier schon vom »toten Po« oder medizinisch von glutealer Amnesie gesprochen. Das heißt, der Po hat seine Aufgabe vergessen.

Geben Sie ihm diese Aufgabe zurück, lassen Sie Ihren Po nicht sterben. Eine Kraftsteigerung im Po ist möglich. Die Empfehlung ist, sich spätestens alle 45 Minuten aus dem Sitzen zu erheben. Die gymnastischen Übungen für den Po heißen Squats, Lunges, Hip Thrusts, Pistols, Split Squats, Schlittensprints und so weiter. Der Po ist eben ein Muskel. Und diesen Muskel kann man trainieren.

Pogift – Sitzen ist das neue Rauchen

Besser gesagt: Man muss den Po trainieren. Denn auch für den Rest des Körpers kann das lange Sitzen schwerwiegende Folgen haben, sodass einige Wissenschaftler schon vom Sitzen als dem neuen Rauchen sprechen. Wir sitzen im Auto, im Büro und vor dem Fernseher. Wir sitzen uns förmlich zu Tode.

Eine größere Studie fand heraus, dass Personen, die länger am Stück sitzen, ein höheres Risiko für erhöhte Blutzuckerwerte und damit langfristig für einen Diabetes mellitus haben.[14] Eine weitere Studie zeigte sogar, dass weniger Sitzzeit das Risiko für Erkrankungen des Herz-Kreislauf-Systems stärker senkte als regelmäßige sportliche Tätigkeit.[15] Und es kommt noch schlimmer: Verlängerte Sitzzeiten können auch eine Erhöhung des Risikos für Lungenkrebs und Krebs der Gebärmutter mit sich bringen.[16] Eine weitere Studie legte nach, die herausfand, dass verlängerte Sitzzeiten auch das Risiko für Tumoren des Magen-Darm-Traktes erhöhen.[17] Zwei Stunden zusätzliches Sitzen pro Tag steigerte das Risiko für Magen-Darm-Krebs um vier Prozent. Immerhin fand sich in einer großen Studie in der Zeitschrift »Lancet« dann, dass eine sportliche Aktivität von einer Stunde pro Tag das zusätzliche Risiko durch zu langes Sitzen wieder verminderte.[18]

Unsere sitzende Lebensweise scheint also das Risiko zu erhöhen, früher zu sterben. Insbesondere scheint die Sitzzeit vor dem Fernseher ein großes Risiko darzustellen. Das könnte natürlich auch am Programm liegen. Schalten Sie also aus und stehen Sie auf. Besorgen Sie sich ein Stehpult. Trainieren Sie Ihren Po.

Sitzschmerz – Kokzygodynie

Der letzte Abschnitt der Wirbelsäule ist das Steißbein oder *Os coccygis*. Es ist leicht nach vorne gebogen und hat die Funktion einer großen Sprungfeder in unserem Sitzkissen, dem Po. Es trägt die Hauptlast des Körpers beim Sitzen, insbesondere, wenn wir uns im Sitzen nach hinten lehnen.

Es kann nun nach einem Sturz auf das Steißbein, aber auch ohne einen Unfall zu Schmerzen in diesem Bereich kommen, man spricht dann von Kokzygodynie. Sie tritt fünfmal häufiger bei Frauen als bei Männern auf.[19] Vor allem, weil durch die Geburt von Kindern das Steißbein in seiner Position weiter nach hinten rückt und so anfälliger ist für Belastungen. Auch bei sehr übergewichtigen Menschen kommt es häufiger zur Kokzygodynie, wahrscheinlich durch eine höhere und falsche Belastung der unteren Wirbelsäule. Die Schmerzen können im Sitzen, beim Wechsel vom Sitzen zum Stehen aber auch während des Stuhlgangs oder des Geschlechtsverkehrs auftreten und monatelang anhalten.

Meist reichen die Vorgeschichte und die Beschreibung der Schmerzen für die Diagnosestellung aus. Es kann jedoch eine Untersuchung (das Steißbein ist dann sehr druckempfindlich) und seltener eine Röntgenuntersuchung notwendig werden. Wärme- oder Kälteanwendungen und Schmerzmittel reichen meist aus. In 90 Prozent der Fälle kommt es zur Ausheilung.[20] Eine mehr nach vorne gebeugte Sitzhaltung und eventuell ein Sitzkissen oder auch Stretch-Therapie können hilfreich sein.[21] In schweren Fällen können Schmerzmittel in die untere Wirbelsäule gespritzt oder sogar der Knochen (*Os coccygis*) chirugisch entfernt werden (Kokzygektomie).

Spätfolgen eines Sturzes

Eine 79-jährige Frau stellte sich in unserer Sprechstunde vor. Sie hatte seit vier Monaten Schmerzen im Bereich des Steißbeins. Dabei war sie eigentlich gesund und konnte sich auch nicht an einen Unfall oder Sturz erinnern. Eine Darmspiegelung war unauffällig. Da sich die Schmerzen auch nach sechs Monaten nicht besserten, führten wir eine MRT-Untersuchung durch, in der sich ein verschobenes Steißbein zeigte. Nach längerer Diskussion fiel der Patientin doch noch ein, dass sie 50 Jahre zuvor bei einem Skiunfall mit dem Hintern auf ein Bahngleis gefallen war, genau auf ihr Steißbein. 50 Jahre später zeigte sich dies nun in Form einer Kokzygodynie. Eine Infiltration mit Schmerzmitteln besserte die Beschwerden.

Krater auf der (P)oberfläche – Zellulitis

Nicht immer ist die Oberfläche unseres Doppel-Halbmondes eben und glatt. »Geh weg, blöde Zellulitis«, droht so manche Frau bei ihren täglichen Gymnastikübungen im Fitnesscenter. Doch weder die Beschwörungen noch die gymnastischen Übungen können in der Regel Hautveränderungen, die wir Cellulite nennen, wirklich bessern. Frauenmagazine und das Internet sind voll von Werbung für Techniken und Mittelchen gegen diesen Frauenfeind Nummer eins.

Dabei ist die Orangenhaut nur eine Veränderung des Bindegewebes, die unschöne Dellen, Risse, Spalten oder Kratzer auf der Oberfläche unseres Pos (aber auch anderer Körperteile) hinterlassen kann. Wie und warum es dazu kommt, ist nicht vollständig geklärt. Die meisten Wissenschaftler stimmen jedoch überein, dass es eine Störung der Blutversorgung und Versorgung mit Nährstoffen der oberen Hautanteile ist (Mikrozirkulationsstörung). Vor allem scheinen auch Flüssigkeitseinlagerungen im Gewebe zwischen den Hautzellen (Ödeme) sowie eine Vergrößerung der Fettzellen, ein Mangel an Sauerstoff und eine leichte Entzündung dazu zu führen, dass Orangenhaut entsteht. Gerade die Vergrößerung der Fettzellen im Unterhautgewebe verursacht einen erhöhten Druck im Gewebe und damit eine bucklige Oberfläche der Haut.

Fast immer sind Frauen betroffen, da bei ihnen das Geflecht der Bindegewebsfasern nur senkrecht verläuft und daher an einigen Stellen zum »Aufbäumen« führt. Das erzeugt kleine Hügel und danebenliegende Dellen. Männer haben diese Hautveränderungen nicht zu befürchten, da in ihrem Bindegewebe zusätzlich zu den senkrecht verlaufenden Bindegewebsfasern auch waagerechte Fasern angeordnet sind. Sie verfügen in diesem Fall über die Luxusversion des Bindegewebes. Da aber auch das Hormon Östrogen bei Frauen zur vermehrten Fetteinlagerung an den Hüften führt,[22] kann sich unter erhöhten Östrogenspiegeln – wie während der Schwangerschaft und Stillzeit oder durch den langfristigen Einsatz von östrogenhaltigen Verhütungsmitteln (der Pille) – eine Zellulitis verschlechtern. Aber auch bei Männern, die zum Beispiel wegen eines Tumors der Vorsteherdrüse (Prostata) Östrogene einnehmen müssen, kann es dazu kommen.

Die Kosmetikindustrie reagiert gerne auf diesen kleinen Schönheitsmakel und wirft viele kosmetische Produkte auf den Markt, die z. B. Koffein oder Retinol enthalten.[23] Auch manuelle Verfahren wie Lymphdrainage, Vakuum-Sog, Ultraschall[24] und chirurgische Techniken werden mehr oder weniger erfolgreich gegen die Krater und Canyons auf der Oberfläche eingesetzt. Was genau am besten (oder überhaupt) wirkt, bleibt unklar. Die am meisten beworbenen Techniken vermutlich am wenigsten. Oft muss frau lernen, die Dellen zu akzeptieren – ein ernstes medizinisches Problem ist dies aber nicht.

Die Farben des Pos – der Regenbogen

Wenn Sie glauben, dass ein Po dem anderen gleicht wie ein Ei dem anderen, irren Sie gewaltig. Kein Po ist wie der andere, nicht in der Form, nicht in der Oberfläche und nicht in der Farbe. Das Farbspektrum allein kann den ganzen Regenbogen umfassen.

Während die meisten Färbungen natürlich sind, können auch krankhafte Zustände unseren Po färben. Natürlicherweise bestimmen die Pigmentzellen (Melanozyten) die Farbe unseres Pos. Diese Zellen bilden in kleinen Kügelchen Melanin, den schwarzen Farbstoff, der in zwei Arten auftritt: Eumelanin ist der typische schwarze Farbstoff, Phäomelanin ein eher rötlicher Ton. Je nach Mischung dieser Typen und Menge des gebildeten Melanins (dunkelhäutige Menschen bilden mehr Melanin in größeren Kügelchen) entstehen die Hautfarben der Menschen und damit auch des Pos. Da diese Melanozyten sehr sensibel auf Veränderungen der Hormone reagieren (siehe Schwangerschaftsflecken!) und im Bereich des Anus und der Geschlechtsteile viele Melanozyten sitzen, färben sich diese Bereiche in der Pubertät dunkler.

Eine Rötung des Pos kann durch viele Gründe wie Entzündungen, Ekzeme, durch verschiedene Hauterkrankungen, aber auch einen Sonnenbrand entstehen. Ein Blauton ist da schon ungünstiger und kann bei starker Kälte (sich »den Arsch abfrieren«), aber auch bei Erkrankungen der Lunge oder des Herzens auftreten. Ursache ist hier eine verminderte Durchblutung und zu wenig Sauerstoff im Blut, medizinisch heißt dies Zyanose. Eine Gelbfärbung kann bei Abflussstörungen der Gallefarbstoffe bei Lebererkrankungen oder Gallensteinen auftreten und wird Ikterus genannt, betrifft meist aber den gesamten Körper. Fließt zu wenig Blut in den Po, kann er weiß werden (Ischämie) und bei längerem Bestehen kann dies zum Absterben von Gewebe führen (zum Beispiel bei einem Po-Infarkt). Dann wird der Po schwarz durch absterbendes Gewebe (Nekrose). Eine Orangefärbung des Pos erzielen Sie durch hohe Aufnahme von Beta-Carotin, zum Beispiel durch ein halbes Kilogramm Möhren am Tag oder entsprechende Tabletten. Dies ist gesund, attraktiv und schützt vor Sonnenbränden (wenn Sie Ihren Allerwertesten schon in die Sonne halten müssen). Und wenn Ihr Po grün ist? Dann könnten Sie eventuell ein Außerirdischer sein. Lassen Sie es prüfen.

Der Zebra-Po – Streifen am Po

Einige Menschen haben auch einen gestreiften Po oder helle Streifen an anderen Stellen des Körpers. Diese harmlosen, aber kosmetisch störenden Streifen nennen sich *Striae distensae*. Immer wenn sich die Haut dehnt, im Wachstum oder bei Schwangerschaften, aber auch beim Anwachsen eines großen Bierbauches, kann es dazu kommen, dass in tieferen Hautschichten Risse entstehen.

Die sogenannte Lederhaut enthält viele elastische Fasern, die sich dehnen können. Hat man genetisch weniger dieser Fasern mitbekommen, kommt es jedoch zu einer Überdehnung und die Fasern reißen. Der Körper versucht sofort, diese Defekte zu reparieren. Zunächst färben sich die Streifen rot bei Bluteinfluss und einer leichten Entzündungsreaktion im Anschluss, dann weiß, wenn sich eine kleine Narbe gebildet hat. Es entstehen die Striae distensae. Auch bei einer Einnahme von Cortison treten diese Streifen gehäuft auf und bleiben meist auch, wenn die Einnahme wieder beendet wird.

Die Behandlung der lästigen Streifen ist häufig schwierig. In der Wissenschaft finden sich überwiegend Fallberichte und wenige gute Studien hierzu. Derzeit scheint Lasertherapie die besten Ergebnisse zu erbringen, mit einer Besserungsrate von bis zu 75 Prozent. Dabei wird in örtlicher Betäubung die oberste Schicht der Haut abgetragen. Nach einigen Monaten der Wundheilung sind die Streifen meist verschwunden. [25] Weniger aufwendig und ohne die Notwendigkeit einer lokalen Betäubung, ist das sogenannte Microneedling, wobei mit sehr dünnen Nadeln kleinste Wunden auf der Haut gesetzt werden und durch eine Bildung von Kollagen und Elastin eine Abheilung der Streifen erreicht werden kann. [26]

Schwarze Flecken – Sonnenflecken auf Halbmond

Der Po kann auch Flecken aufweisen. Wie Sonnenflecken können dunkle Punkte auf der Oberfläche des Pos entstehen. Neben den gutartigen »Leberflecken« (Nävi), die einfach Anhäufungen der Melanozyten mit deren schwarzem Farbstoff Melanin sind, gibt es bei asiatischen Völkern den sogenannten Mongolenfleck, eine oft großflächige Dunkelfärbung im Bereich des Pos. Diese verschwindet meist im Laufe des Lebens und stellt ebenfalls keine Gefahr für Leib und Leben dar. Doch es gibt auch die schlechte Variante dunkler Flecken am Po:

Ein unentdeckter Fall von Hautkrebs

Der knapp 60-jährige Mann war völlig beschwerdefrei und gesund. Er hatte sich in unserer Sprechstunde eigentlich nur zu einer Darmspiegelung zur Vorsorge gegen Darmkrebs vorgestellt. Während der Untersuchung fand sich ein kleiner schwarzer Knoten am Anus, der nicht schmerzhaft war. Die Untersuchung des entfernten Knotens zeigte einen schwarzen Hautkrebs (malignes Melanom). Leider hatten sich schon Ableger in den Lymphknoten gebildet. Ein Jahr nach der Diagnose ist der Patient trotz aggressiver Therapie verstorben.

Schwarzen Hautkrebs gibt es also auch am Po, obwohl die Sonne dort selten scheint, aber auch an den Genitalien und im Mund und an den Lippen. Da sich die Hautzellen während der Entwicklung des Menschen auch in den Schleimhäuten finden, kann auch in diesen Bereichen ein schwarzer Hautkrebs problemlos entstehen.

Sonnenlicht ist jedoch ein klarer Risikofaktor für die Entstehung von schwarzem Hautkrebs, vor allem bei hellhäutigen Menschen. Unsere Hautzellen haben nur eine bestimmte Toleranz gegen diese Strahlung. Wird sie überschritten, kann es zu Zellveränderungen und Tumoren kommen. Warum der schwarze Hautkrebs auch dort entsteht »wo die Sonne niemals scheint«, bleibt jedoch unklar.[27] Wie immer interessiert sich die Natur überhaupt nicht für das menschliche Schamgefühl. Daher werden solche Tumoren im Bereich des Anus sehr häufig erst zu spät erkannt.[28] Meistens findet sich ein Knoten von schwarzer Farbe im Bereich des Anus, häufig auch blutend oder juckend,[29] manchmal jedoch auch farblos. Ein Drittel der Patienten hat schon Ableger gebildet, wenn der Tumor entdeckt wird.[30] Ganz hinterhältig kann der Tumor jedoch auch im unteren Enddarm auftreten und ist damit von außen gar nicht sichtbar. Häufig enthalten diese Tumoren auch keinen schwarzen Farbstoff (man spricht von Amelanose) und sind als solche auch in einer Darmspiegelung gar nicht zu erkennen. Erst die Gewebeprobe lässt die Diagnose zu.[31] Dieser Fall ist noch viel seltener, dafür aber eben auch noch hinterhältiger.[32]

Noch ein unentdeckter Fall von Hautkrebs

Der 82-jährige Patient war beschwerdefrei und bis auf einen Diabetes mellitus gesund. Da jedoch ein Stuhltest Blut im Stuhl nachwies, wurde eine Darmspiegelung durchgeführt. Hierbei fand sich ein Tumor im unteren Dickdarm sowie ein Knoten direkt im Bereich der gezähnten Linie (*Linea dentata*) im Bereich des Anus. Der Patient hatte einen bösartigen Tumor im Darm (Adenokarzinom) und einen schwarzen Hautkrebs (Melanom) am Anus. Er verstarb trotz Therapie zwei Jahre später.[33]

Dass diese beiden Tumoren gleichzeitig auftreten, ist eine Rarität – getreu dem Motto meines alten Chefarztes »Der liebe Gott scheißt gerne immer auf einen Haufen«. Trotzdem sind die meisten Flecken am Po harmlos. Folgen Sie der Regel der Hautärzte: Flecken, die sich verändern, größer oder dicker werden, bluten, jucken oder erhaben werden, sind immer suspekt und sollten einem Arzt gezeigt werden.

Der weiße Po – Lichen sclerosus und planus

Albinos sind Menschen oder Tiere, die keine Hautpigmente bilden. Sie haben eine helle Haut, helle Haare und helle Augen. Ignoranz, Aberglaube und Vorurteile machten diese Menschen jahrhundertelang zu gesellschaftlichen Außenseitern. Weniger stigmatisierend, da er meist im Bereich der verdeckten Körperteile, wie der Genitalien oder des Anus auftritt, ist der *Lichen sclerosus* oder die Weißfleckenkrankheit.

Lichen sclerosus wurde vor über 100 Jahren erstmals in Medizinlehrbüchern beschrieben. Vermutlich sind bis zu vier Prozent der Frauen, etwas weniger häufig auch Männer und Kinder betroffen. Jucken und Brennen im Genitalbereich, weißliche Vernarbungen und Flecken, Schmerzen beim Geschlechtsverkehr und Wundsein danach, dünne, glänzende, trockene Schleimhaut und Risse, gehäufte Pilzinfektionen durch lokal gestörte Immunabwehr sind häufige Beschwerden. Meist liegen auch andere Störungen des Immunsystems vor (Thyreoiditis und andere). Falls nötig, kann mit Cortisonsalben oder mit operativen Entfernungen therapiert werden. Wenn keine Beschwerden bestehen, kann man die Weißfärbung aber auch einfach akzeptieren.

Den Po aufhellen – Anal Bleaching

Wie alle Schönheitsideale wechselt auch das im Intimbereich und hier kann eine Hellerfärbung durchaus erwünscht sein. Ob Schamlippen gerade eher groß oder klein sein sollen, mit oder ohne Intimpiercing und der Schambereich behaart oder unbehaart, bestimmt die Mode.

Die Schönheitschirurgie erfüllt dann die Wünsche modebewusster Menschen.

Der Trend aus der Pornoindustrie, einen gebleichten Analbereich als attraktiver anzusehen als den normalerweise dunkel pigmentierten Anus, hat sich ebenfalls durchgesetzt. Warum das so ist, ist schwer zu verstehen. Da sich der Anus und die Geschlechtsteile wegen dort ansässiger zahlreicher hormonsensibler Melanozyten bei Hormonveränderungen, wie in der Pubertät, deutlich dunkler färben, zeigt sich auch hier die Geschlechtsreife. Ein heller Intimbereich dagegen findet sich bei Kindern vor der Pubertät. Das Vorbild eines hellen Anus und Genitalbereichs aus der Pornoindustrie könnte also auch mit einer Vorliebe für die vorpubertäre Geschlechtszone erklärt werden und damit in den Bereich der Pädophilie geraten. Hierüber könnte man wahrscheinlich kurz kritisch nachdenken, bevor man zum Bleaching greift. Die Cremes enthalten in der Regel Tyrosinase-Blocker, die die Funktion des Enzyms, das für die Pigmentbildung zuständig ist, in seiner Funktion blockieren. Illegal werden auch Bleichmittel wie Hydrochinon eingesetzt. Das Bleichen kann zu Schmerzen, Brennen und Rötungen im Anusbereich führen. Wer auch darüber etwas genauer nachdenkt, möchte diesem Trend vielleicht doch lieber nicht folgen.

Verfälschtes Schönheitsideal durch Pornokonsum

So erklärte mir eine junge Patientin in meiner Sprechstunde, dass sie ihren Analbereich für »viel zu dunkel« halte. Nachdem die Untersuchung einen völlig normalen, leicht pigmentierten Analbereich ergeben hatte, fragte ich sie, wie sie darauf überhaupt komme.
Sie erklärte mir dann, dass ihr Freund dies kritisch angemerkt habe, weil er es nicht möge. Ich riet ihr hieraufhin, ihren Freund über seinen Pornokonsum zu befragen, da er höchstwahrscheinlich nur den in der Pornobranche üblichen gebleichten Anus kannte.

Künstliche Farbe am Po – Tattoos

Die Technik der Tätowierung ist uralt und stammt wahrscheinlich aus Polynesien. Aus dem tahitianischen Begriff »te tatau« entstand das englische Wort »tattoo«. Die Motive auf den Körpern haben entweder spirituelle Bedeutung oder erzählen Geschehnisse aus dem Leben des Menschen. Schon lange jedoch haben sich Menschen Farbe unter die Haut einbringen lassen, um sich entweder abzugrenzen, hervorzutun oder aber auch einfach zu schmücken. Tätowierungen können jedoch auch der Markierung dienen und damit Gefangene degradieren.

Das sogenannte »Arschgeweih« ist eine symmetrische Tätowierung oberhalb des Steißbeins, die fast nur von Frauen getragen wird. Es stammt wahrscheinlich nicht aus Polynesien. Eigentlich ist unklar, was und ob es überhaupt irgendetwas symbolisieren soll. Nicht repräsentative Internetumfragen sind sich jedoch einig, dass es zum Beispiel weder eine Aufforderung noch eine Ablehnung zum Analverkehr darstellt. Auch scheint es kein Symbol einer Sekte (vielleicht der Arschgeweih-Sekte?) zu sein. Es bedeutet wahrscheinlich gar nichts. Also Geschmackssache, ziemlich aus der Mode gekommen und heute eher peinlich.

Medizinisch hingegen wird im Zusammenhang mit Tattoos immer wieder betont, dass die Hygiene und sterile Nadeln das Entscheidende sind. Selten wird hingegen diskutiert, welche Art der Farbe verwendet wird und was dies bewirken kann. Was einmal in die Haut gestochen wird, bleibt dort und verteilt sich zusätzlich über die Lymphbahnen. Chirurgen finden daher auch immer wieder Farben von Tätowierungen in Lymphknoten.[34]

»Think before you ink!«

Schwarze Tattoos bestehen meist aus anorganischen Substanzen, farbige Tattoos aus organischen Pigmenten. Es finden sich jedoch auch viele andere Stoffe wie Konservierungsstoffe und Verunreinigungen mit Nickel, Mangan, Kobalt, Chrom und anderen. Die bunten Pigmente können auch sogenannte Azopigmente enthalten, die unter Sonneneinwirkung sogar krebserregend sein können. Allergien, Infektionen mit Bakterien, Narben und Geschwüre sind Nebenwirkungen.

Ein weiteres Problem, das auftreten kann: Schwarzer Hautkrebs (Melanome) wird unter der Tätowierung lange nicht erkannt und somit erst sehr spät behandelt.[35] Trotzdem konnte bisher nicht bewiesen werden, dass Tätowierungen Hautkrebs auslösen können.[36] Eine verzögerte Diagnose durch eine Tätowierung ist jedoch für die Prognose sehr schlecht. Zuletzt kann es durch Eisenoxidpigmente in der Tätowierfarbe zu Verbrennungen während einer Untersuchung im MRT (Magnetresonanz) kommen: Das Magnetfeld dieser Maschine kann (vor allem bei schleifenförmigen Tattoos) einen Stromfluss in der Tätowierung auslösen und die Hauttemperatur bis zur Verbrennung erhitzen.[37] Überlegen Sie sich also gut, ob Sie sich unbedingt ein Arschgeweih oder eine andere Tätowierung stechen lassen.

Gesund leben mit Tattoos?

Eine junge Patientin, die sich ausgiebig mit ihrer Ernährung und Gesundheit beschäftigte, suchte unsere Praxis zur Abklärung von Lebensmittelunverträglichkeiten auf. Sie erklärte, dass sie auch schon sogenannte »Ausleitungen« von Schwermetallen bei ihrem Naturheilarzt durchgeführt habe. Während der Untersuchung fielen mir dann mehrere Tattoos im Bereich des ganzen Körpers – auch am Po – auf. In einem kurzen Anfall von Zynismus erklärte ich ihr im Anschluss, dass sie sich durch die Tattoos für immer Farbe eingebracht habe, die womöglich Nickel, Blei, Cadmium, Chrom, Mangan, Kobalt, Arsen und Quecksilber enthielten. Keine Form der Ausleitung kann sie hiervon wieder befreien.

Genarbter Po – Branding und Scarring

Auch Techniken, die die Haut verschönern sollen, wie das Branding (das Setzen von Brandmalen) oder Scarring (das Setzen von Narben) werden im Bereich des Anus angewandt. Das Brennen wird bei Rinderherden als Brandzeichen zur Kennzeichnung der Tiere genutzt und historisch durch den in Brutalität immer sehr erfinderischen Homo sapiens auch zur Folter, Demütigung und Kennzeichnung von Schwächeren, Sklaven, Gefangenen oder einfach unbeliebten Menschen eingesetzt.

Heute gibt es die Mode, sich Zeichen oder kleine Bildchen auch auf den Po brennen zu lassen. Warum auch immer. Auch dieses freiwillige Setzen von Narben ist wieder in Mode und hatte früher Symbolcharakter. So zum Beispiel demonstrierte ein »Schmiss« (eine kleine Narbe) im Gesicht die große Tapferkeit im Fechtkampf. Der Schmiss am Po ist dagegen nicht bekannt.

Es gibt jedoch am Po auch einige Erkrankungen, die zur natürlichen Narbenbildung führen, wie die Acne inversa oder eine überschießende Narbenbildung – das Keloid. Wer es also nicht lassen kann, zu ritzen oder zu brennen, der soll ritzen und brennen. Brennen oder ritzen Sie im Bereich des Anus jedoch nicht zu tief, Sie könnten den Schließmuskel verletzen und vermöchten dadurch womöglich Ihren Stuhl nicht mehr zu halten. Das sähe dann wörtlich genommen »richtig Scheiße« aus.

Zerstochener Po – Anal-Piercing

Sich irgendetwas irgendwohin zu stechen hat eine lange Tradition, man nennt es Piercing. Dabei macht der Mensch auch nicht vor dem Intimbereich halt. Intimpiercings stammen aus China oder Indien und werden schon im Kamasutra erwähnt. Schon zur Zeit der Entstehung dieses Buches war der Hauptgrund die sexuelle Stimulation. Nicht zuletzt aus diesem Grund erlebten die Intimpiercings im Westen anfangs ihre Renaissance in der Schwulen- sowie in der SM-Szene.

Beim Anus-Piercing verläuft der Stichkanal zwischen der Innenseite des Afterschließmuskels und dem Damm. Es kann sowohl von Frauen als auch von Männern getragen werden. Über ein Piercing am Gesäß hat jedoch schon im 17. Jahrhundert der Mediziner John Bulwer in seinem Buch »Man Transform'd« geschrieben: »Neben anderen merkwürdigen dekorativen Praktiken in den verschiedenen Ländern erinnere ich mich an jene eines Volkes, das sich mit einer Art absurder Bravour Löcher in das Gesäß stach, um dort wertvolle Edelsteine aufzuhängen. Dies muss eine höchst unbequeme Mode gewesen sein und zudem äußerst nachteilig für eine sitzende Existenz.«[38]

Auch damals wurde also an der Sinnhaftigkeit eines Anal-Piercings gezweifelt. Ganz ungefährlich ist es dann auch nicht: Infektionen an der Einstichstelle sind häufig, dazu gehören die Virushepatitis oder sogar Entzündungen des Herzmuskels oder auch des Gehirns. Häufigere Nebenwirkungen sind jedoch Allergien (gegen Nickel oder Latex), Blutungen, Narbenbildung, überschießende Narbenbildung, Nervenschäden und andere.[39] Piercings können darüber hinaus medizinische Untersuchungen erschweren (z. B. eine Darmspiegelung).

Aber auch für den Piercing-Stechenden besteht eine gewisse Gefahr: Da es während der Piercing-Einlage schon zu Fällen gekommen ist, in denen durch die Entspannung des Anus Stuhlgang in das Gesicht des Piercenden flog, wäre eine Entleerung des Enddarms vor Einlage sicherlich anzuraten. Insgesamt würde ich jedoch von dem Anbringen eines Anal-Piercings eher abraten. Ihrem Po zuliebe.

Leuchtender Po – die Taschenlampe im Po

Glühwürmchen nutzen ihren Po zum Leuchten. Sie gehören zu den Leuchtkäfern (*Lampyridae*) und fliegen meist im Juni blinkend durch den Abendhimmel. Das tun sie, um Partner für die Paarung anzulocken. Hierfür läuft eine komplizierte biochemische Reaktion in den Zellen ihres Hinterns ab. Wenn sie fliegen, gelangt Sauerstoff durch Röhren (*Tracheae*) aus dem Bauch in den Po-Bereich zu spezialisierten Zellen, den Photozyten. In diesen Zellen läuft eine komplizierte Reaktion ab, die das sogenannte Luziferin aktiviert, das sich mit Sauerstoff verbindet und dabei Licht produziert. Diesen Vorgang nennt man auch Biolumineszenz. All dies tut das Glühwürmchen nur, um den besten Partner anzulocken – das Weibchen, das am hellsten leuchtet, lockt die meisten Männchen an.

Der menschliche Po leuchtet in der Regel nicht. Es sei denn, irgendein Fremdkörper mit Leuchtkraft wurde eingeführt (»Kleine Taschenlampe brenn, schreib ‚ich lieb dich' in den Himmel« Songtext, Markus 1983). Taschenlampen und Glühbirnen sind tatsächlich schon als Fremdkörper aus dem Anus notfallmäßig entfernt worden (siehe auch Kapitel 9 (S. 206)). Auch während einer Darmspiegelung kommt es zu einer Erleuchtung des Darmes. Damit gutartige Geschwülste (Polypen) besser erkannt werden, können unterschiedliche Arten von Licht eingesetzt werden.[40] Die Medizin kann jedoch den menschlichen Po noch auf andere Art zum Leuchten bringen. Weniger, um damit die sexuelle Attraktivität zu steigern, sondern vielmehr zur Behandlung von Erkrankungen im Bereich des Anus. Die fotodynamische Therapie (PDT) ist ein Verfahren, bei dem ein Photosensitizer in der Regel als Tablette einen Tag vor der Bestrahlung gegeben wird. Hierdurch werden vor allem Tumorzellen sehr sensibel für Licht einer bestimmten Wellenlänge. Durch die Bestrahlung mit genau dieser Wellenlänge sterben die Tumorzellen ab.[41] Neben anderen Tumoren des Körpers können auch Vorläufer des Analkrebses[42] und die bösartige Erkrankung Morbus Paget[43] therapiert werden, teilweise mit durchschlagendem Erfolg, vor allem bei bösartigen Tumoren im Bereich des Anus. Lassen Sie Ihren Po also nur dann leuchten, wenn es unbedingt sein muss. Den Rest überlassen wir den Glühwürmchen.

Haare am Po – der Busch

Bei Männern sind sie meist stärker ausgeprägt als bei Frauen und bei Menschen aus südlichen Ländern häufig sehr dominant, doch es ist eigentlich unklar, ob Haare am Po irgendeine Funktion haben. Wie überall am Körper können sie natürlich dem Schutz der Haut und der Empfindung dienen und leiten den Schweiß ab, damit sich nicht alles in der Poritze sammelt. Doch sind diese Funktionen in diesem Bereich rudimentär und durch das Tragen von Kleidung eigentlich überflüssig.

Sicher falsch ist die Behauptung, dass Haare um den Anus dazu dienen, die Geräuschentwicklung von Fürzen zu dämpfen. Es scheint jedoch dennoch gemäß kleiner, nicht repräsentativer Umfragen wirklich so zu sein, dass Pupse etwas lauter sind ohne die Haare als Schalldämpfer. Sicher richtig ist jedoch die Beobachtung, dass bei sehr ausgeprägtem Haarwuchs Probleme mit der Hygiene entstehen können, weil z. B. Kotreste in den Haaren hängenbleiben können. Daher und aus vielen anderen – meist ästhetisch/sexuellen – Gründen lassen sich heute Männer wie Frauen häufig die Haare am Po entfernen. Schon im alten Griechenland war dies ein Thema: In einer als Witz gemeinten Passage in den »Thesmophoriazusen« des Aristophanes wird Mnesilochos einigen körperlichen Torturen unterzogen, um ihn überzeugend als Frau ausgeben zu können. Dazu gehört unter anderem, dass das Haar, das ihm aus dem After sprießt, abgesengt wird, damit er auch in diesem Punkt von einer Frau nicht zu unterscheiden ist.[44]

Die Technik des Absengens ist übrigens gefährlich, kann es doch zu schweren Verbrennungen kommen. Das gute alte Rasiermesser sei hier ebenfalls nicht empfohlen, da die Schnittwunden in diesem sensiblen Bereich schmerzhaft sind und sich infizieren können. Ein besserer Weg ist eher der Elektrorasierer bzw. Trimmer, wobei es dabei die Kunst ist, mithilfe eines Spiegels alle Haare zu erwischen. Vielleicht findet sich ja aber auch ein hartgesottener Partner, der diesen Job übernimmt. Enthaarungscreme kann zu starken Reizungen führen. Ob man sich ein (oft auch schmerzhaftes) Epilieren oder auch Waxing gönnt, bleibt eine sehr individuelle Entscheidung.

Statistisch entfernen sich Männer am häufigsten die Haare über dem Penis (88 Prozent) und am Hodensack (80 Prozent). Zu den Haaren um den Anus schaffen es nur 36 Prozent und zu denen auf den Pobacken sogar nur 23 Prozent.[45] Ja, auch hierzu werden Studien durchgeführt. Dass jedoch Haare nach dem Entfernen schneller oder in anderen Farben nachwachsen, ist Unsinn. All dies ist genetisch vorgegeben und das Haar wird nach dem Entfernen immer wieder versuchen, in den alten Zustand zurückzukehren.

Plädoyer für den Busch

Ein kaum von der Hand zu weisendes Argument gegen die derzeitige Mode, alle Haare im Bereich von Anus und Geschlechtsteilen zu entfernen, ist die Tatsache, dass die Berührung der Haare sexuelle Gefühle auslösen oder verstärken kann. Das Haarentfernen nimmt uns diese Chance. Auch kann es nach dem Rasieren oder Ausreißen vor allem bei lockigen Haaren zur sogenannten Pseudofollikulitis kommen, das sind eingewachsene Haare. Das nachwachsende Haar wächst kurvig in die Haut ein, der Körper sieht dies als einen Angriff durch einen Fremdkörper und reagiert mit einer Entzündungsreaktion. Kleine, rote, oft schmerzende Pickel entstehen.[46] Es reicht in der Regel aus, vier Wochen nicht zu rasieren, um eine Abheilung zu erreichen. Trotzdem ist in schweren Fällen eine ärztliche Therapie mit Entfernung des eingewachsenen Haares und/oder medikamentöser Behandlung mit antibiotikahaltigem Gel erforderlich.[47] Auch andere Techniken der Haarentfernung wie das Wachsen können zur Pseudofollikulitis führen.[48] Ein letztes, aber gewichtigeres Argument gegen die Entfernung der Haare an Anus und Geschlechtsorganen könnte die beobachtete Tendenz sein, dass es hierbei häufiger auch zu Infektionen kommen kann, allem voran mit Viren wie dem Papillomavirus (HPV) oder Herpes.[49]

Es scheint, dass Mikroverletzungen und offene Haarfollikel als Eintrittspforte für diese Viren dienen können und intaktes Haar am Anus hiervor schützen kann. Die Studien sind jedoch in der Aussage zu schwach, als dass man nun die Haarentfernung prinzipiell verteufeln kann. Wichtig ist jedoch auf jeden Fall, immer hygienisch sauber zum Beispiel mit frischen Rasierklingen zu arbeiten und stets mit viel lauwarmen Wasser. Busch oder blank? Das ist hier die Frage.

Die Rache der Po-Haare – Pilonidalsinus

Gerade Männer aus südlichen Ländern weisen häufig eine ausgeprägte Behaarung auch am Po auf. Meistens werden diese Haare nicht entfernt und führen in der Regel auch nicht zu Problemen. Wenn jedoch Haare im Bereich der Poritze einwachsen, kann es zu Eiteransammlungen (Zysten, Fisteln) in diesem Bereich und dann zu massiven Problemen kommen. Anders als bei eingewachsenen Haaren, wie sie nach der Rasur im Intimbereich vorkommen können, dringen die Haare mit der Wurzel zuerst ein und können durch kleine Widerhaken mittels normaler Hygienemaßnahmen kaum entfernt werden. Interessant ist, dass diese Haare nicht unbedingt aus der Umgebung stammen müssen, sondern häufig Haare der Kopfhaut sind, die sich in der Poritze verfingen.

Das Einwachsen ist mit Schmerzen und häufig mit dem Auslaufen von eitrigen Flüssigkeiten verbunden. Bei Beschwerden muss in der Regel eine Operation (Sinusektomie oder Lappenplastik) durchgeführt werden. Auch wenn die Haare oft aus anderen Quellen stammen können, ist es in der Folge empfohlen, die natürlicherweise dort vorkommenden Haare in diesem Bereich immer zu entfernen. Ob es kosmetisch gefällt oder nicht. Im Vietnamkrieg traten bei den Soldaten viele dieser Erkrankungen auf. Sie wurden »Jeep disease« genannt, da sie häufig nach langen Fahrten in den ungepolsterten Jeeps auftraten. Verkaufen Sie also ihren Jeep (oder SUV). Das ist sowieso besser für die Umwelt.

Früchte der Pohaare – Klabusterbeeren

Wie an allen behaarten Stellen des Körpers können sich Haare, Fremdkörper, Fussel, Toilettenpapierreste und im Anusbereich eben auch Kot in den Haaren verfangen. Drehen sich diese Haare durch die Reibung der Pobacken und/oder der Unterwäsche zu kleinen Kügelchen und verfilzen, spricht man umgangssprachlich von »Klabusterbeeren« (auch »Winterkirschen«). Es gibt Versuche, diese Art Christbaumkugeln einzuteilen in den Front-Typ bei den Schamhaaren und den

After-Typ im Anusbereich. Auch hierzu findet sich keine wissenschaftliche Literatur. Die Entfernung kann gegebenenfalls aufwendig und schmerzhaft werden, wenn die Klabusterbeeren lange bestehen. Eine regelmäßige normale Körperhygiene verhindert in der Regel ihr Entstehen. Um sicherzugehen, lässt sich der Po jedoch auch professionell aufpimpen, siehe auch Shiny Hiney (S. 44).

Vulkane auf der (P)oberfläche – Buttne

Nein, es gibt diese unschönen Hauterscheinungen, die wir »Pickel« nennen, nicht nur im Gesicht, vorwiegend von pubertierenden Menschen, sondern auch um den Anus herum. Dort werden sie oft auch »Buttne« genannt, zusammengesetzt aus englisch »butt« und »acne«. Diese kleinen Vulkane entstehen durch vermehrte Produktion von Talg, was häufig durch hormonelle Veränderungen während der Pubertät oder auch der Schwangerschaft bedingt ist. Die Talgdrüsen sitzen an der Wurzel der kleinen Härchen in den Poren der Haut (Haarfollikel). Wird zu viel Talg produziert, kann dieser nicht mehr nach oben abfließen und blockiert die Pore. Zunächst entsteht ein Pfropfen (Mitesser, Kondemo), der wie ein Stöpsel in der Badewanne wirkt. Entzündet sich nun der Inhalt dieses Mitessers, beispielsweise durch Bakterien, schwillt der ganze Vulkan an, wird rot und krönt sich selbst durch einen Eitergipfel. Der Pickel ist geboren.

Das Ausdrücken des Pickels wird generell eher nicht empfohlen, da sich hierdurch narbige Veränderungen bilden können. Die gute Nachricht ist, dass man diese Pickel am Po meistens nicht sieht (oder nur in intimen Momenten bzw. bei Menschen, die immer noch den G-String-Tanga sexy finden) und kleine Pickel am Po in der Regel auch harmlos sind. Die schlechte Nachricht ist jedoch, dass sie am Po auch eine schwere Krankheit darstellen können, die oftmals nur noch durch Entfernung großer Hautpartien behandelt werden kann. Wir sprechen hier nicht von einzelnen kleinen Pickeln der Haut, die als Unreinheit überall auf der menschlichen Haut auftreten können (Akne), sondern von einer Sonderform der Po-Akne: der Acne inversa.

Der Fuchsbau im Po – Acne inversa

Eine schwere Form der Akne kann rund um den Anus auftreten, häufig bei einer genetischen Vorbelastung, aber auch bei zu viel Alkohol, Übergewicht und Nikotingenuss. Eigentlich ist dies aber gar keine Akne, sondern eine eigenständige Erkrankung, eher im Sinne einer chronischen Entzündung. Wenn sich Pickel bilden, die sich statt nach oben durch die Haut nach unten tiefer in das Gewebe fuchsbauartig ausdehnen, können sich die eitrigen Straßen im Bereich des Anus ausbreiten. Meist findet sich die Erkrankung bei Frauen und beginnt in der Pubertät, die Hormone scheinen also eine Rolle zu spielen.

Zu Beginn entstehen große Mitesser (Riesenkomedonen), die mit einem Hornpfropfen verschlossen sind und sich zu Blasen erweitern können (den Zysten). Diese Zysten können platzen und sich zusammen mit Zellresten und Bakterien in das Gewebe ausdehnen. Passiert dies immer wieder, können Eiteransammlungen (Abszesse), Eiterstraßen (Fisteln) sowie Knoten und Narben entstehen. Meist tritt dies unter den Achseln, häufig aber auch um den Anus auf. Bilden sich Verbindungen in den Enddarm, kann aus den Pickeln auch Stuhl austreten. Spätestens dann ist Schluss mit lustig. Übergewicht und Rauchen sollte dann kontrolliert bzw. eingestellt werden. Antibiotika in Form von Cremes oder Tabletten können helfen. Die neueste Therapie sind jedoch sogenannte Biologika, die ein Produkt der Entzündung, das TNF-Alpha, hemmen. Sie nennen sich entsprechend TNF-Alpha-Hemmer und können als Infusion oder Spritzen gegeben Wunder wirken. Meistens muss jedoch der Chirurg ran und den Fuchsbau ausräumen. Das hinterlässt zwar Narben, kann jedoch zur Heilung führen.[50]

Polierter Po – Shiny Hiney

Knappe Unterwäsche und viele Werbekampagnen haben den Hintern in den letzten Jahren stark ins Sonnen- und Rampenlicht gerückt. »Shiny Hiney« heißt übersetzt »glänzender Hintern«. Nimmt man alle Haare, Unreinheiten, Pickel, Verfärbungen und was die Natur sonst noch unserem Po beschert zusammen, war es nur eine Frage der Zeit, bis der Trend aufkam, all dies im Kosmetikstudio mit diversen Instrumenten zu entfernen, eine komplette Sanierung der Oberfläche also. Der Po wird zum neuen Gesicht und der aus New York stammende Trend boomt. Schuld hieran sind unter anderem wahrscheinlich auch sogenannte Belfies, Bilder vom eigenen Po (aus »Selfie« und »butt«, englisch für »Selbstportrait« und »Hintern«). Prominente machen Belfies und zeigen sie dann bei Instagram oder Facebook. Die Masse folgt wie immer dem Vorbild.

> *»Mein Tipp hierzu ist, viel Zeit und Geld zu sparen und das Belfie mit Photoshop nachträglich zum Prachthintern zu optimieren, wenn man es schon ins Internet stellen muss. So macht es übrigens die Werbung mit fast allen Bildern. Das vergessen wir gerne und laufen einem Photoshop-Ideal hinterher, während wir uns quälen für einen Shiny Hiney.«*

Selfie vom Po – den eigenen Po ansehen

Schon im Buch »House of God« von Samuel Shem diskutiert der Charakter »der Dicke« über mehrere Kapitel, dass er dabei sei, einen »Analspiegel« zu konstruieren, da für die meisten Menschen die Betrachtung ihres eigenen Darmausgangs ein unerfüllter Wunsch bleibe.[51] Diese Diskussion wurde spätestens mit dem Aufkommen überall und immer einsetzbaren Smartphonekameras beendet: Die Menschen fotografieren ihren Po. Ob man diese Bilder auf ein Portal hochladen möchte, bleibt Geschmackssache (siehe oben). Dem Magen-Darm-Arzt werden jedoch regelmäßig Smartphonebilder von Exkrementen (»Ist das normal?«) und Darmausgängen (»Das sind ja riesige Hämorrhoiden, oder?«) präsentiert.

Ein Patient trat einst mit einer ganzen Serie von Smartphonebildern an mich heran. Er hatte jeden Tag akribisch über Monate die Hämorrhoidalgefäße seiner Freundin photographiert und bemerkt, dass diese während ihrer Periode (Menstruation) größer wurden. Warum genau das geschah, blieb unklar. Es gibt diesbezüglich keine Untersuchungen und ich riet ihm, seine Ergebnisse zu veröffentlichen. Doch dies war ihm dann zu peinlich. Unergründlich ist der Geist des Menschen.

Zeit also für die wissenschaftliche Betrachtung, ob daraus irgendein Nutzen resultiert (außer für das Entertainment des Magen-Darm-Arztes): Eine Analyse von 2012 fand insgesamt 68 Apps, die diesen Bereich bedienen. Allesamt wurden als mehr oder weniger hilfreich qualifiziert.[52]

Trotz hochauflösender Kameras im Smartphone scheint die ärztliche Beurteilung dieses Bereichs immer noch die bessere Option. Auch sind bei Belfie-Manövern schon Smartphones in der Toilette verschwunden. Sparen Sie sich daher das Bild. Es könnte in den Tiefen des Internets auftauchen und gegen Sie verwendet werden. Obwohl Sie dieses Buch bis hierher gelesen haben und damit wahrscheinlich zu den Top-Experten im Bereich des Pos gehören, können Belfies die ärztliche Diagnose im Zweifelsfall nicht ersetzen.

Den Po versohlen – Spanking

»Den Po versohlen« hieß es noch recht häufig in meiner Kindheit. Ob das Schlagen eines Kindes als Erziehungsmaßnahme akzeptiert werden kann, soll hier nicht das Diskussionsthema sein (Ich denke, nein!). Trotzdem scheint es in jedem Fall günstiger, einem Kind eher einen Klaps auf den Po zu geben als auf einen sonstigen Körperteil, einfach weil weniger »Kollateralschaden« entstehen kann. Der Kopf könnte Schaden nehmen, die Extremitäten ebenfalls, doch der Hintern, das »Kissen unseres Körpers« sollte am ehesten fähig sein, Schläge abzufangen, ohne größeren Schaden zu nehmen.

Dass jedoch auch ganz abgesehen von der Disziplinarmaßnahme eine Verbindung zwischen diesem Spanking und unseren erotischen Lustzentren entstehen kann, hat schon Sigmund Freud 1919 in seinem Aufsatz »Ein Kind wird geschlagen« gemutmaßt. Er schreibt, dass diese Gefühle »in der frühen Kindheit geformt werden« und in einigen Fällen »beibehalten werden für autoerotische Befriedigung« im späteren Leben.[53] Höchstwahrscheinlich war dies natürlich nicht die Absicht des schlagenden und disziplinierenden Elternteils. Trotzdem empfinden viele Menschen entweder beim Empfangen oder auch beim Austeilen (oder beidem) von Schlägen auf den Hintern erotische Gefühle. Wenn sie es zulassen.

Uralte Fresken oder Dekorationen auf Tellern oder Schüsseln zeigen schon Szenen des Spankings. Im England der viktorianischen Zeit hatte diese Technik ihre Blütezeit. Eine Beschreibung hierzu stammt von Rousseau aus dem Jahr 1723, als er, 11-jährig, zur Strafe von der Tochter seines Ziehvaters auf den Po geschlagen wurde: »Denn ich hatte dem Schmerz, der Schande selbst, eine Sinnlichkeit beigemischt gefunden, die mir mehr Lust als Furcht gemacht hatte, sie abermals durch die gleiche Hand zu erfahren.« Die Schlagende war hierüber so erschrocken, dass sie den jungen Rousseau nie wieder schlug. Heute wird meist nur hinter vorgezogenen Gardinen oder sogar im Keller lustvoll geschlagen. Eine aktuelle Studie an über 2000 Männern und Frauen zeigte, dass über 30 Prozent regelmäßig das lustvolle Schlagen des Pos praktizieren.[54]

In ihrer Intensität und Brutalität hatte Marquis de Sade diese und andere Techniken wahrscheinlich in der extremsten Form (welche eigentlich Foltermethoden entspricht) ausführlich zum Beispiel in seinem Roman »Justine« dargestellt. Der Begriff »Sadismus« leite sich von diesem Herrn ab und wird heute meist mit dem Begriff »Masochismus« (das Gegenteil von Sadismus, also die Lust am Unterworfen werden) zu »Sadomasochismus« verbunden, kurz auch kurz »SM« bezeichnet. Dominanz und Unterwürfigkeit können hierbei in endlosen Variationen die Lust der Menschen steigern. Und meist muss der Po hierfür herhalten.

Po-Kneifen – Kavaliersdelikt oder Beleidigung?

Neben dem Klaps auf den Po, dem wirklichen Schlagen (Spanking) oder dem lustvollen Greifen an den Po gibt es noch das Po-Kneifen. Was genau es bedeuten soll, wenn ein Mensch einem anderen in den Po kneift, bleibt eigentlich unklar. Der oder die Gekniffene muss sich dann auch regelmäßig entscheiden, ob er freudig oder entrüstet darauf reagiert. Die Bewegung, bei der mittels Daumen und Zeigefinger Gewebe des zu kneifenden Pos gefasst und leicht gedrückt wird, ist meist jedoch liebevoll oder witzig gemeint.

Am ausgeprägtesten findet sich diese Form der Kommunikation in Italien, wo drei verschiedene Varianten des »In-den-Po-Kneifens« unterschieden werden: Das »pizzicato« – ein schnelles, kurzes Kneifen für den Anfänger, danach das »vivace« – ein heftigeres Kneifen mit mehreren Fingern und das »sustenuto« – ein langes, rotierendes Kneifen. In jedem Fall ist das In-den-Po-Kneifen meist als liebevolle Geste gedacht, wenn es auch nicht immer als das empfunden wird.[55] Überlegen Sie sich also, ob Sie wirklich kneifen müssen oder sich das Kneifen lieber verkneifen.

3 Der Weg nach innen – Poritze und Damm

Die Poritze – der Grand Canyon

Die Furche, Ritze oder Rille zwischen den Pobacken (*Rima ani*) gibt dem Po sein charakteristisches Aussehen und ist die tiefste Spalte des menschlichen Körpers. Damit es Erhebungen geben kann, müssen eben auch Täler vorhanden sein: Hier haben wir den Grand Canyon zwischen den Fleischbergen. Die beiden Fleischberge mit ihren kahlen Hängen laden zum Hinabsteigen in die Tiefe des Grand Canyons ein. Wir seilen uns also langsam hinab. Hier ist es meist warm und feucht. Zudem findet sich im Gegensatz zur Rinne zwischen den Brüsten am Boden eine Art verborgene Quelle: der Anus. Warme und feuchte Gebiete auf der Erde führen meist zu einer großen Vielfalt des Lebens, deshalb beherbergen die tropischen Regenwälder der Erde dann auch einen Großteil der Artenvielfalt. Ähnlich ist es mit den feuchten und warmen »Taschen« des menschlichen Körpers, wozu sicher die Achselhöhlen, aber auch die Poritze gehören. Durch das günstige Mikroklima können hier bei fehlender Hygiene oder bei Erkrankungen Bakterien, Pilze und Parasiten gedeihen und sich vermehren.

Eine befreundete Medizinerin teilte mir einst mit, dass sie, als sie in einem heißen Sommer zur Vorbereitung auf das Staatsexamen wochenlang an ihrem Schreibtisch saß um zu lernen, plötzlich Pilzbewuchs in ihrer Rima ani bemerkte. Mit einer Anti-Pilz-Salbe verschwanden die roten Flecken schnell und die angehende Medizinerin hatte damit das medizinische Kapitel der Hautpilze intensiv bearbeitet und am eigenen Leib erlebt. Neben Pilzen können sich jedoch auch einige andere Erkrankungen finden.

Verfärbte Poritze – farbig leuchtender Canyon

Ein Naturschauspiel am Grand Canyon sind die tageszeitabhängigen Farbveränderungen. Auch unser Grand Canyon hat die Neigung, seine Farbe zu verändern – jedoch unabhängig vom Stand der Sonne. Während sich Hauterkrankungen wie die Schuppenflechte ausschließlich in der Poritze zeigen können (bei einer Psoriasis inversa) und andere seltenere Hauterkrankungen (wie Morbus Darier und Pemphigus) oder Pilz- oder Parasitenbefall die Ritze rot färben können, gibt es einen Moment, in dem sich die Stimmung verfinstern kann und eine Schwarzfärbung auftritt: Dieses Spektakel nennt sich *Acanthosis nigricans* und ist eine Dunkelfärbung, die harmlos sein, aber auch als böser Schatten einer Tumorerkrankung im Körper entstehen kann.

Spätestens, wenn sich also Ihre Poritze (oder andere Körperfalten) schwarz verfärben, sollten Sie den Arzt aufsuchen. Denn wenn sich der Grand Canyon verdunkelt, könnte Unheil im Anzug sein.

Wie Zahnseide – Windeln, G-Strings, Unterwäsche

Weite Unterhosen aus Baumwolle sollen wir tragen, das sei gesund, haben uns die Großeltern gepredigt. »Und weiß muss die Unterwäsche sein, damit man sieht, wenn sie nicht mehr sauber ist, und damit man sie in der Kochwäsche waschen kann, denn nur so wird sie richtig sauber.« Wahrscheinlich hatten sie recht. Und doch wussten wir schon immer, dass das einfach nicht sexy ist, und haben uns nie daran gehalten. Die meisten von uns jedenfalls nicht. Die Optik war uns wichtiger als die Funktionalität.

Daher hat sich eine ganze Armada verschiedener Unterwäschemodelle entwickelt. Die Kategorien reichen vom klassischen deutschen Doppelripp mit Eingriff bis zum »Arsch-frisst-Hose«-Höschen aus billiger

Synthetik made in China. Der String-Tanga, der sich wie Zahnseide zum Anus verhält, kann zu Irritationen des Anus und Ausschlägen führen. Trotzdem leiden Menschen gerne für die Schönheit. In einer großen aktuellen Umfrage gaben 75 Prozent aller Frauen und 26 Prozent aller Männer an, regelmäßig sexy Unterwäsche zu tragen (was immer das für den Einzelnen bedeutet).[56]

Historisch ist die Betonung des Hinterns durch die Mode vor allem im späten 19. Jahrhundert mit Reifröcken, Gesäß- und Hüftpolstern ausgeprägt, die Größe und Üppigkeit signalisierten. Vielleicht auch als Symbol dafür, dass man dem üppigen Hintern als Ausdruck von Gesundheit und Fruchtbarkeit hinterhertrauert. Die moderne Form dieser Mode findet sich wieder im »Po-Push-up« aus gemodelter, elastischer Klettstuhlware mit zusätzlichen unsichtbaren Zellstoffpölsterchen, ähnlich dem Wonderbra für den Busen. Auch Hosen (Push-up-Jeans) sind auf dem Markt, die mehrere Zentimeter Erhöhung des Hinterns erreichen können. Und wem dies immer noch nicht ausreicht, der kann sich chirurgisch Po-Implantate einsetzen lassen. Doch Vorsicht, diese Implantate können verrutschen, sodass sich der »Extra-Po« nicht selten plötzlich im Oberschenkel wiederfindet und statt eines schönen runden Pos einen unattraktiven Reithoseneffekt macht. Nur ohne Reithose.

Grenzgebiete – der Damm

Wir verlassen auf unserer Reise nun den Grand Canyon, unsere Poritze, und schwenken in den unteren Abschnitt des Hinterns, in den dunklen und häufig feuchten Zwischenraum zwischen unseren Oberschenkeln (wenn zwischen unseren Oberschenkeln ein Zwischenraum besteht, spricht die Modewelt derzeit von einem »thigh gap« und stimuliert schon leicht magersüchtige Model-Frauen zu noch größerer Gewichtsabnahme).

Zwischen Anus und Vagina oder Hodensack findet sich ein kleiner Abschnitt, der Damm genannt wird. Er besteht aus Muskeln des Beckenbodens und ist bei Männern in etwa doppelt so groß wie bei Frauen (das Fachwort lautet anogenitale Distanz). Der Damm ist eine sehr flexible Zone, die sich bei großem Stuhlgang, Geschlechtsverkehr oder beim Geburtsvorgang stark dehnen kann und auf diese Art eine Pufferzone darstellt, die das umliegende Gewebe vor Verletzungen schützt. Genau in der Mitte des Dammes findet sich die Dammnaht (Raphe perinei), die man als höckrige Hautveränderung ertasten kann und die sich beim Mann bis in den Hodensack weiterzieht.

Müttern ist dieser Körperteil am ehesten bekannt, da es bei einer schwierigen Geburt zu einem Dammriss kommen kann. Vorsorglich führt man daher häufig einen Dammschnitt (Episiotomie) durch, um die Geburt zu erleichtern und ein Einreißen des Anus zu verhindern, was zur Stuhlinkontinenz führen kann. Ohne diesen Schnitt kann es zudem zu einem Riss des äußeren Schließmuskels (drittgradiger Dammriss) oder der Wand des Enddarms (viertgradiger Dammriss), zu Rissen der Klitoris, der Schamlippen und der Gebärmutter kommen. Der Schnitt ist also ganz klar das kleinere Übel. Der Geburtshelfer hält während der Austrittsphase des Kindes seine Hand schützend vor den Damm – das nennt sich Dammschutz.

Wenn ein Dammschnitt nötig wird, ist es meist dem Zufall überlassen oder abhängig davon, ob der Chirurg Rechts- oder Linkshänder ist, auf welcher Seite er den Schnitt macht. Dabei ist das von Bedeutung, denn die Nerven, die die Schließmuskeln des Anus versorgen, verlaufen entweder rechts oder links von der Mitte des Dammes.[57]

Eine Messung mit einem Elektromyogramm (EMG) vor der Geburt könnte eventuell zeigen, welches die günstigere Seite zum Schneiden ist, um Schäden an den Nerven zu vermeiden. Dies ist aber leider noch kein Standard.

Die Wahrscheinlichkeit dafür, dass ein Dammschnitt während einer Geburt nötig wird, lässt sich durch den Abstand zwischen Anus und Vagina berechnen. Damit misst man die schon genannte anogenitale Distanz. Liegt diese Distanz unter 93 mm, ist das Risiko für einen Dammschnitt deutlich erhöht.[58] Messen Sie nach.

Damned sexy – wofür ist der Damm?

Der Damm ist aber auch eine sehr empfindliche und erogene Zone, die viele Nervenfasern enthält. Drückt man dort oder massiert leicht, kann eine Erektion beim Mann stärker werden (probieren Sie es aus!). Der Perinealreflex, der hierbei ausgelöst werden kann, bewirkt ein Zusammenziehen des äußeren Schließmuskels (*Musculus sphincter ani externus*). Das kann als Schutzreflex gewertet werden, um ein Eindringen in den sensiblen Anus zu verhindern. Bei Tieren mit einem Schwanz ist dieser Reflex mit dem Beugen des Schwanzes über den Anusbereich verbunden, ebenfalls zum Schutz dieser Region. Diese Möglichkeit haben wir leider nicht mehr.

Doch was ist die wichtigste Funktion des Damms?
Der Damm tut das, was alle Dämme tun:
Er trennt – meistens Wasser von Land.

Im Falle des menschlichen Dammes ist das etwas anders, denn hier wird der Anus vom Geschlechtsteil getrennt und hilft damit zu verhindern, dass Stuhl in die Geschlechtsteile eintreten kann. Erkrankungen in dieser Region sind eher selten. Doch der Damm kann »brechen«, wenn er zu schwach ist oder der Druck auf ihm zu stark.

Dammbruch durch heftiges Musizieren

Der 25-jährige Patient, ein professioneller Saxophonist, hatte beim Spielen immer Schmerzen in der Dammgegend. Eine Ultraschalluntersuchung während des Pressens konnte nach einem Jahr des Leidens eine kleine Hernie (Aussackung) der Dammregion nachweisen. Nach einer kleinen Operation waren die Beschwerden verschwunden.[59] Man muss also aufpassen, dass der Damm beim Musizieren nicht bricht. Dies hat Drafi Deutscher mit seinem Hit eventuell zum Ausdruck bringen wollen: »Marmor, Stein und Eisen bricht – Damm Damm, Damm Damm.«

Bei der Frau bildet der Damm auch eine Pufferzone. Wenn sich bei der Geburt die Vagina und alle Muskeln im Beckenboden maximal dehnen, kann entscheidend sein, dass im Dammbereich noch etwas Gewebe ist, das die Belastung abpuffert.

Auf die (Damm-)Länge kommt es an

Nicht die Länge des Penis scheint ausschlaggebend für die Fruchtbarkeit, sondern vielmehr die des Dammes (der anogenitale Abstand). Die Länge des Damms bleibt im Erwachsenenalter konstant und ist unabhängig von der Herkunft.[60]

Wird beim Mann ein Mittelwert von 51 mm Dammlänge unterschritten, ist die Wahrscheinlichkeit einer niedrigen Spermienkonzentration und damit einer geringen Fruchtbarkeit um das Siebenfache erhöht.[61] Die Länge des Dammes ist zwar eher nicht die Ursache, aber sie korreliert mit den Spiegeln von Sexualhormonen (z. B. Testosteron) und ist daher ein möglicher messbarer Wert, der in der klinischen Praxis eingesetzt werden kann.

An 100 gesunden Frauen konnte gezeigt werden, dass die Länge ihres Dammes ebenfalls mit dem Spiegel des männlichen Hormons Testosteron verbunden ist. Je länger der Damm, umso mehr Testosteron wurde gemessen.[62] Dies könnte als ein Maß für die Aktivität der Eierstöcke angesehen werden. Es bedeutet jedoch nicht, dass die Frau umso männlicher ist, je länger ihr Damm ist. Messen Sie also Ihre Dammlänge (vom Anus bis zum Unterrand des Hodens beim Mann und bis zum Beginn der Vagina bei der Frau) und schauen Sie, wo Sie stehen. Die Dammlänge kann entscheidend sein.

4 Abstieg in die Unterwelt – der Anus

Was ist der Anus – Loch oder nicht Loch?

Wir reisen nun den Damm entlang wieder in die Poritze und wandern tiefer und tiefer bis zum tiefsten Punkt, dem Ziel unserer Reise – dem Anus. Dieser Ausgang oder auch Eingang unseres Körpers liegt meist verborgen zwischen den Pofalten und wird gemeinhin als »Loch« bezeichnet.

Was lässt sich aber über ein Loch groß sagen? Sehr viel. Der Anus findet sich in der Regel beim Mann ziemlich genau in der Mitte zwischen dem Hodensack und dem Ende des Steißbeins.[63] Der Anus ist rund. Einige Verfechter des Analverkehrs sehen hierin ein klares Signal, dass diese Körperöffnung weit besser geeignet ist für die Aufnahme eines Penis (mit seinem runden Querschnitt) als die von der Form her eher ovale Vagina. »Das unrechtmäßige Gefäß« nannten die Priester des 17. Jahrhunderts den Anus und unterschieden ihn damit vom »natürlichen Gefäß«, der Vagina der Frau.

Wie immer man dies sehen will, der Anus ist auf jeden Fall ein nicht zu leugnender Teil jedes menschlichen Körpers und gibt dem Hintern seine besondere Note: »Es ist der Anus, der selbst dem reinsten Hintern einen heimlichen Fixpunkt verleiht, den Hauch des Mysteriösen, ein kleines Symbol der Intelligenz, den indiskreten Moschusgeruch und diabolische Intimität.«[64] Unstrittig ist, dass jeder Hintern einen Anus braucht, sonst ist er unvollständig.

Handelt es sich beim Anus also um ein einfaches Loch? Ja und nein. Der Anus (auf deutsch: After – der Hintere, auf Griechisch *proktos*) ist eigentlich eine einfache Öffnung des Darmes nach außen, durch die der unverdaubare Rest unserer Nahrung diesen verlassen kann. Das lateinische Wort *Anus* bedeutet übersetzt so viel wie »Ring«. Ist der Anus also ein Ring? Ja und nein. Beim Menschen und anderen höheren Tieren befinden sich am Darmausgang Schließmuskeln, durch die die Darmentleerung kontrolliert stattfinden kann. So weit die extrem vereinfachte Darstellung eines komplexen Organs.

> *Der Anus ist also eigentlich nur ein Loch,*
> *doch dieses Loch hat es in sich.*

Anus watching – Schau mir in den Anus, Baby!

»Vulva watching« ist eine Bewegung, bei der Frauen gegenseitig ihre Geschlechtsteile begutachten. Eine Frau sitzt auf einem Stuhl und zeigt ihr Geschlechtsteil den anderen Teilnehmerinnen, die dann frei assoziieren dürfen, wie sie den Anblick wahrnehmen. Die Idee dahinter ist es, das immer häufiger durch Pornofilme verzerrte Bild unserer Geschlechtsteile zu korrigieren und wieder die natürliche Schönheit des Geschlechts erkennen zu können. Viele Frauen können sich auf diese Art eventuell davor bewahren, den Schönheitschirurgen aufzusuchen und ihre Vulva den Schönheitsidealen der Pornoindustrie anzupassen. Zum »Anus watching« existieren keine Workshops – vielleicht eine weitere Marktlücke?

Die proktologische Sprechstunde beim Magen-Darm-Arzt kommt der Sache aber ziemlich nah. Sich auf die Liege zu legen und den Po zu entblößen erfordert Vertrauen. Die Betrachtung des Anus und auch die Untersuchung stellt auch eine Einschätzung und Wertung dar und der Untersuchte muss sich und seinen intimsten Bereich dafür entblößen und sich dem Arzt anvertrauen. Obwohl dieser, wenn er professionell arbeitet, in der Regel keine freie Assoziation über das Aussehen des Anus von sich gibt, ist es doch eine Wertung. Ist »alles okay« oder »nichts Schlimmes«, dann ist das für die meisten Patienten eine Befreiung von vielen Ängsten fast schon eine kleine Erlösung. Jedoch nicht immer:

Harmlos, aber störend

Der 29-jährige Patient in meiner Sprechstunde hatte immer wieder einen leichten Juckreiz am Anus. Die Untersuchung zeigte eine kleine Entzündung um den Anus, bei sonst vollständig unauffälligen Verhältnissen in Anus und Enddarm. Einzig fand sich zusätzlich ein kleiner Hautfortsatz (eine Mariske) von maximal vier Millimetern. Nach einer Salbentherapie und einer Kontrolle vier Wochen später war die Entzündung abgeheilt. Doch nun erklärte der Patient, dass ihn die kleine Hautfalte extrem irritiere. Auch die Erklärung, dass diese Falte völlig harmlos ist und wirklich extrem klein, half nichts. Erst nach einem kleinen chirurgischen Eingriff, bei dem die Falte entfernt wurde, war der Patient zufrieden.

Rosette oder Windrose

Die Oberfläche unseres »Lochs« wird mit verschiedenen Vergleichen beschrieben. Ein schönes Bild für den Darmausgang ist dabei »Rosette«. In Sakralbauten finden sich häufig Rosetten: runde Kirchenfenster mit vielen fahrradspeichenähnlichen Strukturen, die das Licht färben, brechen und schöne Lichteffekte entstehen lassen. Blickt man auf die Struktur des Anus, gleicht sie mit der runden Form und den zentral nach innen ziehenden »Radspeichen«, die durch die Hautfältchen entstehen, einer Rosette. Durchaus also ein passender Vergleich.

Auch mit einer Windrose wird die Struktur des Anus gelegentlich verglichen. Jean Genet schrieb 1946 in seinem Werk »Das Totenfest«, der Anus des Menschen habe genau 32 Falten, allen Windrichtungen auf einer Windrose entsprechend. Ob hiermit auch jeweils festgelegt ist, in welche Himmelsrichtung ein Furz entweicht, beschrieb er nicht.

Medizinisch-statistisch ist dies nicht haltbar, obgleich es keine wissenschaftliche Erhebung zur Zahl der analen Falten gibt. Bisher hatte sich noch niemand die Mühe gemacht, sie auszuzählen. Es scheint jedoch bei jedem Menschen unterschiedlich zu sein.

Ob sich der Anus somit analog der Iriserkennung als elektronischer Fingerabdruck eignet, bliebe zu diskutieren. Interessant könnte man sich dann aber den Vorgang des Scannens, zum Beispiel während der Personenkontrolle am Flughafen, vorstellen.

Der Anus und die Uhrzeit

Doch zurück zur seriösen medizinischen Beschreibung des Anus. Die einzige Assoziation, die nicht so kreative Mediziner fanden, war die des Ziffernblattes einer Uhr (analog, nicht digital). Dies ist zwar weniger romantisch als die vorherigen Vergleiche, aber deutlich praktischer. Nein, der Anus kann uns nicht die Uhrzeit mitteilen. Obgleich der Stuhlgang mancher Menschen so regelmäßig ist, dass wahrscheinlich auch der Anus weiß: »Es muss sieben Uhr morgens sein, denn jetzt kommt Stuhlgang.« Dennoch hat er wahrscheinlich keinen Schimmer, wie spät es ist.

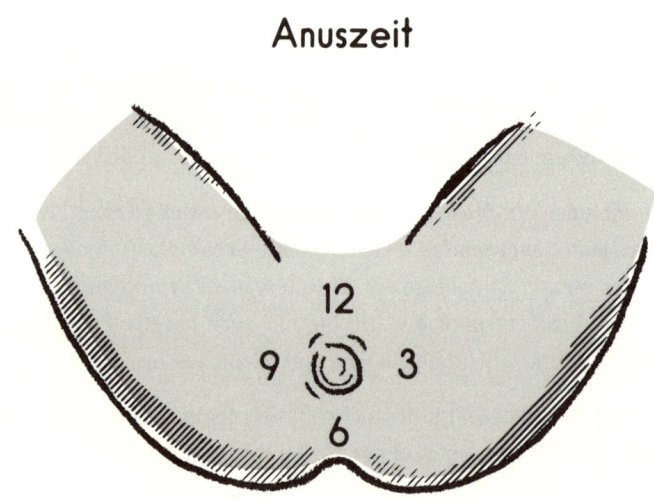

Anuszeit

Man kann die Uhrzeit, besser gesagt das Ziffernblatt, jedoch nutzen, um den Anus besser und genauer zu beschreiben: Um angeben zu können, wo genau sich eine Veränderung an einem runden Gebilde findet, bietet es sich an, das Gebilde als analoge Uhr zu betrachten. Die Ziffer Zwölf auf dieser Uhr wäre dann immer da, wo sich das Geschlechtsteil des Menschen befindet, die Ziffer Sechs auf der gegenüberliegenden Seite. Diese Definition bezieht sich immer auf die sogenannte Scheitel-Steiß-Lage (SSL), die sich im Prinzip ergibt, wenn man auf den Darmausgang eines auf dem Rücken liegenden Menschen blickt. So ist für jeden Mediziner (und jetzt für Sie) eindeutig erklärt, wo sich eine Veränderung findet. Heißt es zum Beispiel: »Fissur bei 6 Uhr SSL«, wissen Sie jetzt, dass 12 Uhr SSL »oben« ist, also da, wo Ihr Geschlechtsteil sitzt. Die Fissur ist also genau gegenüber. Wir werden auf diese Definition immer wieder zurückkommen. Es gibt am Anus übrigens keine Sommer- oder Winterzeit. Anuszeit ist Anuszeit.

Wie groß ist der Anus?

Im Ruhezustand ist der Anus verschlossen und misst nur wenige Millimeter. Er ist damit als Eingang oder Ausgang kaum zu erkennen. Innerer und äußerer Schließmuskel sind ringförmige Muskeln, die den Anus wie eine Blende vollständig verschließen. Die Dicke dieser Schließmuskeln kann sehr gut mit einem Ultraschall von innen (Endosonografie) bestimmt werden. Der innere Schließmuskel hat eine Dicke von durchschnittlich 1,6 Millimetern, der äußere Schließmuskel von 7,3 Millimetern. Frauen, die Kinder geboren haben, liegen etwas unter diesen Werten. Das bedeutet, die Schließmuskeln sind etwas »ausgedünnt« (siehe auch Kapitel 3 zum Dammschnitt, S. 52).[65]

Kommt es zum Stuhlgang, kann sich der Anus, wenn nötig, um mehrere Zentimeter weiten. Auch der Analkanal, das heißt die ersten Zentimeter der Röhre nach innen, ist gut vermessen: Zwei bis drei Zentimeter reicht dieser kleine Kanal beim Mann von außen nach innen. Bei Frauen ist er etwas kürzer.

Anusformen – der Trichter und der Klaffende

Obgleich jeder Anus etwas unterschiedlich aussieht, gibt es medizinische Einteilungen in einen flachen Anus, der ohne Spreizen der Pobacken eingesehen werden kann, und einen tiefen Anus, bei dem die Pobacken leicht gespreizt werden müssen, um ihn zu erkennen. Eine weitere Form ist die Trichterform. Von einem Trichteranus spricht man, wenn sich die Gesäßbacken über dem Anus zusammenschließen und sich so eine feuchte Kammer bilden kann. Für den Untersucher heißt das, er muss die Pobacken sehr weit auseinanderziehen, um den Anus zu finden. Dieser Fall trifft häufig auf Menschen mit Übergewicht zu.

Von einem klaffenden Anus spricht man, wenn dieser während der Untersuchung ohne Spreizen weit offen steht. Schon 1912 wurde in einer wissenschaftlichen Arbeit spekuliert, dass dies häufiger mit Problemen wie Stuhlinkontinenz einhergeht.[66] Dies bestätigt eine neuere Studie von 2016, bei der der Schließmuskeldruck gemessen wurde. Nicht bei allen Patienten war dies der Fall, doch es kam deutlich häufiger vor als bei einem geschlossenen Anus.[67] Trotzdem ist es nicht gleich eine Krankheit, wenn der Anus klafft. In der derben Umgangssprache wird mit der Aussage »den Arsch offen haben« bezweifelt, ob eine Person noch bei Verstand ist.

Die letzte mögliche Form des Anus ist der Schlüsselloch-Anus. Fanden Operationen im Bereich des Anus statt, kann er die Form eines Schlüsselloches annehmen. Mit etwas Phantasie könnten aber sicher noch viele weitere Formen erkannt werden. Schauen Sie nach, vielleicht finden Sie bei sich eine weitere Form, die in die Lehrbücher eingehen könnte.

Wo befindet sich der Anus?

Es gibt Forschungsarbeiten über die Frage, wo genau sich der Anus des Menschen befinden sollte. Auch hier gibt die Vermessung des Menschen eine klare Antwort mit einer Zahl – sie lautet für Frauen 0,45 und für Männer 0,54. Damit wird der sogenannte Anal positioning index (api) beziffert. Er wird errechnet aus dem Abstand zwischen Anus und Hodensack (Mann) und Anus und Unterrand der Vagina (Gabelung), geteilt durch den Abstand zwischen Anus und Steißbein. Gemessen wird er mit einem Klebeband, auf dem die Punkte Steißbein (als Knochenvorsprung hinter dem Anus tastbar), Anus und Unterrand der Vagina oder des Hodensacks markiert werden. Danach teilt man den ersten Abstand durch den zweiten und erhält so die Indexzahl.

Nehmen Sie also einen Klebstreifen und kleben Sie ihn vom Unterrand der Vagina oder des Hodens bis zum Unterrand des Steißbeins. Lassen Sie nun Steißbein, Anus und Unterrand von einem Helfer markieren und berechnen Sie dann den Abstand. Als Frau werden Sie vermutlich einen Wert von 0,44 bis 0,46, als Mann einen Wert von 0,53 bis 0,55 erhalten.[68] Sollten Sie außerhalb dieser Werte liegen, könnten Sie einen Anus anterior haben – das heißt, der Anus liegt zu weit vorne. Diese Fehlbildung wird bei Neugeborenen mit schwerer Verstopfung gefunden und kann chirurgisch korrigiert werden.[69] Seltener gibt es den zu weit hinten liegenden Anus (Anus posterior). Auch dies kann zu Problemen wie Verstopfungen und Entzündungen führen, es handelt sich jedoch um einzelne Fallberichte.[70] Der Anus hat also seinen genauen Platz in der Welt.

Canalis analis – die Röhre ins Innere

Doch lassen wir nun die Oberfläche hinter uns und beginnen wir nun endlich den Teil unserer Reise, der uns ins Innere, ins Verborgene führt. Wie alle Wege angeblich nach Rom führen, so führen sicher alle Hautfalten zur Mitte des Anus und weisen uns den Weg.

Der Übergang der Haut in den untersten Teil des Darmes, den Analkanal (*Canalis analis*) ist scharf begrenzt durch eine Linie (*Linea anocutanea*), die die Grenze zwischen unserer Außenwelt und unserer Innenwelt darstellt. Mit nur leichtem Druck lässt sich diese Pforte öffnen und wir stehen in der Mitte des Analkanals, der eine deutlich helle Farbe (das *Anoderm*) aufweist und aufgrund vieler Nervenfasern sehr sensibel ist. Dieser Bereich nennt sich auch »weiße Zone« (Zonula alba). Er ist der unterste Abschnitt unseres Magen-Darm-Systems und der Übergang von der Außen- in die Innenwelt.

Diese Grenzwelt zwischen Innen und Außen hat größte Bedeutung für uns. Hier wird reguliert, was wann nach außen tritt und ob allenfalls etwas auch nach innen gelangen kann.

Daher ist dieser Bereich sehr sensibel. Er ist unser Fühler in die Unterwelt, der entscheiden kann, ob etwas nach außen möchte, ob es flüssig, fest oder gasförmig ist oder ob gar etwas in uns eindringen will. Dieser wichtige, Anoderm genannte Bereich ist die Haut des Anus. Haare oder Drüsen gibt es hier keine oder nur sehr wenige, alles ist auf das Fühlen abgestimmt. Ab hier wird es dunkel und wir müssen das Licht einschalten.

Der Analkanal ist im Schnitt drei bis vier Zentimeter lang, bei Frauen etwas kürzer als bei Männern – warum auch immer. Dieser Kanal beginnt innen dort, wo der Enddarm (das Rektum) durch die Muskelschlinge des Puborektalmuskels an der Spitze des Schließmuskels tritt. Diese Stelle können Sie mit dem Finger als eine leichte Verhärtung etwa zwei bis drei Zentimeter innerhalb Ihres Pos ertasten (falls Ihr Finger lang genug ist). Der Kanal endet dort, wo die innere Haut (das Plattenepithel) in die äußere Haut übergeht (die *Linea anocutanea*). Diese Stelle ist ungefähr dort, wo sich zwischen dem inneren und äußeren Schließmuskel eine kleine Rille befindet, die man ertasten kann. Umgeben ist der Analkanal von innerem und äußerem Schließmuskel (*Sphincter internus* und *externus*).

Der Analkanal ist durch die gezähnte Linie (*Linea dentata*) geteilt, die den Übergang zwischen den zwei verschiedenen Schleimhäuten markiert: Innen findet sich die Schleimhaut des Dickdarms, die an der gezähnten Linie in eine derbere Schicht (das Plattenepithel) übergeht.

In der Untersuchung hat es eine weißliche Farbe. Dazwischen findet sich eine Übergangszone (Transitionalzone), in der sich gerne humane Papillomaviren ansiedeln.

Gelangen wir tiefer in das Innere, spaltet sich der Analkanal auf in säulenartige Muster (*Columnae anales*). Diese Säulenhalle – wie in einem griechischen Tempelbau – ist die Eintrittspforte in die große Halle des Enddarms (*Ampulla recti*), der sich vor uns öffnet wie eine riesige Höhle. Hier können große Mengen von Stuhl gespeichert werden, sollte es nötig sein. Ein großer Stuhlspeicher also. Die Säulen verlaufen längs und sind am unteren Ende durch Querfalten (*Valvulae anales*) verbunden, wodurch sich kleine Taschen bilden. Sie wirken dabei wie eine Verdickung der Wände, die die Stuhlkontinenz mit ermöglichen. Schließt sich der Anus, dienen diese Säulen und Taschen zusammen mit den Hämorrhoiden als Feinverschluss und verhindern, dass Flüssigkeit oder Gas ungewollt den Darm verlässt.

Auf der Höhe dieser Säulen und Klappen münden dann auch die Gänge von in der Tiefe liegenden Drüsen, den Proktodealdrüsen. Sie produzieren Schleimstoffe, die die Passage des Stuhls geschmeidiger machen, und enden mit ihren Ausführungsgängen im Bereich der gezähnten Linie. Ein äußerst interessanter Ort also, dieser Übergang zwischen Innen und Außen, eine Art Twilight Zone, in der viel passiert. Empfindungen, Abdichtung, Schleimproduktion und Fühler nach innen und nach außen. Doch wie ist all dies entstanden?

Von Anfang Anus – wie alles begann

Die Entstehung des Anus scheint eher kein seriöses Forschungsthema zu sein. Befreit man sich jedoch von der kulturell anerzogenen Verklemmtheit und betrachtet den Anus objektiv und mit Distanz, ist er ein Wunder der Natur. Und die Natur kümmert sich in der Regel nicht um unsere Schamgefühle, sondern arbeitet daran, stetig besser zu werden. Das nennt sich Evolution. Über die Evolution des menschlichen Anus findet sich wenig Wissenschaftliches, doch der Anus hat

Der Analkanal

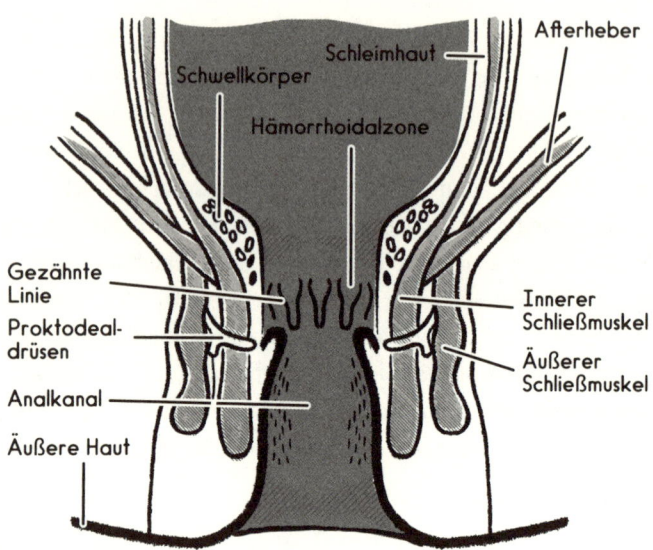

sich ständig verändert und war sogar zwischenzeitlich mal verschwunden.

Wann genau der Anus entstand, ist unklar. Anfangs schuf die Natur einen Sack, in den Nahrung gefüllt und verdaut wurde. Die Reste wurden von dort auch wieder ausgeschieden. Ein »All-in-one«-Verdauungsapparat, der allerdings nicht sehr effektiv war. Hätten wir diesen Verdauungsapparat beibehalten, könnten wir erst wieder essen, wenn die Fäkalien wieder nach oben ausgeschieden worden wären. Das heißt, bevor wir zu Abend essen könnten, müsste das Mittagessen vollständig entleert sein. Gerade bei größeren oder langen Lebewesen wie Würmern zeigte sich, dass ein Verdauungssystem mit »Durchlauf« und einem separaten Anus deutlich effektiver ist.

Es gibt jedoch auch Lebewesen ohne Anus (wie einige Würmer und Meeresschwämme), mit einzelnem Anus (den Menschen), mit mehreren Ani (z. B. Flachwürmer), multifunktionellen« Ani (z. B. Seegurken, bei denen er gleichzeitig als Geschlechtsorgan, Atmungs- und Ausscheidungsorgan fungiert, S. 243) oder sogar vorübergehenden Ani, die mal kommen, mal gehen: Der sehr kleine Wurm *Haplognathia* beispielsweise hat einen temporären Anus. Das heißt, nur von Zeit zu Zeit findet sich eine Öffnung in seinem Verdauungssystem, aus dem wahrscheinlich Stuhl austreten kann, nur hat ihn noch niemand dabei erwischt, um es zu beweisen.

Insgesamt lässt sich sagen, dass der Besitz eines Anus ein evolutionärer Vorteil zu sein scheint:

Lebewesen mit Anus können besser essen, verdauen und ausscheiden und erreichen deutlich größere Größen. Das Vorhandensein des Anus ist also eine Grundvoraussetzung für die Entwicklung eines höheren Tieres und des Menschen.

Erst durch die Trennung von Ausscheidung und Sexualfunktion bzw. anderen Funktionen mittels eines separaten Verdauungssystems kann die Nahrung effizienter verarbeitet und können Nährstoffe aufgenommen werden. Einige Forscher sind der Überzeugung, dass der Anus, wie wir ihn heute besitzen, ganz ursprünglich einmal aus dem männlichen Geschlechtsorgan primitiver Tiere entstanden ist. Dies ist ein weiteres Indiz dafür, dass der Anus auch als Sexualorgan gesehen werden kann.

Nach einigen weiteren Faltungen und Entwicklung der Muskeln und Drüsen im Bauch der Mutter ist der Anus fertig angelegt. Doch das Kind würde nie im Bauch der Mutter den Anus benutzen. Es gehört sich einfach nicht, der Mutter in den Bauch zu kacken. Es trinkt und scheidet Urin aus, doch der Anus wartet höflich auf seinen Einsatz bis kurz nach der Geburt.

Der Anus hat Premiere – das »Kindspech«

Nach der Geburt entleert sich innerhalb der ersten 48 Stunden der erste Stuhlgang. Passiert dies nicht, könnte ein Darmverschluss vorliegen. Eine zähe, klebrige, schwarzgrüne Masse erblickt das Licht der Welt. Da sie so schwarz und klebrig ist, wird sie auch »Kindspech« genannt, obgleich es eher ein »Kindsglück« ist, wenn der Stuhlgang funktioniert. Im eigentlichen Sinne handelt es sich noch nicht um richtigen Stuhlgang, sondern um eine Masse, die aus eingedickter Gallenflüssigkeit, abgeschilferten Darmzellen und mit dem Fruchtwasser verschluckten Haaren und Hautzellen besteht.

Im Laufe eines durchschnittlichen Menschenlebens werden um die 50 000 Liter Flüssigkeit und 30 Tonnen Nahrung durch den Anus laufen. Im Schnitt wird sich der Anus 30 000-mal für eine Stuhlentleerung öffnen. Eventuell werden Fremdkörper oder ein paar Finger in ihn eindringen und er wird Vibratoren oder andere Gegenstände aufnehmen müssen oder dürfen. Wie man es sehen will. Dass im Laufe des Lebens hier auch eine Abnutzung auftreten kann, scheint fast zwingend.

Kontrolle über den Anus

Bis zur Kontrolle über den Stuhlgang dauert es jedoch noch eine lange Zeit und windelwechselnde Eltern klagen hierüber gerne ihr Leid. Vor allem, wenn dem Kind genau nach dem Wechsel der Windel einfällt, dass das noch nicht alles war. Die Stuhlkontinenz beginnt sich zwischen dem zweiten und dem dritten Lebensjahr einzustellen: Die Kleinkinder lernen langsam, den Stuhl nur in passenden Momenten von sich zu geben, und das Windelwechseln wird seltener nötig.

Es braucht also eine gewisse Entwicklung des Nervensystems, bis der Mensch gelernt hat, seinen Stuhl so lange wie nötig zu halten. Kommt es noch in einem Alter von über vier Jahren zu einem unkontrollierten Stuhlverlust, wird von Enkopresis gesprochen, also dem Einkoten. Meist passiert das Jungen zwischen dem siebten und dem neunten

Lebensjahr. Gründe können neben Entwicklungsstörungen oder schwerer Verstopfung auch psychologische Ursachen sein. Fast immer jedoch legt sich das Problem mit den Jahren und der Anus ist unter der Kontrolle seines Besitzers. Erst im höheren Alter kann diese Kontrolle wieder verloren gehen. Doch dazu später.

Wenn der Anus fehlt – Atresie

Nachdem wir geklärt haben, dass es wichtig und sinnvoll ist einen Anus zu besitzen, muss auch erwähnt werden, dass dies nicht immer der Fall ist. Bei einer von 3000 Geburten, vorwiegend bei Jungen, fehlt der Anus (Analatresie). Genauer gesagt: der Anus ist verschlossen. Dies kann ganz unten am Ausgang sein (translevatorisch) oder aber weiter oben (supralevatorisch). In letzterem Fall häufig mit Verbindungen (Fisteln) zu anderen Organen (zu Vagina oder Harnröhre). Auch andere Missbildungen liegen dann häufig vor. Es handelt sich dabei um eine Störung in der vorgeburtlichen Entwicklung (einer gestörten Septenbildung der Kloake). Warum es hierzu kommt, ist ungeklärt. Tiefere Verschlüsse können relativ einfach, höherliegende Verschlüsse etwas aufwendiger durch eine Operation behandelt werden. Meist fällt das Fehlen des Anus direkt auf oder Stuhl tritt an einer anderen Stelle (über die Harnblase oder über eine Fistel) aus.[71]

Dass es jedoch auch ohne Anus und ohne Mund geht, zeigt ein einzigartiges Lebewesen im Mittelmeer und an der portugiesischen Atlantikküste: Olavius algarvensis ist ein kleiner weißer Wurm, der keine Probleme mit Rülpsen, Pupsen oder Blähungen hat, denn ihm fehlen Mund und Po. Damit ist er wahrscheinlich das einzige Lebewesen dieser Art. Er wird ausschließlich durch eine große Zahl von Bakterien auf seiner Oberfläche ernährt, die ihm durch ihren Stoffwechsel alle nötigen Stoffe zur Ernährung und Fortpflanzungen liefern. Diese Symbiose genannte Lebensform zeigt, wie wichtig Bakterien für das Überleben der meisten Lebewesen sind. Der Mensch braucht jedoch seinen Anus und wenn er fehlt, muss der Chirurg nachhelfen.

Die Doppelröhre – ein Anus zu viel

Auch zu viel des Guten produziert die Natur hin und wieder. Als der liebe Gott den Anus verteilte, haben einige wenige Menschen zweimal »Hier!« gerufen. Sie bekamen eine Doppelröhre. Das passiert jedoch extrem selten. Eine wirklich gute biologische Erklärung für dieses Phänomen gibt uns die Wissenschaft derzeit nicht. Meist befindet sich die zweite Öffnung in der 6-Uhr-Position, hat jedoch keine Verbindung zum echten Analkanal. Das Phänomen tritt häufiger bei Frauen auf und wird in der Regel in den ersten 24 Lebensmonaten dadurch bemerkt, dass sich Entzündungen (Abszesse) bilden. Diese zweite Röhre ist nutzlos und befähigt uns auch nicht, in Stereo zu furzen. Es empfiehlt sich, diese zweite Röhre zu entfernen, da es sonst häufiger zu Entzündungen und auch zu bösartigen Entartungen in der »falschen« Röhre kommen kann.[72] Diese Operationen sind fast immer erfolgreich.

Geheimgang im Anus

Eine 50-jährige Patientin stellte sich vor, nachdem sie eine Schwellung im Bereich ihres Damms festgestellt hatte. Sie war schon zweimal aufgrund dieser Masse operiert worden, diese war aber immer wieder zurückgekehrt. Durch Einspritzen eines Kontrastmittels und eine anschließende Röntgenaufnahme konnte gezeigt werden, dass es sich um den Ausgang eines Ganges handelte, der in einer Art Blase endete. Zwischen dem Anus und dieser Zyste existierte keine Verbindung. Der gesamte Gang wurde chirurgisch entfernt und zeigte in der Gewebeuntersuchung klare Zeichen eines zweiten Analkanals.[73]

Anoderm – das Lippenrot des Afters

Eine ganz besondere Bedeutung kommt dem unteren Teil des Analkanals zu. Die extrem sensible Haut des Aftereingangs, die auch oft als »rosenholzfarben« oder »das Lippenrot des Afters« bezeichnet wird, ist eine der empfindlichsten Zonen unseres Körpers, in der viele Nervenendungen zusammenlaufen. Diese Empfindlichkeit ist notwendig, um zu erspüren, was gerade an unserem Darmende passiert. Auf diese Art können wir kontrollieren, ob wir uns den Stuhlgang noch etwas verkneifen müssen, den Enddarm entleeren können oder aber auch, ob eventuell etwas in unseren Anus eindringen möchte. Dadurch kommt es jedoch auch zu extremer Schmerzhaftigkeit bei Verletzungen oder Rissen (Fissuren) in diesem Bereich des Lippenrotes. Während es für die Schamlippen der Frau schon einen Lippenstift gibt (»Vmagic«), der diese »feucht und rein« halten soll, ist kein entsprechendes Produkt für den Anus auf dem Markt. Kreieren Sie sich Ihren Lippenstift für den Anus. Ich würde ihn »Amagic« nennen. Für ganz spezielle Gelegenheiten.

Anusfarben – Rosenholz und -bouquet

1000 Menschen an der Farbe ihres Anus zu erkennen, wäre eine herausfordernde Wette für eine große Wettshow, denn kein Anus gleicht dem anderen. Neben ernsten, aber seltenen Erkrankungen (Morbus Bowen, Melanomen und anderen) handelt es sich bei der farblichen Veränderung des Anus in der Regel um normale Varianten, die davon abhängen, wie viel von dem dunklen Farbstoff Melanin produziert und in der Haut abgelagert wird.

Die Haut rund um den Anus ist also nicht aufgrund der dort vorbeikommenden Ausscheidungen dunkler als der Rest des Hinterns (siehe auch Kapitel 2, S. 29). Da die Zellen, die die Farbstoffe tragen (Melanozyten), sehr sensibel auf Hormone reagieren (daher entstehen auch Schwangerschaftsflecken), beginnt zur Pubertät meist eine Dunkelfärbung des Genitalbereichs und vor allem rund um den Anus.

Das Anoderm, also die Schleimhaut des Anus wird oft als »rosenholzfarben« beschrieben. Je nachdem, ob man ein heller oder dunkler
Hauttyp ist, kann auch die Rosette dunkler oder heller sein als die
Umgebung. In der Regel ist der äußerlich sichtbare Anus pinkfarben,
es können sich auch bläulich-rötliche Strukturen zeigen, die von Blutgefäßen unter der Haut herrühren. Sehr häufig besteht auch ein »Hof«
mit dunklerer Haut (pigmentiert) um den Anus. Dies kann auch nach
Reizungen (Druck, Hitze, Infektionen) oder bei bestimmten Hauterkrankungen (Psoriasis, Pemphigus, Lichen ruber) auftreten. Auch
starke Dunkelfärbungen sind individuell je nach Hauttyp möglich und
haben fast nie einen Krankheitswert. Entfärbungen gibt es ebenfalls
häufig. Dies ist oft eine harmlose Veränderung (*Vitiligo*), kann aber
auch eine Infektion mit Pilzen oder auch ein Lichen sclerosus sein –
eine Hautkrankheit die mit Juckreiz einhergehen kann.

Obgleich meistens versucht wird, den Anus im Verborgenen zu halten,
kann auch eine erotische Schönheit in diesem Bereich gesehen werden. Im antiken Griechenland lieferten sich zwei Frauen sogar einen
Wettbewerb um den schönsten Anus. Erhalten sind die Verse, die das
Afterloch der Rhodope als ein Rosenbouquet beschreiben, »dessen
Blütenblätter von einem Windhauch geöffnet werden«, den Darmausgang der Rhodokleia hingegen »als einen Kristall, der wie die polierte
Oberfläche einer Marmorstatue glänzt« (vgl. Anthologia Graeca, 5.36
von Rufinos). Es erfordert (im wahrsten Sinne des Wortes) Offenheit,
um die Schönheit des Anus zu erkennen.

Die Reibezone des Anus – Rima ani

Vielleicht erinnern Sie sich auch noch an die dicken Hosen, die wir als
Kinder im Schnee getragen haben? Wir nannten sie »Zip-Zap-Hosen«,
weil sie beim Laufen das Aneinanderreiben der Pobacken mit diesem
»Zip-Zap«-Geräusch so schön vertonten.

Dass sowohl Oberschenkel als auch Pobacken während des Laufens
aneinanderreiben können, ist völlig normal – es sei denn, man ist im
Besitz eines »thigh gap«, also einer Lücke zwischen den Oberschen-

keln, die unsere Modewelt derzeit vorschreibt (siehe auch Kapitel 3, S. 51). Die größte Körperfalte ist die Ritze zwischen Ihren Pobacken, die *Rima ani*. Mit ihr haben wir uns schon in Verbindung mit dem »thigh gap« (S. 51) befasst. In ihr befindet sich ein Milieu aus Schweiß, Duftstoffen aus Duftdrüsen, Bakterien, Resten von Klopapier, Waschmitteln und anderen Dingen. Zusammen mit der Körperwärme bildet sich eine »warme Tasche«, in der allerlei entstehen kann. Durch die Feuchtigkeit kann die Haut aufquellen, Bakterien können sich vermehren und die mechanische Beanspruchung kann zu ausgeprägten Entzündungen führen.

Viele Menschen versuchen, dies durch Seifen, Öle oder andere Pflegeprodukte und häufig übertriebenes Reinigen zu behandeln. Doch hierdurch wird es in der Regel nur noch schlimmer. Auch versuchen viele – vorwiegend junge – Leute, den Geruch wegzuwaschen, weil sie ihn nicht mögen. Doch das funktioniert nicht. Der Anusbereich hat seinen eigenen Geruch, den wir niemals loswerden. Durch zu viel Waschen wird meist alles noch schlimmer und Krankheiten können entstehen. Es gibt auch den Fall, dass sich Menschen ihres »schlechten« Geruchs wegen schämen und sich deswegen sozial isolieren, obgleich niemand außer ihnen diesen Geruch wahrnehmen kann. Es handelt sich hier um eine psychiatrische Erkrankung, das Olfactory reference syndrome.[74] Psychotherapie und Antidepressiva können hilfreich sein.

Akzeptieren Sie also Ihren Eigenduft. Noch einmal der Appell: Lassen Sie möglichst nur Wasser in den Bereich der Poritze oder wenn es sein muss pH-neutrale Seife. Haben sich Pilzinfektionen gebildet, kann durch zinkhaltige Creme (wie Penatencreme) eine Besserung erreicht werden. Lassen Sie den Grand Canyon also ruhen, und freuen Sie sich über das Zip-Zap-Geräusch beim Laufen in Skihosen.

Der Finger im Po – ein Lebensretter

Sich einen Finger in den Po einzuführen haben die meisten Menschen schon versucht. Nach der Aussage eines früheren Chefarztes gibt es in dieser Hinsicht nur zwei Arten von Menschen: die, die schon mal einen Finger in ihren Po eingeführt haben und die, die es leugnen. Das schon ausprobiert zu haben, gibt natürlich niemand gerne zu. Diese Übung ist schon bei Kindern beliebt und kann je nach Gelenkigkeit mehr oder weniger erfolgreich durchgeführt werden. Dem Kleinkind wird das in der Regel aber schnell von den besorgten Eltern abtrainiert. Nach der Lehre von Sigmund Freud stecken sich Kinder zunächst in der oralen Phase (S. 217) alles (wirklich alles!) in den Mund, später dann in der analen Phase in den Po, bevor sie noch später ihre Geschlechtsteile als das beste Spielzeug entdecken.

Den (eigenen) Po mit dem (eigenen) Finger zu erforschen, gehört also zu einer natürlichen Entwicklungsstufe des Menschen. Dass jedoch der Finger (des Arztes) im Po viele Menschen deren Leben retten kann, wissen die wenigsten und sie haben häufig Angst vor dieser vermeintlich schlimmen Untersuchung (das ist sie nicht!). Jahrelang habe ich als Oberarzt meine Assistenzärzte dazu genötigt, bei Patienten eine rektale Untersuchung (also mit dem Finger in den Po) durchzuführen. Wir haben auf diese Weise einige Tumoren im Enddarm finden und in der Folge behandeln können. Noch heute macht es mich traurig, große Tumoren im Bereich des unteren Dickdarms in der Darmspiegelung zu finden, die man durch eine einfache Untersuchung mit dem Finger im Po früher diagnostiziert und damit wahrscheinlich eine Heilung ermöglicht hätte. Aus Scham oder anderen Gründen wurde das aber nie gemacht. Auch die Beurteilung der Prostata, der Vorsteherdrüse des Mannes, ist nicht etwa durch Ultraschall-, Blut-(PSA) oder andere technische Untersuchungen am besten möglich, sondern – Sie werden es erraten – mit dem einfachen Abtasten durch den Finger im Po. Die normale Prostata fühlt sich beim Tasten über den Anus an wie unser Daumenballen: weich und elastisch. Spürt man hartes Gewebe (ähnlich wie die Knöchel unserer geballten Faust) oder knotige Veränderungen, könnte ein Tumor vorliegen. Diese doppelte Vorsorgetechnik für Enddarm und Prostata ist also ein doppelter Grund für den Finger im Po: two in one.[75]

Frühere Mediziner haben es drastischer ausgedrückt: «If you don't put your finger in, you put your foot in it« (nach dem englischen Chirurgen Hamilton Bailey, 1894–1961), übersetzt etwa: »Wenn Sie Ihren Patienten nicht mit dem Finger im Po untersuchen, treten Sie ihm in den Hintern.«

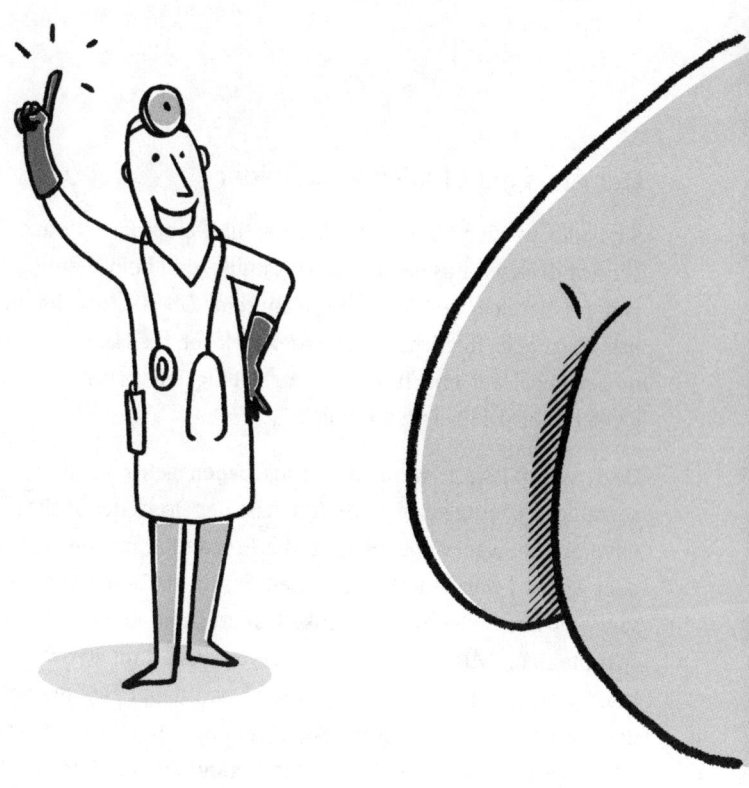

Tumor-Früherkennung durch Tastuntersuchung

Während einer Routineuntersuchung in meiner Sprechstunde fand ich bei der Darmspiegelung bei einem gesunden 52-jährigen Mann ohne Beschwerden eine vergrößert und verhärtet tastbare Prostata. Ich überwies ihn zu einem befreundeten Urologen, der ein Prostatakarzinom (Krebs der Vorsteherdrüse) diagnostizierte. Da es jedoch früh entdeckt wurde, konnte es vollständig entfernt werden.

Die Tastuntersuchung der Prostata nach dem »Two-in-one«-Prinzip während der Darmspiegelung ist daher sinnvoll und bietet sich an.

Der Anus geht baden – Sitzbäder

Sitzbäder werden häufig verschrieben und empfohlen. Warmes Wasser mit diversen Zusätzen (häufig Kamille) soll bei vielen Erkrankungen im Bereich des Anus hilfreich sein. Ob das überhaupt etwas bringt, ist aber fraglich. Lange Bäder weichen die Haut des Menschen in der Regel auf und führen so zu Flüssigkeitsverlusten und einem größeren Risiko für Entzündungen.

Doch was passiert, wenn der Anus baden geht? In älteren Untersuchungen konnte gezeigt werden, dass der Druck des Schließmuskels unverändert war, völlig egal, ob die Probanden in fünf Grad kaltem oder 23 Grad warmem Wasser saßen. Erst in 40 Grad warmem Wasser sank der Druck des Schließmuskels deutlich ab und der Muskel entspannte sich.[76] Also folgerte man, dass Sitzbäder mit 40 Grad warmem Wasser auch gut für die Durchblutung und damit Heilung von Wunden im Bereich des Schließmuskels sein müssten. Eine große neuere Studie zeigt jedoch, dass kaum eine Erkrankung im Bereich des Anus durch Sitzbäder schneller abheilt. Der einzige Faktor, der sich klar zeigte, war die gestiegene Zufriedenheit des Patienten. Eine Art Wellnessfaktor.

Setzen Sie sich also in die Wanne, wenn Sie es möchten, dann aber mit mindestens 40 Grad heißem Wasser, damit der Schließmuskel entspannt.[77] Eine Forschergruppe, deren Rat ich teile, empfiehlt, Plastikschüsseln für Sitzbäder zu meiden, da die Produktion und Entsorgung dieser Schüsseln unserer Umwelt mehr zusetzen, als das warme Wasser ihrem Anus hilft.[78]

Waschbecken für den Anus – Bidets

»Warum gibt es in diesem Klo zwei Schüsseln?«, fragten mich meine Kinder im Hotelzimmer, dessen Badezimmer ein eingebautes Bidet besaß. Ich erklärte ihnen, dass die zweite Schüssel das Waschbecken für den Po ist. »Und wie kann man dann zum Bidet gehen, ohne eine Spur von Pipi oder Kacka zu machen?« Bei dieser Frage musste ich passen. Das Problem war realistisch. Prinzipiell ist es jedoch eine sehr gute Idee, den Anus nur mit reinem Wasser zu reinigen, ob mit Bidet, Dusche oder Po-Dusche. Die meisten Substanzen zur Reinigung – insbesondere Feuchttücher – schaden dem natürlichen Milieu des Anus. Es war daher naheliegend, ein Waschbecken für den Anus zu konstruieren.

Erste schriftliche Erwähnungen des sogenannten Bidets finden sich schon vor 400 Jahren. »Bidet« ist das französische Wort für »kleines Pferd«. Wahrscheinlich wurde das Wort gewählt, weil die damaligen Bidets auf einem Gestell befestigt waren, auf das man zur Benutzung aufsteigen musste. Vor Einführung der Antibabypille wurde das Bidet auch dazu benutzt, das Ejakulat des Mannes aus der Vagina zu spülen und so eine Schwangerschaft zu verhindern. Häufig wenig erfolgreich.

Doch können Bidets auch die Ursache von Problemen sein? Eine klare Häufung von Infektionen im Bereich der Harnröhre oder der Blase oder auch eine Häufung von Hämorrhoiden bei täglichem Gebrauch eines Bidets fanden sich in Studien nicht, obwohl ein Verteilen von Bakterien oder anderen Erregern durch den Strahl oder Dampf des warmen Wassers denkbar wäre. Eine frühere Studie konnte bei Frauen, die regelmäßig ein Bidet benutzen, häufiger Keime aus dem Darm im Bereich der Vagina nachweisen. Eine weitere Studie hatte keine Auswirkungen auf die Schwangerschaft unter Bidet-Einsatz gezeigt.[79] Eine japanische Studie mutmaßte, dass die Häufigkeit von Juckreiz am Anus durch den regelmäßigen Gebrauch eines Bidets steigt, diese Daten waren jedoch schwach.[80] Interessanter war in dieser Studie jedoch, dass ein Drittel aller Teilnehmer den Anus nicht nur nach, sondern auch vor dem Stuhlgang reinigten. Die meisten berichteten, dass dies den Stuhlgang erleichtere. Also ein Vor- und Nachwaschgang für den Anus.

Verletzung durch harten Wasserstrahl

Dass man jedoch aufpassen muss, wie scharf man den reinigenden Wasserstrahl einstellt, zeigt der Fall des Patienten mit einer nicht abheilenden Wunde (Fissur) im vorderen Bereich des Anus (12 Uhr). Auf genaueres Nachfragen nach seinen Reinigungsgewohnheiten erwähnte er ein Bidet. Es stellte sich heraus, dass der Wasserstrahl immer genau auf die Stelle der Fissur zielte. Nach Anpassen des Wasserstrahles heilte die Fissur dann endlich ab.[81, 82]

Anus unter Wasser – die Dichtung funktioniert

Vor dem Stuhlgang den Anus zu wässern, schien für ein Drittel aller Teilnehmer der erwähnten japanischen Studie also erleichternd. Da warmes Wasser über 40 Grad den Druck des Schließmuskels etwas zu vermindern scheint, entspannt es ihn.

Doch was passiert, wenn wir in der Badewanne liegen, im Schwimmbad abtauchen oder sogar tiefseetauchen? Je tiefer man taucht, desto stärker steigt der Druck auf den Körper. Dadurch wird das Blut aus Armen und Beinen in die Mitte des Körpers, in Richtung Herz gepresst. Das Herz hat dadurch eine höhere Füllung und versucht, sich dagegen mit Hormonen zu wehren, die zur Ausscheidung von Urin führen. Das ist der Grund, warum viele Taucher in ihren Tauchanzug pinkeln müssen (Taucherdiurese). Dieser Reflex heißt Gauer-Henry-Reflex.

Doch was passiert mit Darm und Anus, wenn der Außendruck steigt? Im Prinzip ist es ganz einfach so, dass der Anus mit seinen Schließmuskeln dicht hält. Erst wenn der Außendruck den Druck des äußeren und inneren Schließmuskels übersteigt, dringt Wasser in den Anus ein. Da es jedoch eine sehr kleine Fläche ist, auf der der Druck lastet, wird dies kaum jemals passieren. Darüber hinaus schadet ein wenig Wasser im Enddarm auch nicht.

Im Meer gibt es jedoch einige unsympathische Zeitgenossen, die es sich zum Ziel gemacht haben, in den Anus von Mensch und Tier einzudringen. Eingeweidefische sind aalartige kleine Fische, die in tropischen und subtropischen Meeren leben (siehe auch Kapitel 13, S. 263). Aber auch in der Nordsee gibt es die lästigen Tierchen (*Echiodon drummondii*). Sie bohren sich am liebsten in den Anus von Seegurken und Seesternen, aber auch von allen anderen Lebewesen und wohnen dann im Darm. Ob sie hierbei auch Eingeweide des Wirtes fressen, ist unbewiesen. Trotzdem ist es daher gut zu wissen, dass unser Anus auch unter Wasser dicht hält.

Wie riecht der Anus?

Ja, auf den ersten Blick könnte diese Frage eklig wirken – denkt man an das, was aus dem Anus herauskommt. Doch geht es um den Eigengeruch des Anus, wird die Sache komplizierter und gleichzeitig spannender. Wie die Schweißdrüsen produzieren auch die Proktodealdrüsen Sekrete. Trägt man enge Hosen oder die Temperaturen sind hoch, kommt es immer auch zur Bildung von Schweiß, gemischt mit etwas Kot- oder Uringeruch. Das bedeutet, dass auch ein gesunder und sauberer Mensch im Bereich des Anus seinen eigenen Geruch hat.

Warum schnüffeln Hunde denn immer sofort am Gesäß – wenn man nicht aufpasst, auch an unserem? Und warum heben sie an jeder Ecke das Bein? Ja, hier geht es um den Geruch, den der Anus verströmt. Hunde setzen jedoch – anders als der Mensch – zusätzlich Duftstoffe in ihrem Harn und Kot ein, um ihr Revier zu markieren und ihre Anwesenheit kundzutun. Meistens wird das Revier mit Harn abgesteckt: Die Blase ist ein hervorragendes Vorratsgefäß, in dem sich immer ein paar Tröpfchen finden. Kot wird seltener abgesetzt. Er wird stets um ein paar Tropfen des stark riechenden Sekretes aus den Analdrüsen angereichert, das eine Vielzahl von Informationen enthält. Bei Tieren erfolgt Kommunikation zum großen Teil über diese Duftstoffe.

Beim Menschen ist dies weniger klar. Es gibt jedoch Hinweise, dass die Sekrete des Menschen andere Menschen sexuell anziehen, manchmal aber auch abstoßen. Auch das Sekret der Analdrüsen kann hier eine Rolle spielen. Dieses wird vor allem bei Angst oder Stresszuständen aktiviert.[83] Es gibt wenig Zweifel, dass irgendwann in der weiten Vergangenheit der Menschheitsentwicklung diese Drüsen eine wichtige biologische Funktion hatten, ähnlich wie bei Hunden. Wahrscheinlich verkümmerte diese Funktion langsam, nachdem der Mensch sich aufgerichtet hatte. Für den Hund sind diese Gerüche auf jeden Fall äußerst interessant. Gerade Menschen, die Angst vor Hunden haben, verströmen einen noch intensiveren Geruch, was den Hund hinterhältigerweise noch mehr erregt. Deshalb kommt er am liebsten zu den Menschen, die am meisten Angst vor ihm haben, um ihnen zuerst am Anus zu schnüffeln.

Trotzdem ist es – wie bei den Schweißdrüsen auch – nicht ausgeschlossen, dass für einige Menschen ein bestimmter Duft des Anus sehr erregend sein kann. Nehmen Sie mal eine Nase voll, wenn Sie sich trauen.

Als »moschusähnlich« wird der Geruch beschrieben. Für manche Menschen ist dieser Geruch so betörend, dass der japanische Hersteller Tamatoy in seiner Serie »Verbotene Gerüche« (Teil 1 war Achselschweiß junger Mädchen, Teil 2 deren Uringeruch) nun den dritten Duft kreiert hat und verkauft: den Jungen-Anus-Duft. Der Werbeslogan hierzu lautet: »Ein Spritzer dieser ›wirklich nach Anus riechenden‹ Flüssigkeit wird dich den ganzen Tag mit den ›Pheromonen, die der Arsch eines kleinen Jungen versprüht‹, umgeben.« Und weiter macht die Firma unmissverständlich klar: »Dieses Produkt riecht nicht nach Scheiße, es ist der pure Geruch des Anus.«

Wie schmeckt der Anus?

Und spätestens jetzt wollen Sie dieses Buch weglegen? Ich hoffe nicht, denn wir sind noch lange nicht am Ende. Ja, auch dieser Frage müssen wir uns hier stellen. Natürlich ist es ein äußerst schwieriges Thema und natürlich existieren keine wissenschaftlichen Studien hierzu. Auch nicht repräsentative kleine Umfragen in meinem Bekanntenkreis stoßen auch nach einigen Gläsern Rotwein nicht auf Gegenliebe. Wir scheinen hier in einen Bereich eingedrungen zu sein, der einen höchsten Grad von Intimität und Peinlichkeit mit sich bringt. Auch diverse Internetforen mit »Erfahrungsberichten« können wenig weiterhelfen. Kommentare, dass der Geschmack des ungewaschenen Anus die sexuelle Erregung steigern kann, so wie sein Duft auch, sind jedoch nicht selten. Also auch hier ein Geschmack nach Moschus, etwas herb.

Versuchen wir, das Problem wissenschaftlich zu lösen. Denkbar wären Geschmacksrichtungen wie salzig, einfach durch den Salzgehalt des Schweißes bedingt. (Ein sehr salziger Geschmack könnte übrigens auf das Vorliegen einer Mukoviszidose hindeuten, einer Erkrankung mit erhöhtem Salzgehalt im Schweiß). Auch säuerlich wäre denkbar, da der Säuregehalt der Haut (der pH-Wert) etwas im sauren Bereich liegt. Das war es jedoch schon mit der Wissenschaft zu diesem Thema. Die Mehrheit der Kommentare in Internetforen lassen darauf schließen, dass der saubere Anus nach gar nichts schmeckt, auch nicht nach Kot. Andere Kommentatoren berichten von einem Eigengeschmack, der vor allem auftritt, wenn der Mensch ungeduscht ist. Kotgeschmack ist wohl selten und eher unbeliebt. Obwohl es auch hier Menschen gibt, die dies mögen, wie meine Internet-Recherche in Foren zu Anilingus ergibt.

Am besten lässt sich der Geschmack des Anus vielleicht mit der Beschreibung des Dichters Paul Verlaine (1844–1896 in seinem Werk »Oeuvre libre«) bestimmen: »Er vergräbt seine Augen im Hintern und ist auf der Suche nach ›Düften und Gerüchen, die fermentiert wie stehendes von der Sonne aufgeheiztes Wasser sind‹, er taucht ein in den ›Hinterhalt der Dunkelheit und würzigen Gerüche‹, er verliert sich in diesem ›besonderen Schweiß, zugleich riechend Gutes und Schlechtes, der Duft so herb und frisch wie ein Apfel«. Also auch hier würzig, herb und etwas fruchtig/sauer. Literatur und Wissenschaft sind sich relativ einig. Wahrscheinlich muss sich jedoch jeder Mensch sein eigenes Bild vom Geschmack des Anus machen. Wenn er es denn will.

Der Anus ist sauer – immer

Wir werden noch sehen, dass der Anus Zähne haben kann, in der Regel jedoch nicht beißt (sieh auch Kapitel 13, S. 262). Kann der Anus aber sauer werden? Ja. Der Anus ist sauer. Dauernd. Dies liegt ganz einfach an der Tatsache, dass unsere Hautoberfläche sauer ist und der vom Darm ankommende Stuhl und die Flüssigkeit auch. Die Hautoberfläche um den Anus (und auch sonst im Körper) erneuert sich ständig selbst und abgeschilferte Zellen, Schweiß, Talg, Bakterien und Milchsäuren schaffen ein saures Milieu, in dem sich die Hautkeime wohlfühlen.

Der pH-Wert misst die Stärke einer Säure: je niedriger der Wert, desto stärker die Säure. Unsere Magensäure hat einen sehr hohen Säuregehalt, ihr pH-Wert liegt bei 1 bis 1,5. Diese starke Säure wird zum Verdauen von Eiweiß und zum Abtöten schädlicher Bakterien und Erreger im Magen benötigt. Direkt hinter dem Magen, im Zwölffingerdarm (Duodenum), wird ein Sekret aus der Bauspeicheldrüse ausgeschieden, das diese Säure neutralisiert. Was unten am Anus ankommt, hat in der Regel einen pH-Wert zwischen 5 und 7, also leicht säuerlich. Abhängig ist dies von der Art der Ernährung und der Zusammensetzung des Mikrobioms, also der Bakterienkultur.

Den Anus lecken

Das Herausstrecken der Zunge ist eine fast ebenso provokante Geste wie das Entblößen des Pos. Wenn die Zunge dann auch noch den entblößten Po lecken soll, haben uns alle guten Sitten verlassen. Darf man das also?

Am Anus lecken oder geleckt werden?
Dies ist sicher eine der verschämtesten Fragen,
wenn sie überhaupt gestellt wird.

Abgesehen von Menschen, die es erregend finden, den Stuhl oder Urin anderer Personen aufzunehmen (Koprophagie, S. 86), und somit unbewusst eine Stuhltransplantation (S. 87) bei sich selbst durchführen, ist diese Frage wahrscheinlich die am meisten tabuisierte und intimste von allen. Die Antwort hingegen ist simpel: Wenn es allen gefällt, dann ja. Natürlich könnte man hier nun über die Menge der Bakterien diskutieren, die dabei sowohl aus dem Mund (orales Mikrobiom) zum Anus (anales Mikrobiom) und umgekehrt übertragen wird und bei nüchterner Betrachtung sicherlich bei vielen Menschen ein unbehagliches Gefühl hervorruft, im Falle der sexuellen Erregung ist dies jedoch sicherlich unerheblich.

Die Mundhöhle kann mindestens 600 verschiedene Bakterienarten enthalten und in einigen Bereichen (z. B. Zahnbelag) können sich Billionen Bakterien befinden.[84] Offene Stellen im Mund oder Zahnfleischerkrankungen können das Eintreten von Erregern wie Viren und Bakterien in das Blut begünstigen. Eine gute Zahn- und Mundhygiene ist daher immer wichtig, auch wenn es hier um den Anus geht. Im Falle einer normalen Hygiene ist der Anus sauber, jedoch niemals steril. Das heißt, es finden sich dort immer auch Bakterien. Dort befinden sich aber auch die Hälfte aller Nervenenden des Beckenbereiches, weswegen es sexuell sehr erregend sein kann, dort berührt zu werden. Und an dieser Stelle wirft sich die entscheidende Frage, warum dieser Bereich tabuisiert wird, erneut auf. Ich denke, man darf den Anus lecken. Oder geleckt werden. Wenn es beide mögen.

In der Praxis braucht es jedoch einiges an Gymnastik für diese Technik. Mögliche Stellungen lassen sich auch auf diversen Erwachsenenseiten im Internet recherchieren. Beim Facesitting hockt sich der Empfangende mit dem Po über das Gesicht des Partners, der entspannt auf dem Rücken liegt. Beim Frosch liegt der Empfangende auf dem Rücken, winkelt die Beine an und zieht diese mit den Händen in Richtung Kopf. Die Pobacken ziehen sich in dieser Stellung optimal auseinander, sodass der Gebende guten Zugang zum Anus erhält. Doggy-Style: In der Hundestellung geht der Empfangende auf alle viere, während der Partner von hinten den Anus lecken kann. 69-Stellung: In dieser Stellung können sich beide Partner mit der Zunge verwöhnen, das ist wahre Gleichberechtigung. Es kann in allen Positionen mit kreisenden Bewegungen mit der Zungenspitze das Äußere des Anus leicht massiert werden. Abwechselnd kann dann mit der gesamten Zunge über den Anus geleckt werden oder die Zungenspitze dringt langsam in den Anus vor. Durch den weichen Zungenmuskel dehnt sich der Schließmuskel so äußerst sanft und wird durch den Speichel leicht befeuchtet. Und vergessen Sie dabei nicht das Drumherum, denn auch der Damm ist äußerst erregbar. Wenn schon, denn schon.

Achten Sie jedoch darauf, dass keine Bleichungs- oder Hämorrhoidalcreme eingesetzt wurde. Denn die Aufnahme dieser Substanzen ist nicht gesundheitsfördernd. In einigen Foren wird auch empfohlen, die Ernährung so zu gestalten, dass der Anus besser oder süßer schmeckt. Süße Früchte und Gemüse sollten eher, Kaffee, rotes Fleisch, frittierte Lebensmittel weniger konsumiert werden. Andere Foren empfehlen, blähende Speisen und damit Flatulenz zu vermeiden. Das scheint sinnvoll, denn wenige Menschen finden es erregend, ins Gesicht gefurzt zu bekommen. Studien existieren dazu keine. Dass man jedoch am Vortag das ultrascharfe Chili-Menü meiden sollte, wäre wahrscheinlich ebenfalls von Vorteil. Es sei denn, der Leckende mag die würzige Schärfe.

In der Sadomaso-Szene wird das Lecken und Küssen des Anus häufig erzwungen, um beim Gebenden oder Empfangenden Lust zu erzeugen. Insbesondere bei schmutzigen Verhältnissen hat das oft auch den gewünschten demütigenden Aspekt. Den Anus zu küssen oder zu lecken war über lange Zeit auch eine Geste der Unterwerfung oder auch ein Zeichen der Demütigung. So war sich auch hier die katholische Kirche sicher, dass es eine Schande sei, wenn der Mund des Menschen den Darmausgang eines anderen Menschen berühre. Im Dreißigjährigen Krieg wurden Gefangene damit bestraft, dies bei anderen Gefangenen durchführen zu müssen. Sicher ist jedoch, dass diese Form des Küssens sehr ekstatisch ist und dass sie blind macht, da man die Augen in den warmen, weichen Po drückt.

Ganz blind sollte man jedoch nicht sein: Auch wenn es seltener als bei vaginalem oder oralem Verkehr vorkommt, kann auch diese Technik zur Übertragung aller sexuell übertragbaren Erkrankungen führen (HIV, Hepatitis, Syphilis, Gonorrhö, Condylome u.a.).[85] Ist man sich daher nicht sicher mit dem Partner, können auch kleine kondomartige Plastikplättchen (Lecktuch oder Kofferdam) eingesetzt werden. Eine gute Mund- und Anushygiene sind immer Voraussetzung.

»Leck mich am Arsch« ist ein Sprichwort, das im negativen Sinne, aber auch im Sinne positiver Überraschung geäußert wird. Es hat also immer zwei Seiten.

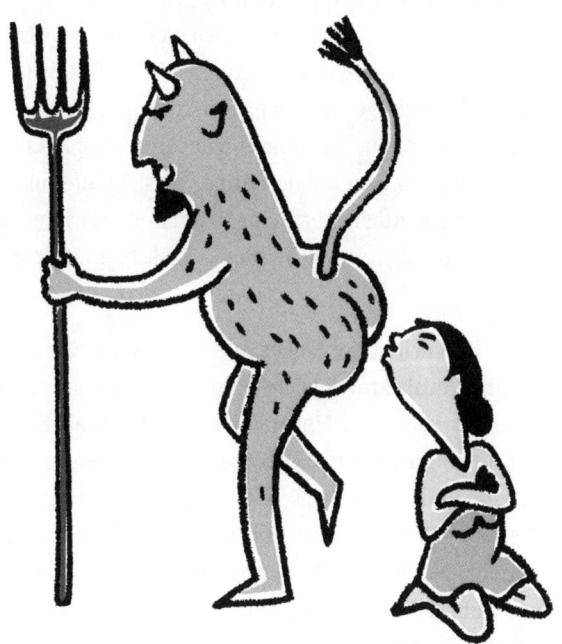

Den Anus küssen – kiss my Ass!

Der berüchtigte Kuss (*Osculum infame*) wurde im Mittelalter als ein »Ritual von Hexen« beschrieben, wobei die Hexe den Anus des Teufels küsste (seinen »anderen Mund«). Der Sage nach erlaubte dieser Kuss dem Teufel, die Frauen zu verführen, und war ein Symbol der Unterwerfung der Frau. Während der Hexenverfolgungen – wahrscheinlich einem der unsinnigsten und brutalsten Kapitel der Geschichte – hieß es, die Frau bezeuge durch den Kuss auf den Anus des Teufels ihre Ergebenheit ihm gegenüber und werde damit zur Hexe. Meist wurde durch Folter das »Geständnis« erzwungen, dass dieses Ritual erfolgt sei. Aber auch umgekehrt wurde die Hexe oft als Empfängerin des Kusses vom Teufel selbst beschrieben.[86] Immerhin wissen wir nun also, dass auch der Teufel Freude am Anilingus zeigte.

Wie fühlt sich der Anus an? Der Selbsttest

Und hier sind wir wieder bei unserem Finger im Po. Tastet man mit dem Finger zwischen den Pobacken nach dem Anus, fühlt es sich warm an, weich und meistens auch etwas feucht. Es lassen sich die kleinen Falten als höckrige, geriffelte Strukturen ertasten, eventuell auch ein paar Haare. Kleine Anhängsel, wie zum Beispiel Condylome, lassen sich als Verhärtungen um den Anus (Vorsicht, die sind sehr ansteckend!) tasten. Eventuell spürt man Hautfalten (Mariske) oder im extremen Fall auch warme, weiche kleine Säckchen (äußere Hämorrhoiden).

Mit leichtem Druck dringt der Finger in den Anus und wird bei einem normalen Schließmuskeldruck leicht vom Anus umschlossen. Wie ein enger Gummiring über dem Finger fühlt sich der Schließmuskel an. Der innere Schließmuskel besitzt hierbei einen Dauerdruck, den der Finger überwinden muss, der äußere Schließmuskel kann zugekniffen werden. Der Schließmuskel lässt sich häufig als derber Ring tasten. Betätigen Sie ihn, Sie werden ihn am Finger spüren. Der Hauptdruck, den der Finger überwinden muss, stammt vom inneren Schließmuskel (70 Prozent), der Rest vom äußeren Schließmuskel. Tastet der Finger innerlich nun nach hinten und wir kneifen wieder zu, fühlen wir meist auch das Zusammenziehen des Puborektalmuskels, er zieht nach oben und vorne. Der sogenannte »Kneifdruck« hat eine Stärke, die den Ruhedruck um die Hälfte bis das Doppelte überschreitet. Dieser Druck ist wichtig, denn er kann den Stuhl zurück in den Enddarm pressen, wenn eine Stuhlentleerung gerade nicht passt.

Dringt der Finger weiter vor, spürt man die Weitung in den Enddarm. Bei der Frau lassen sich hier nach vorne zum Bauch hin die Vagina und die Gebärmutter spüren, beim Mann spürt man die Vorsteherdrüse (Prostata). »Prallelastisch«, so wie der menschliche Daumenballen, fühlt sich eine gesunde Prostata an. Eine Verhärtung könnte auf eine Krankheit hindeuten. Je nach Füllung des Enddarms lässt sich auch Stuhl meist als raue Struktur tasten.

Testen Sie nun auch den Perianalreflex. Hierfür können Sie die Haut des Damms oder um den Anus herum leicht berühren. Dieses Gefühl wird über das Rückenmark in ihr Gehirn geleitet und führt dazu, dass sich der äußere Schließmuskel zusammenzieht. Wahrscheinlich dient dies dem Schutz des Anus, bei Tieren mit einem Schwanz wird durch diesen Reflex der Schwanz schützend nach unten über den Anus gezogen. Fehlt dieser Reflex, zum Beispiel durch Schäden im Rückenmark (Querschnittslähmung), kann es zur Stuhlinkontinenz kommen. Aber auch andere Erkrankungen des Nervensystems (beispielsweise Multiple Sklerose) können zum Ausfall des Reflexes und damit zur Inkontinenz führen. Freuen Sie sich also, wenn der Schließmuskel bei Berührung zuckt. Händewaschen nach dieser Aktion bitte nicht vergessen.

Vom Anus essen – Koprophagie

Gut, wenn Sie dachten, dass es nicht schlimmer werden kann, lagen Sie falsch. An dieser Stelle muss der Vollständigkeit halber auch auf die Technik des Kot-Essens (Koprophagie) eingegangen werden. Die für die meisten Menschen extrem unappetitliche Vorstellung, den eigenen oder sogar den Kot eines anderen Menschen zu essen oder vom Anus abzulecken, ist für andere Menschen sexuell erregend. Warum dies tiefenpsychologisch gesehen für Menschen interessant sein kann, bleibt unklar, es hat jedoch meist mit Unterwerfung oder sogar Masochismus zu tun.

Über den Geschmack von Kot sind sich die meisten Aussagen einig (meist von Menschen, die dies als Kleinkind ausprobiert haben und sich noch daran erinnern): Es schmeckt schlecht. Das ist natürlicherweise auch sinnvoll, liefert uns der eigene Kot doch kaum Nährstoffe und enthält zudem einiges an Giftstoffen. Aus ernährungstechnischen Gründen ist es nicht sinnvoll, seinen Stuhl zu essen.

Eine Untersuchung zeigte, dass das Stuhlessen bei Patienten mit Demenz, Autismus, Schizophrenie, Epilepsie, schwerem Fetischismus, Zwangsstörungen, Depression und Hirnschäden vorkommt.[87] Häufig ist es verbunden mit anderem Verhalten wie Stuhlschmieren (*Scatolia*), Aggression, Hypersexualität und dem Essen anderer Objekte (*Pica*). Dass Patienten instinktiv Stuhl essen, da sie unter einem Mangel an bestimmten Nährstoffen leiden (so wie bei Pica ein Mangel an Eisen oder Mineralstoffen ursächlich sein kann), konnte nie gezeigt werden.

Bei Tieren wird die Koprophagie bei Hunden beobachtet, vor allem, wenn sie im Haus leben: Um einer Bestrafung für Stuhlgang auf der Couch zu entgehen, fressen sie ihren Kot einfach schnell auf. Wahrscheinlich ist dies noch der schlaueste Grund für Koprophagie. Es sei denn, man ist Mikrobiologe und sieht die Aufnahme von Kot aus einem anderen Blickwinkel wie im folgenden Kapitel.

Kacke in den Anus – Stuhltransplantation

In der Regel ist der Anus eine Einbahnstraße, wenn es um Stuhl geht. Stuhl ist ein Produkt des Verdauungssystems, das ausgeschieden werden sollte. Sich den eigenen Stuhlgang wieder in den Enddarm zurückzuschieben, ist daher wahrscheinlich keine nützliche Tätigkeit und darüber hinaus technisch anspruchsvoll. Sich den Stuhlgang eines anderen Menschen in den Po zu schieben, kann dagegen hilfreich bei der Heilung von Krankheiten sein – kein Witz.

Biologisch gesehen ist es nämlich gar nicht so abwegig, den Kot anderer Menschen aufzunehmen. Im Tierreich führen dies zum Beispiel neugeborene Fohlen instinktiv durch. Durch das Aufnehmen von mütterlichem Kot besiedeln sie ihren Darm mit den Bakterien, die der Darm zur Verdauung, für die Entwicklung des Immunsystems und für vieles andere benötigt.

Auch der Mensch hat sich diese Erkenntnisse zu Nutze gemacht: Schon im alten China der Dongjin-Dynastie im 4. Jahrhundert beschrieb Ge Hong in einem Notfallmedizin-Lehrbuch bereits eine innerliche Stuhl-Anwendung, die den Patienten dieser Zeit unter dem Namen »gelbe Suppe« schmackhaft gemacht wurde. Dabei wurde der Stuhl gesunder Menschen zur Therapie vieler verschiedener Erkrankungen verabreicht.

Heute wird diese Technik etwas verfeinert und etwas weniger mit Ekel behaftet durchgeführt: Die Bakterienbesiedlung im Darm (das intestinale Mikrobiom) kann heute durch eine fäkale Mikrobiota-Transplantation (FMT oder Stuhltransplantation) effektiv manipuliert werden. Die FMT kann sicher und gezielt in der Behandlung von wiederholten Infektionen mit *Clostridium difficile* angewendet werden, einem krankhaften Erreger, der sich nach wiederholten Antibiotikatherapien im Darm festsetzen kann. Obgleich sich auch mögliche Therapien für andere Erkrankungen abzeichnen (z. B. Reizdarmsyndrom, chronisch entzündliche Darmerkrankungen, Stoffwechselstörungen und neuropsychiatrische Erkrankungen wie Multiple Sklerose oder auch Autismus) kann die Therapie außerhalb klinischer Studien aktuell nicht empfohlen werden.[88]

Stellt man sich unsere Bakterienbesiedelung im Darm als einen englischen Rasen vor, der aus dem Gleichgewicht gekommen ist oder durch Antibiotika zerstört wurde, dann wäre der Einsatz von Probiotika (»guten Bakterien«) wie der von Grassamen, der Einsatz von Präbiotika (»Futter für die guten Bakterien«) wie der von Rasendünger und die Stuhltransplantation wie der Einsatz eines neuen Rasens (Rollrasen).

Alle Methoden helfen dem schönen englischen Rasen, sich wiederherzustellen, die Stuhltransplantation ist hierbei die wahrscheinlich schnellste, aber auch aggressivste Methode. Da es auch hier keine Langzeituntersuchungen gibt, muss sicher auch mit dieser Methode vorsichtig umgegangen werden.

Niemand weiß so ganz genau, ob Patienten, die sich Stuhl transplantieren lassen, irgendwann Spätfolgen, vielleicht sogar Darmkrebs erleiden müssen. Neuerdings drängen nun auch sogenannte Poop-Pills auf den Markt, die Extrakte des aufbereiteten und getrockneten Stuhlgangs eines gesunden Spenders enthalten. Die nötigen Studien und Untersuchungen zur Wirksamkeit stehen jedoch auch hier noch aus und von Selbstexperimenten in diesem Bereich möchte ich dringend abraten! Sollten Sie in ihrem Leben jemals mit dem Essen vom Stuhl konfrontiert werden, können Sie sich jedoch immerhin die auch möglichen günstigen Effekte dieser Technik in ihr Gedächtnis rufen und so den Ekel in Schach halten. Ich wünsche Ihnen jedoch, dass es nie hierzu kommt.

Anus massieren – Bewusstwerdung durch den Anus

Doch zurück zu appetitlicheren Themen. Da der Anus für viele Menschen eine »verbotene Körperzone« ist, erfährt er häufig wenig Aufmerksamkeit oder gar Zuneigung. In der Lehre des Tantra – der indischen Philosophie und Religion, die auch Sexualität und Massagetechniken beschreibt – wird der Anus auch als »untere Pforte« bezeichnet. Er wird als das Pendant der Lippen des Mundes gesehen und wie diese als sehr sinnlich, empfindsam und erogen bewertet.

Das indische Tantra beschreibt denn auch eine »Anus-Heilmassage«, die dazu beitragen soll, »den Körper tief zu entspannen, der Kopflastigkeit unserer Welt zu entfliehen und eine neue Quelle der Lust zu erobern«. Das Ziel hierbei ist es, auch dem Mann die Erfahrung zu ermöglichen, wie es sich anfühlt, wenn etwas oder jemand in den eigenen Körper eindringt. Viele Männer lehnen diese Erfahrung ab, häufig aus Angst, als »schwul« zu gelten, oder weil es sich einfach fremd und ungewohnt anfühlt. Es kann jedoch für einen Mann eine entscheidende Erkenntnis bringen, wie wichtig es ist, dass der eigene Körper ein Eindringen zulässt und vom Eindringenden, diese Grenze zu respektieren. Schmerz ist hierbei ein klares Stopp-Signal.

Das indische Tantra geht davon aus, dass der Anus seine eigene Intelligenz besitzt, um zu steuern, wann er etwas in sich eindringen lassen möchte und wann nicht. Es kann ein sehr langer Weg sein herauszufinden, wann der Anus sich selbst öffnet, und dieser Weg kann zu einem tieferen Bereich des Fühlens, zu mehr Intimität und zu Erkenntnissen über das eigene Seelenleben führen. Das indische Tantra empfiehlt daher regelmäßige Anusmassagen und auch das regelmäßige Einführen eines kleinen Dildos. Den Anus zu öffnen kann auch die eigene Seele öffnen. Auch für einige Akademiker ist deswegen der Anus der Schlüssel zum Verständnis von Kultur, Sprache, sozialen Ängsten, Humor, Politik und vielleicht sogar dem Sinn des Lebens.[89]

Glücksgefühle durch den Anus – froh mit Po

Auf jeden Fall bietet der Anus den Zugang zur Vorsteherdrüse beim Mann, der Prostata. Wie schon erwähnt, lässt sich die Prostata durch den Anus nach vorne hin zum Penis prallelastisch spüren. Die etwa kastaniengroße Drüse kann leicht über den Enddarm mit einem Finger ertastet werden. Sie befindet sich fünf bis sieben Zentimeter tief im Anus an der vorderen Darmwand, also zur Bauchdecke hin. Da sie viele Nerven enthält, fühlt sich eine Massage meist sehr gut an, unabhängig davon, welche sexuelle Ausrichtung der Mann hat.

Diese Technik wurde schon früh auch von der chinesischen Medizin empfohlen. Die Stelle im Enddarm, von der aus diese Drüse ertastet werden kann, wird auch als männlicher G-Punkt bezeichnet. Massiert man diese Stelle, kann sogar ein Höhepunkt erreicht werden, der sich von einem Höhepunkt durch eine Penismassage sehr stark unterscheiden kann. Es braucht jedoch meist eine längere Vorlaufzeit mit Stimulation, bevor die Prostata als Lustzentrum aktiv wird. (»Der Po kommt immer zuletzt dran.«)

Gebrauchsanweisung zur Prostata-Massage

Im indischen Tantra kommen folgende Techniken zum Einsatz: Die Prostata-Massage beginnt mit der Lockerung des Beckens und der Po-Muskulatur. Anschließend wird der Damm massiert, was die Anusmassage vorbereitet. Danach wird der Anus gestreichelt, gedrückt, vorsichtig gedehnt und geknetet, bis sich der Schließmuskel entspannt. Danach kann vorsichtig mit dem Finger eingedrungen werden und die Prostata-Massage kann beginnen.

Verschiedene Techniken können angewandt werden: Umkreisen der Prostata: Dabei wird leichter Druck ausgeübt, »Klingeln«: Hierbei wird immer wieder leichter Druck auf die Prostata ausgeübt. »Vibrieren«: Permanenter Druck wird ausgeübt, aber in der Stärke variiert. Mit zwei Fingern kann gleichzeitig der linke und rechte Prostataflügel massiert werden. Die Drüse zwischen Zeige- und Mittelfinger einklemmen und so stimulieren. Auch die Prostata zu »melken«, das heißt Samenflüssigkeit aus dem Penis nur durch die Prostatamassage hervorzubringen, soll im Tantra positive Wirkungen haben.

Medizinisch gesehen ist die Prostata-Massage zunächst ebenfalls sinnvoll, da ein geschulter Masseur sogar Prostatakrebs diagnostizieren kann. Einige Studien deuten darauf hin, dass eine wiederholte Prostatamassage auch Erkrankungen dieser Drüse wie Entzündung (Prostatitis) oder Vergrößerungen (benigne Prostatahyperplasie) einerseits feststellen und andererseits günstig beeinflussen kann.[90] Das ist unsicher, aber schaden kann es nicht.

Sicher aber sollte der Masseur auf entsprechende Hygiene achten und kurze Fingernägel haben. Auch sollte in den Tagen nach einer Prostata-Massage keine Bestimmung des Blutwertes PSA durchgeführt werden, da dieser durch die Massage erhöht wird und damit falsche Werte ergibt. Weil die Prostata auch der G-Punkt des Mannes genannt wird, kann eine gleichzeitige Stimulation dieser Drüse und des Geschlechtsteils zu ungeahnt intensiven Orgasmen führen. Gönnen Sie sich also bei Gelegenheit eine tantrische Anusmassage inklusive der Prostata. Oder auch zwei oder drei.

Schwer erkennbarer seltener Tumor

Der 29-jährige Patient hatte seit einigen Wochen Schmerzen im Bereich des Anus und ein »Druckgefühl« im Bereich des Enddarms. Sein Stuhlgang war normal ohne Blutbeimengungen. Er war sonst gesund und nahm keine Medikamente. In der Darmspiegelung fiel zunächst nichts auf, die Schleimhaut des Darms war unauffällig. Bei genauerem Hinsehen im Enddarm jedoch, fiel eine Vorwölbung im unteren Bereich auf. Auch konnte ich hier hartes Gewebe an der Stelle ertasten, wo die Prostata tastbar sein müsste. Eine tiefe Gewebsentnahme und eine MRT-Untersuchung ergaben dann die Diagnose eines sehr seltenen Tumors der Prostata, eines Prostatasarkoms. Alle Therapieversuche waren vergebens und der Patient verstarb knapp ein Jahr nach der Diagnosestellung.

Proktodealdrüsen – Gleitmittel und Duftstoffe

Es gibt Regionen des Körpers, in denen wissenschaftliche Untersuchungen als nicht lohnend angesehen werden. So finden sich in unserem Anus kleine Drüsen, deren Funktion und Ursprung relativ unklar sind: die sogenannten Proktodealdrüsen. Sie liegen zwischen den beiden Ringen des Schließmuskels, sind verbunden über einen kleinen Gang im Bereich des Analkanals und münden dort, wo das Anoderm in den Enddarm übergeht – in unserer griechischen Säulenhalle.

Entwicklungsgeschichtlich sind diese Drüsen sehr alt und existierten schon vor der Entstehung des Schließmuskels. Eine frühe Arbeit aus dem Jahr 1961 beschäftigte sich zumindest mit dem anatomischen Aufbau dieser Drüsen.[91] Nach dieser Arbeit schienen die Drüsen wieder in Vergessenheit zu geraten. Über die Funktion wissen wir jedoch fast gar nichts. Eine der wenigen »neueren« Untersuchungen über diese Drüsen liest sich folgendermaßen: »Fünfzehn frische menschliche Ani wurden präpariert und gefärbt.« Im Durchschnitt fanden sich sechs dieser Drüsen. Die Zusammenfassung der Autoren ist lapidar: »Anale Drüsen sind definitiv vorgeformte Strukturen mit sekretorischer Aktivität.«[92] Das heißt, sie produzieren Schleim, damit der Stuhl besser rutscht.

Ob jedoch auch andere Stoffe wie Duftstoffe hier produziert werden, konnte nie nachgewiesen werden. Schaut man in die Tierwelt, finden sich diese Drüsen regelmäßig bei Säugetieren. Die Flüssigkeiten, die hier produziert werden, werden mit dem Kot abgesetzt oder durch Reiben des Anus an Gegenständen abgestreift, teilweise auch verspritzt. Sie dienen verschiedenen Zwecken: Bildung eines Individualgeruches zur gegenseitigen Identifizierung der Individuen (der Geruch schafft ein »Analgesicht«), Markieren des Territoriums, Signalisierung von Paarungsbereitschaft durch Absondern von Sexualhormonen (Pheromonen), Abwehr von Feinden. Dazu kann das übel riechende Sekret teilweise gezielt verspritzt (wie zum Beispiel beim Stinktier) oder zur leichteren Ausscheidung von festem Kot (als »Gleitmittel«) abgesondert werden.

Beim Menschen ist hiervon leider oder glücklicherweise – wie man es sehen will – nicht mehr allzu viel übrig. Die Funktion der Proktodealdrüsen wurde reduziert auf das Produzieren eines Gleitmittels für den Stuhl. Ob nicht aber vielleicht doch viele unerkannte Geruchsstoffe produziert werden, die wir einfach mit unseren Nasen nicht mehr wahrnehmen, bleibt unklar. Ein Indiz dafür wäre, dass der Hund beim Menschen immer auch gern seine Nase genau dorthin hält. Und die Nase des Hundes ist eine der besten der Welt.

Analer Schleim – Universalgenie jenseits von Ekel

Die Proktodealdrüsen sind wie viele andere Drüsen im Verdauungstrakt vor allem für die Produktion von Schleim zuständig. In ihrem Roman »Feuchtgebiete« verleiht die Autorin Charlotte Roche dem Schleim einen besonders ekligen Aspekt durch Sätze wie »So viel Schleim wie möglich rausbuddeln, dran schnuppern. Die Konsistenz ist sehr unterschiedlich, mal wie Hüttenkäse, mal wie Olivenöl, je nachdem, wie lange ich mich nicht gewaschen habe.«

Was hier über Schleim aus der Vagina gesagt wird, trifft jedoch nur bedingt zu. Das, was viele Menschen »eklig« finden, ist ein Geniestreich der Natur: der Schleim. Es gibt viele verschiedene Arten von Schleim, die eine Art fest-flüssige Übergangszone zwischen den Zellen des Magen-Darm-Systems und einem Hohlraum (Darm, Gallenblase, Harnblase, Lunge u. a.) bilden. In der Gallenblase können sich hier zum Beispiel Bakterien oder auch Cholesterinkristalle verfangen, die mit dem Zusammenziehen der Gallenblase ausgeschieden werden. Auch aus der Lunge werden mit diesem Transportmechanismus Schadstoffe wie Ruß, aber auch Bakterien durch einen kräftigen Hustenstoß nach draußen befördert.

Im Darm bildet der Schleim eine Schutz- und eine Gleitschicht, die auch vor scharfen Fremdkörpern (z. B. verschluckten Rasierklingen) schützt. Schleim besteht zum größten Teil aus Eiweißen mit einem Zuckeranteil (Glykoproteine), enthält aber auch Fette, Salz, Elektrolyte und abgestorbene Teile von Zellen und Wasser.[93] Wie eine sehr langsam fließende Schicht aus zähflüssiger Lava schiebt sich dieser Schleim über unsere Zellen der Schleimhaut und bildet hierbei eine Barriere, die verhindert, dass schädliche Stoffe und Erreger eindringen, aber trotzdem wichtige Nahrungsbestandteile durchlässt.[94]

Viele Dinge verändern die Eigenschaften unseres Magen-Darm-Schleims. Mehr Säurebildung im Magen führt dazu, dass die Schleimstoffe zähflüssiger werden (um die Magen-Darm-Wände besser vor der Säure zu schützen).[95] Die aufgenommene Flüssigkeitsmenge und unsere Ernährung spielen ebenfalls eine Rolle: Fetthaltige Speisen können die Elastizität der Schleimstoffe erhöhen und die Aufnahme von Fetten verbessern.[96] Auch unser Gehirn kann die Eigenschaften unseres Schleimes beeinflussen: Viel Stress oder Depressionen können dazu führen, dass weniger Schleimstoffe gebildet werden. Da die Schleimschicht eine Schutzschicht gegen gute und schlechte Bakterien darstellt, die hier abgefangen und so daran gehindert werden, in die Darmzellen einzutreten, können sich durch eine veränderte Schleimart oder Schleimmenge auch die Art und Anzahl der Bakterien in uns verändern.

In der Schleimschicht sind zudem viele Stoffe des Immunsystems enthalten, die dabei helfen, krank machende Erreger abzufangen. Unser Immunsystem steuert auch die Ausscheidung von Schleimstoffen durch sogenannte Becherzellen, die in vielen Organen und vor allem dem Darm sitzen.[97] Die Schleimschicht in unserem Verdauungssystem stellt auch den Wohnort und teilweise die Nahrungsquelle für die für uns wichtigen Bakterien dar. Diese Bakterien liefern im Gegenzug Vitamine, Fettsäuren als Energielieferanten und viele andere wichtige Stoffe. Die Zusammensetzung der Bakterien, Viren und Pilze in unserem Darm, das Mikrobiom, bestimmt die Zusammensetzung unserer Schleimstoffe; das Mikrobiom bildet sogar seinen eigenen Schleim, der sich mit dem unseren verbindet – eine wahre Schleimparty also.[98] Es ist wahrscheinlich, dass eine Störung des Mikrobioms Lücken in der Schleimschicht zur Folge hat, wodurch schlechte Bakterien in die Darmwand eindringen können.

Auch Antibiotika verändern unseren natürlichen Schleim, wodurch sich zum Beispiel Bakterien wie Clostridien (*Clostridium difficile*) ausbreiten können und große Probleme machen.[99] Psychologische Faktoren wie Stress beeinflussen unseren Schleimhaushalt ebenfalls negativ – es wird weniger Schutzschleim gebildet. Das ist für kurze Zeit tolerierbar, aber wenn es zum Dauerzustand wird, kann das Probleme verursachen. Weniger Schleim bedeutet weniger Schutz auch durch weniger Immunzellen, die im Schleim sitzen. Hierdurch können sich wiederum bestimmte ungünstige Bakterienarten vermehren, die mit weniger Schleim glücklicher sind. Zusammengefasst: Stress und Depressionen führen zu einer Veränderung der Schleimzusammensetzung und zu einer Veränderung unseres Mikrobioms.[100]

Im oberen Dickdarm kleiden die Schleimstoffe die Darmwand aus, im unteren Darm legen sie sich um den Stuhl wie eine große Mülltüte und verhindern damit, dass Bakterien aus dem Stuhl in den Darm gelangen.[101]

Zu viel Schleim kann mit dem Stuhl ausgeschieden werden. Meistens ist dies kein Grund zur Sorge, das Symptom findet sich aber auch bei Infektionen oder Reizdarmbeschwerden. Allerdings gibt es auch Arten von Darmkrebs (mucinbildende Tumoren), durch die es zu vermehrtem Schleim im Stuhl kommen kann. Im Zweifelsfall ist hier eine Darmspiegelung empfohlen. Doch in den meisten Fällen ist Schleim unser Freund. Auch wenn er aus dem Po kommt. Kein Grund zum Ekel also. Betrachten Sie Ihren Schleim – egal woher er kommt – mit anderen Augen.

5 Anusfunktion – Sammler, Bremser und Türsteher

»Der Enddarm ist ein Sammler«, erklärte mir ein Anatomieprofessor, »er verhindert, dass wir ständig stuhlen müssen und damit eine Schleifspur hinter uns herziehen.« Er fügte an: »Im Aufbau sozialer Beziehungen kann dies noch von Vorteil sein.«

Ein Sammler also. Ein Sack, in dem der Stuhl gesammelt wird, bis der Druck zu hoch ist und eine Entleerung nötig wird. Damit wir nicht dauernd und unwillkürlich Stuhl verlieren. Doch das ist lange nicht die ganze Wahrheit. Zur Funktion des Sammelns kommt die Funktion einer großen Bremse. Seit der Mensch aufrecht geht, lastet durch die Schwerkraft viel Gewicht der »Stuhlsäule« auf seinem Enddarm. Das muss irgendwie abgebremst werden, da der Schließmuskel nicht stark genug ist, dies alleine zu halten.

Die Dreifaltigkeit des Enddarms – Stuhlbremser

Die Ingenieure der Evolution haben sich also einiges zum Abbremsen des Stuhls ausgedacht. Wenn große Mengen Stuhl von oben herannahen, tritt zunächst ein Reflex auf, der den Übergang der höheren Darmabschnitte (Sigma) in den Enddarm (Rektum) krümmt. Man nennt ihn den Rektosigmoid-Junction-Guarding-Reflex. Er stellt die erste wichtige Stuhlbremse dar. Dann trifft der Stuhl auf den Enddarm, das Rektum. »Rektus« heißt gerade – die letzten 15 Zentimeter des Dickdarmes heißen Rektum, da sie im Vergleich zum übrigen Darm nicht gewunden, sondern gerade sind.

Das Rektum liegt im sogenannten kleinen Becken zwischen der Harnblase (beim Mann zusätzlich noch der Prostata, bei der Frau der Gebärmutter und der Vagina) und dem Kreuzbein. Dieser Teil des Darmes dient dazu, den Stuhl zu sammeln und den Druck der Stuhlsäule weiter abzubremsen. Will man die Strömung einer Flüssigkeit oder einer Masse abbremsen, funktionieren quer zur Strömungsrichtung eingebrachte Klappen in der Regel sehr gut. Genau dies hat die Natur getan und drei große Klappen halbmondartig in das Innere des Rektums reichen lassen. Die mittlere dieser Falten heißt auch Kohlrausch-Falte – nicht, weil hier Kohl durchrauschen würde, sondern weil sie von Herrn Kohlrausch entdeckt wurde. Man kann sie gerade noch mit dem tastenden Finger erreichen. Sie ist sicher der stärkste Bremser unter diesen drei Klappen. Alles unterhalb dieser Klappe wird als Ampulle bezeichnet, etwas vulgärer könnte man es auch die Abfalltonne des Darmes nennen. Hier wartet der Stuhl, bis er nach draußen darf, zurückgehalten von den Schließmuskeln. Es wird also schon vor dem Eintritt in den untersten Darmabschnitt gebremst und verlangsamt. Und das ist gut so, reicht aber immer noch nicht aus.

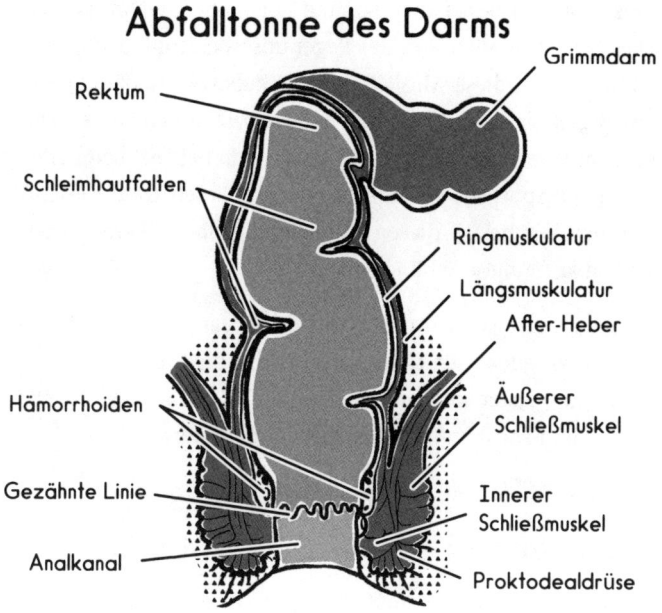

Abfalltonne des Darms

Grimmdarm

Rektum

Schleimhautfalten

Ringmuskulatur

Längsmuskulatur

After-Heber

Hämorrhoiden

Äußerer Schließmuskel

Gezähnte Linie

Innerer Schließmuskel

Analkanal

Proktodealdrüse

Die Schlinge im Po – Puborektalmuskel

Die nächste Bremse für den Stuhl ist eine ganz entscheidende: Der Muskel *Puborektalis* ist ein Teil des Beckenbodens. Er formt eine Schlinge, die sich von hinten um den Enddarm legt. Hierdurch knickt er den Übergang des Rektums in die letzten Zentimeter des Anoderms in einem Winkel von 80 bis 110 Grad ab und stoppt die Stuhlsäule damit erneut.

Es entsteht also ein Knick im Darm. So, wie wir einen Wasserschlauch abknicken können, um das Auslaufen von Wasser zu verhindern, ist unser Darm im Ruhezustand abgeknickt. Dies wird vor allem durch den Puborektalmuskel ermöglicht, der sich wie eine Schlaufe um den oberen Teil des Enddarms zieht und vorne an beiden Schambeinen (*Os pubis*) befestigt ist. Er ist im Normalzustand angespannt und zieht somit unseren Enddarm nach vorne zum Bauch hin, wodurch der Darm einen Knick von 90 Grad macht.

Ist dieser Muskel beschädigt, können wir – auch, wenn der Schließmuskel perfekt arbeitet – in der Regel unseren Stuhl nicht mehr halten. Wir können diese Muskelschlinge (Puborektalschlinge) willkürlich bewegen, sie spannt sich aber auch unwillkürlich immer dann an, wenn dem Verschlussorgan Stress droht, zum Beispiel beim Treppensteigen, beim Sport sowie beim Husten und Niesen. Ohne diesen Muskel würden wir bei all diesen Tätigkeiten Stuhl verlieren. Seien wir also dankbar für diese Schlinge im Po!

Durch die großen Falten im Enddarm, den zusammengedrückten Enddarm und vor allem den Knick in ihm wird die Stuhlsäule also stark gebremst und lastet somit nicht allein auf der Kraft des Schließmuskels, der damit sonst hoffnungslos überfordert wäre.

Der Schließmuskel – die doppelte Verriegelung

Ein Schließmuskel ist ein runder Muskel aus glatter Muskulatur, der ein Hohlorgan vollständig abschließt. Auf diese Weise wird meist der Fluss von Flüssigkeiten, Luft oder anderen Substanzen verhindert.

Ungefähr wie beim Knoten im aufgeblasenen Luftballon. Wir haben neun Schließmuskeln in unserem Körper, auch die Pupillen in unseren Augen gehören dazu.

Schließmuskeln können nicht oder nur sehr bedingt willkürlich gesteuert werden. Ist ein Schließmuskel in seiner Funktion eingeschränkt, kann es beispielsweise zu ungesteuertem Austreten oder Umherfließen von Flüssigkeiten kommen. Der Schließmuskel am Ende unseres Darms besteht aus zwei großen Teilen: dem äußeren und dem inneren Schließmuskel (*Sphincter externus* und *internus*). Der innere Schließmuskel besteht aus glatter Muskulatur, die immer unter Anspannung steht, ob wir wollen oder nicht. Das heißt, dieser innere Muskel hält in Ruhe den Anus dicht, ohne dass wir etwas dafür tun oder auch nur dran denken müssten. Der Muskel selbst hält sich in Anspannung und liefert 80 Prozent des Verschlussdruckes im Anus. Wird er durch einen Nervenimpuls erregt, entspannt er. Dies passiert kurzzeitig, wenn etwas Stuhl in den Enddarm eintritt, und nennt sich anorektaler Hemmreflex.

Dieser Muskel reagiert also gegensätzlich zu den großen Muskeln unserer Skelettmuskulatur, die sich bei Erregung anspannen. Der Druck des Schließmuskels ist entscheidend, denn Probleme gibt es nicht nur, wenn der Druck zu niedrig ist (Inkontinenz) sondern auch, wenn er zu hoch ist: Hierdurch können schmerzhafte Fissuren und Hämorrhoiden entstehen.[102] Vor allem auch psychische Faktoren können den Druck des inneren Schließmuskels erhöhen: Gestresste Menschen haben häufig einen höheren Schließmuskeldruck und entwickeln so auch häufiger schlecht heilende Risse (Fissuren).

Der äußere Schließmuskel ist dagegen ein quergestreifter Muskel, wie die Muskeln des Skeletts: Er ist der äußere Ring des Schließmuskels und wird über die Nervenbahnen entweder willentlich oder auch als Reflex aktiviert, wenn etwas aus dem Anus hinaus oder auch in ihn hinein will (Externusreflex), zum Beispiel wenn wir Stuhlgang haben wollen oder aber versuchen, ihn zurückzuhalten. Wenn man einen Finger in den Po einführt und den Muskel zuklemmt, spürt man diesen Muskel sehr gut. Man nennt das Kneifdruck.

Die Schließmuskeln sind alleine jedoch nicht in der Lage, den Analkanal vollständig zu verschließen. Selbst wenn sie maximal zusammengezogen sind, verbleibt eine Lücke von mindestens einem Zentimeter, die erst durch einen weiteren Muskel geschlossen wird: den *Musculus canalis ani* und das darauf aufsitzende *Corpus cavernosum recti* (Hämorrhoidalplexus). Die Hämorrhoiden sind ein Geflecht aus Arterien und Venen, die ein Polster bilden. Im allgemeinen Sprachgebrauch verwenden wir den Begriff, wenn die Hämorrhoiden vergrößert sind und Beschwerden verursachen. Sie liegen im oberen Teil des Kanals, wo bereits die Schleimhaut beginnt, die den ganzen Darm auskleidet. In Ruhe ist dieses Gefäßgeflecht blutgefüllt und dichtet gegen ungewollten Windabgang oder Flüssigkeitsaustritt ab. Ist der innere Schließmuskel angespannt, so wird der Abfluss des Bluts gedrosselt und die Hämorrhoiden füllen sich mit Blut. Dadurch wird die Passage von Stuhl, Flüssigkeit und Darmgasen verhindert. Hämorrhoiden sind also die Feindichtung unseres Enddarms, wie der Dichtungsring aus Gummi im Wasserhahn. Jeder Mensch hat sie und braucht sie, damit er nicht ausläuft!

Der Anus hält dicht – mehrere Sicherungen

Die Bremse (Rektalfalten), die Schlinge (Puborektalmuskel), der Knick im Darm sowie die Schließmuskeln sind also die wichtigsten Strukturen, die uns dazu befähigen, den Stuhl zu halten (Kontinenz). Zur Feinabdichtung benötigen wir dann noch die Hämorrhoiden und den *Musculus canalis ani.*

Fällt auch nur eine dieser Strukturen aus, kann es ungemütlich werden. Kontinenz, das heißt die Fähigkeit, den Stuhl zu halten, bis man selbst entscheidet, wo und wann er entleert wird, ist eine hochspezialisierte Fähigkeit, was uns meist nicht bewusst ist. Der Vogel, der uns auf den Kopf kackt, tut dies meist nicht absichtlich (auch wenn wir hiervon überzeugt sind), sondern lässt einfach fallen, wenn seine Kloake voll ist. Auch die Kuh, die beim Fressen fallen lässt, ergibt sich einfach ihrem (gastrokolischen) Reflex.

In dieser Hinsicht ist der Mensch weiter. Er kann bis zu einem gewissen Grad ab einem gewissen Lebensalter selbst bestimmen, wann er Stuhlgang hat. Dem Zusammenleben und dem Sozialleben insgesamt ist das sehr dienlich. Während eines Gala-Dinners einfach einen Haufen fallen zu lassen, würde wahrscheinlich das Ambiente trüben.

Doch meist erkennen wir die Wichtigkeit dieser Fähigkeit erst dann, wenn wir sie verlieren. Wir brauchen für eine Stuhlkontinenz eine normale geistige Funktion (daher sind demenzkranke Menschen häufig stuhlinkontinent), eine normale Stuhlkonsistenz und ein normales Stuhlvolumen (versuchen Sie mal, bei flüssigem Stuhlgang den Stuhl zu halten!), eine normale Passagezeit des Dickdarms, ein normales Empfinden des Enddarms, eine normale Funktion der Schließmuskeln und der Reflexe in diesem Bereich. Die Barrieren sind hierbei neben den Schließmuskeln (dem inneren und dem äußeren) der Enddarm und der Puborektalmuskel. Die Kontinenz ist also eine hochkomplexe Angelegenheit. Noch komplexer wird es, wenn man sich die Verkabelung, die Elektronik, die alles steuert, anschaut:

Das Anoderm – unser wichtigster Fühler

In vielen Autos gibt es ein Abgasmesssystem, das sich »Lambda-Sonde« nennt. Diese Sonde liegt im Auspuffbereich und gibt der Elektronik des Motors Rückmeldungen über die Beschaffenheit der Auspuffgase, wodurch der Motor seine Leistungen optimieren kann.

Eine ähnliche Funktion hat die Haut, die vom äußeren Anus bis zur Mitte des Analkanals führt, das Anoderm. Sie ist so stark mit Nervenenden versorgt, dass sie uns ziemlich genau darüber Rückmeldung geben kann, was gerade an unserem Auspuff passiert. Ob Stuhlgang herannaht, ob er eher fest, flüssig oder gasförmig ist, ob etwas am Darmausgang kitzelt (das könnten Würmer sein!), ob etwas in den Anus hinein will oder ob der Anus in sonst einer Form gereizt wird, wird uns sofort zurückgemeldet.

Über einen Reflex (Externusreflex) kann dann der Schließmuskel aktiviert werden. Aber auch Schmerzen werden übertragen: Da das Anoderm sehr sensibel ist und leicht reißen kann (es findet sich hier keine Hornschicht wie auf der übrigen Haut), können Fissuren entstehen; das kann sehr, sehr weh tun. Aber auch die Freuden der analen Sexualität verdanken wir diesem hochsensiblen Bereich: Die Stimulation dieser Nervenfasern – womit auch immer – kann als sehr lustvoll wahrgenommen werden.

Anus-Elektronik – Glasfaser für den Analkanal

Der Anus und der Enddarm sind mit dem Rückenmark verkabelt, damit alle Arten von Informationen und Reizen von unten nach oben und umgekehrt durchgegeben werden können. Prinzipiell besitzt der Darm seine eigene Elektronik, die auch schon Darmhirn genannt wird. Innerhalb der Darmwände liegt das enterische Nervensystem (ENS), das über 150 Millionen Nervenzellen besitzt, die sich zu Strängen und Ansammlungen (den Ganglien) sowie Geflechten (dem Plexus) anordnen.

Dieses Nervensystem steuert unwillkürlich (»Bauchgefühl«) die Bewegung des Darmes, seine Ausscheidungen, seine Aufnahmefähigkeit und die Leistungen des Immunsystems. Es besitzt hierzu auch Sensoren, die Druck, Schmerz und Zusammensetzung des Darminhalts (Osmo- und Chemorezeptoren) wahrnehmen und durch anregende oder hemmende Reflexe hierauf reagieren können. Kommt zum Beispiel ein Kotballen und dehnt den Darm, merken dies die Drucksensoren und lösen einen Reflex aus, der zum Zusammenziehen der Muskulatur führt und den Kotballen weitertransportiert. Spezielle Schrittmacherzellen (die Cajal-Zellen) geben hierbei regelmäßig Signale, damit sich der Darm so bewegt, dass seine Inhalte langsam aber sicher nach unten transportiert werden.

So wie das Herz regelmäßig schlägt, pulsiert also auch unser Darm dank der Schrittmacherzellen.

Der Darm macht also weitestgehend sein eigenes Ding. Nur selten funkt ihm das sogenannte enterische Nervensystem (Sympathikus und Parasympathikus) dazwischen. Das passiert vor allem dann, wenn z. B. Nahrung gerochen oder gesehen wird. Dann gibt dieses Nervensystem nach unten durch, dass demnächst wahrscheinlich etwas kommt und man sich doch bitte entsprechend vorbereite. »Hirn an Darm« also in gewisser Weise. Auch das läuft jedoch unterbewusst ab und ist von uns kaum zu beeinflussen.

Während die Informationen aus dem Enddarm (dem Rektum und dem inneren Schließmuskel) über Fasern des Parasympathikus das Rückenmark erreichen, werden die Reize des äußeren Schließmuskels und des Anusheber-Muskels über den Nervus pudendus aufgenommen und ebenfalls zum Rückenmark transportiert. Bei seinem Durchtritt durch die verschiedenen Öffnungen des kleinen Beckens kann es zur Einklemmung dieses Nervs kommen (Pudendal Entrapment).

Alle Nerven enden in den untersten Abschnitten des Rückenmarks und kommunizieren so mit unserem Gehirn.[103] Den äußeren Schließmuskel bewusst aktivieren zu können, ist entscheidend dafür, den Stuhl zu halten, wenn eine Druckwelle von innen kommt, der Stuhlgang aber gerade soziokulturell unpassend wäre (siehe Gala-Dinner). Dass der Analkanal eine eigene Verkabelung für sich beanspruchen darf, zeigt, dass ihm eine größere Wichtigkeit in der Informationsverarbeitung zugestanden wird als dem Enddarm (und dem übrigen Darm). Immerhin muss er ja auch mehr leisten und erkennen, was rein oder raus möchte, und während des Stuhlgangs auch eine willkürlich gesteuerte Aktivität erbringen.

Der Anus dirigiert – Symphonie des Kackens

Den Stuhl zu halten ist eine Fähigkeit. Doch den Stuhl gewollt und kontrolliert zu entlassen ist eine Kunst. Die hierbei ablaufenden Prozesse gleichen einer Symphonie von Muskeln und Nerven. Jeder Po braucht ein Klo. Irgendwann. So viel ist sicher.

Doch wann dies nötig wird, hängt von vielen Dingen ab. Zum einen davon, wie voll der Darm ist, zum anderen, ob es gerade möglich ist, eine Stuhlentleerung durchzuführen oder nicht. Bis zu 300 ml Stuhl können problemlos im Enddarm gespeichert werden. Steigt die Menge jedoch darüber an, spüren wir einen Druck, der uns signalisiert, dass bald ein Stuhlgang fällig ist. Es beginnt dann mit dem Eintritt von Stuhl in den Enddarm – der erste Satz. Die Dehnung des Enddarms führt zu einer reflexartigen Entspannung des inneren Schließmuskels, wodurch Darminhalt an das hochsensible Anoderm gelangen kann. Das bereits erwähnte, mit vielen Nervenenden durchsetzte Anoderm ist unser wichtigster Fühler. Es kann zwischen Darmgasen, Flüssigkeit und Feststoff unterscheiden und gibt uns diese Information an unser Bewusstsein.

Es herrscht also Alarm im Darm, wenn das Anoderm erregt wird. Je mehr Stuhl von oben in den Enddarm eintritt, desto höher wird der Drang zum Stuhlgang. Entscheidet man sich nun (weil es gerade günstig ist) für den Stuhlgang, kann willentlich durch das Hinsetzen oder besser noch durch Hinhocken der Winkel zwischen Enddarm und Anoderm begradigt werden. Ein leichtes Anspannen der Bauchmuskulatur führt zu einem Absinken der Beckenbodenmuskulatur, zur Hemmung des äußeren Schließmuskels und zum Zusammenziehen des Enddarms.

Kommt es zur Stuhlentleerung (Defäkation), ist der Anus der Dirigent. Er dirigiert meisterhaft den komplizierten Ablauf aus Nervenfunktionen und Muskelbewegungen. Die zunehmende Füllung des Enddarms aktiviert Dehnungsrezeptoren, die zwischen der Wand des Enddarms und dem Muskel Puborektalis vermutet werden und zum Öffnungsreflex des Afters (rektoanaler Relaxationsreflex) führen: Der innere

Schließmuskel erschlafft, die Schlinge um den Darm (Puborektal-schlinge) gibt nach, der Winkel des abgeknickten Enddarms verringert sich, der Beckenboden sinkt nach unten, der Enddarm streckt sich und der Stuhl kann in den oberen After eintreten.

Das alles passiert gleichzeitig wie eine perfekt orchestrierte Symphonie. Gleichzeitig wird der äußere Schließmuskel aktiviert (Externusreflex). Ist die Entleerung gewollt und sozial verträglich, geben wir dem Drang nach. Der äußere Sphinkter entspannt sich und die Muskeln des Enddarms und des Bauches pressen den Stuhl hinaus. Ist sie ungewollt, können wir die Kontraktion des äußeren Schließmuskels willentlich bis auf das Doppelte seiner Kraft verstärken und die Entleerung zurückhalten, jedoch nur 45 Sekunden. Die Wand des Enddarms dehnt sich und schafft mehr Platz für noch mehr Stuhl. Unterdrückt man den Stuhldrang so lange, bis die maximale Dehnbarkeit der Wand des Enddarms erreicht ist, gibt es kein Zurück mehr und der Stuhl entleert sich. Ob man will oder nicht, egal wo und wann. Diese Art Überlaufschutz verhindert ein »Platzen« unseres Enddarms durch verkniffenen Stuhlgang. Der Stuhlgang passiert nun den Analkanal. Wenn die Stuhlwurst durch den Anus nach außen tritt, dienen die Muskeln des Afterhebers (Levator ani) dazu, einen Gegenzug auszuüben. Alles entspannt sich wieder und die Wurst ist entsorgt. Ein Glücksgefühl kann sich einstellen.

Der Anus beim Kacken – sitzen oder hocken?

Während die Schließmuskeln erschlaffen, kann das Blut aus den Hämorrhoiden abfließen. Wird der Öffnungsreflex des Afters nur ungenügend ausgelöst – bei trockenen, harten und leichten, aber auch breiigen Stühlen –, die Entleerung aber dennoch durch Pressen vorangetrieben, drücken wir auf das Gefäßgeflecht im Analkanal, das sich nach unten und sogar nach außen wölben kann. Es entsteht das, was wir als Hämorrhoiden bezeichnen.

Der Urmensch kannte dieses Wort wahrscheinlich nicht. Tausende von Jahren, seit der Mensch den aufrechten Gang gelernt hat, war es selbstverständlich, zum Stuhlgang (Defäkation) eine Hockstellung einzunehmen. Irgendwo hinter einem Baum oder auch einfach auf der weiten Ebene. Aber immer in der Hocke. Dadurch wurde der Stuhlgang erleichtert und Hämorrhoiden hatten keine Chance, sich zu vergrößern.

Doch nicht immer ist das Hocken erwünscht: So hat man in Schweizer Zügen in von asiatischen Touristen stark frequentierten Gebieten Verbotsschilder angebracht, die eine auf der Klobrille hockende Person darstellen. Es war wohl zu gröberen Verschmutzungen durch diese Praxis gekommen.

Erst die heutige Industrie, die den Menschen immer mehr »Convenience«, also Annehmlichkeiten, verkauft, hat diesem natürlichen Vorgang mit der Einführung des Sitzklos ein Ende gesetzt. Bequem, eventuell noch mit aufgewärmter Klobrille für kühle Tage, kann der Mensch nun ausruhen, lesen oder über die Welt sinnieren, während er auf der Toilette sitzt. Es geht ihm gut, doch sein Anus leidet. Forscher haben in mehreren Studien gezeigt, dass gesunde Menschen in der Hockstellung viel weniger Druck aufbauen müssen, um sich von ihrem Stuhl zu befreien.[104] Japanische Forscher konnten dies bestätigen, indem sie Röntgenaufnahmen während des Stuhlgangs von gesunden Menschen im Hocken und im Sitzen anfertigten. In der Hocke vergrößerte sich der anorektale Winkel von 100 auf 126 Grad, das heißt, der untere Darm begradigte sich[105] und der Mensch musste nicht mehr »um die Ecke scheißen«. Gehen Sie also wieder in die Hockstellung oder schieben Sie für die Dauer des Stuhlgangs einen Hocker unter Ihre Füße. Dann werden »Hämorrhoiden« für Sie wieder zum Fremdwort.

Erlösung am Anus – was spüren wir beim Kacken?

Doch was genau spürt man eigentlich, wenn man sich zum Stuhlgang niedergelassen hat? Zunächst sicher einen Druck im Unterbauch, der sich vielleicht schon einige Male gemeldet hatte, den wir aber jeweils wieder ignorieren konnten. Das war der Moment, als Stuhl in den

Enddarm gerutscht ist. Über die Dehnungsrezeptoren kam die Meldung an unser Gehirn, dass bald eine Ladung fällig wird. Wir haben es uns aber verkniffen und der Reflex hat unseren äußeren Schließmuskel zusammengezogen.

Das alles läuft unbewusst ab, kann aber bewusst verstärkt werden. Wir »verkneifen« uns etwas. Doch wird die Stuhlmenge zu groß, begeben wir uns meist freiwillig zu einer Möglichkeit der Entleerung, meistens einem WC. Haben wir dort Platz genommen, entspannen wir uns. Fühlt es sich richtig an, pressen wir etwas, der innere Schließmuskel erschlafft, und wir spüren, wie der Puborektalmuskel erschlafft, der Enddarm sich streckt und der Stuhlgang tiefer in den Enddarm eintritt. Nach dem ersten Pressen gleitet der Stuhl meist von allein im Autopilot-Modus aus dem Darm hinaus. Tritt der Stuhl in den Enddarm ein, spüren wir, wie sich der Anus öffnet und der innere Schließmuskel erschlafft. Dann beginnen wir zu pressen und spüren in einer Art angenehmem Gleiten, wie der Stuhl an unserem Anoderm entlang gleitet. Es fühlt sich häufig gut an, wenn ein normaler Stuhlgang den Anus passiert. In einer leichten Aufwärtsbewegung ziehen wir am Ende den Puborektalmuskel nach oben und ziehen den äußeren Schließmuskel zusammen. So schneiden wir das Ende der Wurst ab und beenden damit den Vorgang.

Den Puborektal- und den äußeren Schließmuskel können wir willkürlich bewegen und den Anus damit aktiv verschließen. Die beiden Muskeln funktionieren dabei als ein Team und immer gleichzeitig, obwohl sie von verschiedenen Nerven versorgt werden. Für ein paar Minuten kann so der Druck im Anus verdoppelt werden. Dies kann auch als Reflex automatisch ablaufen, wenn sich der Druck im Bauchraum beim Niesen oder Husten erhöht. Dies ist deshalb sinnvoll, weil es verhindert, dass uns beim Husten der Stuhlgang um die Ohren fliegt. Häufig kommt in dieser Phase gleichzeitig etwas Urin, da auch der Schließmuskel der Harnröhre mit entspannt. Ist der Anus zugepresst, dann ist der Akt des Stuhlens zunächst also abgeschlossen. Meist hört man in sich hinein, ob es das war oder ob noch etwas kommen könnte.

Nach dem Säubern fühlt es sich häufig noch eine Weile so an, als würde der Schließmuskel sich nur sehr langsam wieder zusammenziehen. Die Nachwehen des Stuhlgangs. Auch ein leicht brennendes Gefühl kann vorkommen, da die Säfte des Darmes über die empfindliche Analhaut (das Anoderm) geflossen sind. Doch dann fühlen wir uns leer und entspannt und können tief in unseren Enddarm hineinspüren. Auch die Beckenbodenmuskeln entspannen sich und eine wohlige Entspanntheit breitet sich insgesamt aus. Wir haben es geschafft und sind entleert.

Der Kack-Rausch – Poo-phoria

Einige Menschen berichten von Glücksgefühlen, die durch den Stuhlgang entstehen können. Analog zur Euphoria, der Euphorie, spricht man im Englischen schon von »Poo-phoria«. Wenn die Darmbewegungen bei großvolumigem Stuhlgang den großen Vagusnerv (Nervus vagus) reizen, der von unserem Hirnstamm zum Dickdarm zieht, kann »Poo-phoria« entstehen. Der Vagusnerv reguliert viele unserer Körperfunktionen. Es kann daher während des Stuhlgangs zu einem Absinken des Blutdrucks und des Pulses, leichtem Schwindelgefühl, Schwitzen, einer extremen Entspanntheit und Gänsehaut kommen.

In seiner milden Form als angenehm oder sogar als »Poo-phoria« beschrieben, kann das jedoch auch unangenehm werden. Beim starken Pressen auf dem WC ist es möglich, dass bei Durchtritt eines harten oder voluminösen Stuhls der Nervus vagus so sehr aktiviert wird, dass es in einer Rückkoppelung zu einer starken Verlangsamung des Herzschlags und einem Abfall des Blutdrucks kommen kann. Die verminderte Durchblutung des Gehirns kann im schweren Fall einen Bewusstseinsverlust mit sich bringen, der zu Stürzen führen kann (Defäkationssynkope). Das ist der Moment, in dem uns der »Blitz beim Scheißen trifft«. Was genau die Natur durch diesen Reflex bewirken will, bleibt unklar. Es zeigt jedoch, dass auch der Anus und seine Dehnung zu einer Regulation des Nervensystems und des Blutkreislaufs führen können. Leichtes Pressen und der Genuss von »Poo-phoria« ist eine gute Strategie. Doch man sollte dies alles in Maßen tun. Eine noch ausgeprägtere Form von »Poo-Phoria« gibt es jedoch sehr selten: den Poo-gasmus.

Vom Anus zum Orgasmus – Poo-gasmus

Ja, es ist möglich, durch den Stuhlgang zu einem Orgasmus zu kommen. Allerdings nur sehr wenigen Menschen. Während der großvolumige Stuhlgang den Nervus vagus stimuliert und so zu Gefühlen führen kann, die auch als angenehm beschrieben werden, können auch Nerven stimuliert werden, die eigentlich dem sexuellen Empfinden zugeordnet werden und deren Reizung zu einem Orgasmus führen kann.

Auch Medikamente wie Antidepressiva (z. B. Milnacarpin), die das zentrale Nervensystem beeinflussen, führten schon zu Orgasmen nach dem Stuhlgang.[106] In einigen Internetforen berichten Menschen von ungeplanten Orgasmen während oder nach dem Stuhlgang oder auch nach dem Wasserlassen. Man nimmt an, dass diese Vorkommnisse durch »Querverbindungen« zwischen eng benachbart verlaufenden Nerven entstehen. Da die Nerven im Beckenbereich häufig Informationen sowohl zur Ausscheidungsfunktion als auch zur sexuell-genitalen Erregbarkeit gemeinsam transportieren, könnten sie hier ab und zu etwas durcheinanderkommen. So wie auch Menschen Schmerzen in den Genitalien spüren können, wenn es eigentlich ein Problem mit der Harnblase gibt, so kann auch ein Orgasmus der Genitalien auftreten, wenn andere Körperteile erregt werden. Ob man es mag, dass man durch Stuhlgang Orgasmen erfährt, ist fraglich. Schlechter ist wahrscheinlich aber die andere Variante, dass durch einen Orgasmus auch ein Stuhlgang ausgelöst werden kann. Auch diese existiert. Und kann sehr störend für die Sexualität sein.

Ungewöhnliche Höhepunkte

Ein 70-jähriger Mann stellte sich mit einer seit zehn Jahren bestehenden seltsamen Empfindung vor. Nach jedem Stuhlgang hatte er das Gefühl einer Ejakulation, ohne dass jedoch Flüssigkeit aus seinem Penis austrat. Er bemerkte dabei einen hohen Pulsschlag und anschließende Müdigkeit. Alles Gefühle, die er auch während eines Orgasmus hatte. Obwohl ihm die Gefühle gefielen, störte ihn nach einer Weile die starke Müdigkeit, die danach auftrat. Er fand heraus, dass er durch Druck auf den Dammbereich nach dem Stuhlgang die Symptome vermindern konnte. Nach einer Weile stellten sich jedoch auch ähnliche Gefühle nach dem Wasserlassen ein, weswegen er nun den Arzt aufsuchte. Dieser konnte durch eine Blasenspiegelung zeigen, dass die Öffnung des rechten Samenleiters sehr weit war, wodurch es zu einem Rückfluss (Reflux) von Urin in die Samenblasen kam. Nach der Entfernung der Samenblasen waren alle Symptome verschwunden, insbesondere auch die Orgasmen nach dem Stuhlgang. Der durch den Pressakt beim Stuhlgang ausgelöste Rückfluss von Urin in die Samenblasen hatte die Orgasmen ausgelöst.[107]

Der Anus als Künstler – Schlangen und Brezeln

Der Anus ist ein Stuhlformer. Da in medizinischen Lehrbüchern davor gewarnt wird, ein Tumor im Darm führe zu einer Verengung und könne den Stuhl zu »Bleistiftstuhl« formen, kommen häufig verängstigte Patienten nach der eigenen Stuhlbegutachtung in die Praxis. Gemeinsam schauen wir dann Fotos auf ihren Smartphones von Stuhlschlangen, Bleistiftstühlen oder anderen Kunstformen an.

Der Anus präsentiert sich hier als wahrer Künstler. Die Stuhlbeschau und -dokumentation hat dank unserer Smartphones Konjunktur. Die Abklärungen ergeben dann meist jedoch gar nichts. Denn die Form des Stuhls wird zum großen Teil durch den Anus bestimmt. Drückt er mal fester zusammen, wird der Stuhl eben etwas bleistiftartig.

Wie ein Kind im Sandkasten formt der Anus fröhlich je nach Lust und Laune unseren Stuhl zu vielen verschiedenen kunstvollen Formen. Und kann damit den Stuhlproduzenten je nach Charakter auch mal verängstigen.

In der Regel entstehen jedoch rundliche oder wurstförmige Strukturen, einfach, weil der Anus rund ist. Bei australischen Wombats (einem Beuteltier) wurde lange ein quadratischer Anus vermutet, da deren Kot eine quadratische Form hat. Doch irgendwann fand man heraus, dass der Kot einfach schon in kleinen quadratförmigen Ausbuchtungen im Wombatdarm geformt wird und dann durch den (runden) Anus austritt. Wombats tun dies wahrscheinlich, um ihren Kot zur Markierung ihres Revieres besser auf flachen Steinen ablegen zu können. Eine gewisse Ähnlichkeit gibt es mit Menschen, die an Divertikeln leiden – kugelförmigen Ausstülpungen des Darmes, in denen sich Stuhl verfangen kann und dann halbkugelartig in Erscheinung tritt.

Doch die Form des menschlichen Stuhlgangs ist unendlich vielfältig. Einige Forscher von der Universität Bristol haben daher versucht, die Formen des Stuhls in einer Skala zusammenzufassen, die von eins bis sieben reicht. Von der Eins, was sehr trocken und hart entspricht, über verschiedene Formen bis zur Sieben, einem weichen, flüssigen Stuhl, kann man sich so jederzeit in die Bristol-Stuhl-Skala[108] einordnen und seinen persönlichen Stuhltyp benennen. Obwohl diese Skala immer wieder zitiert wird, bleibt es fraglich, welche Relevanz sie wirklich hat. Der Durchfall, den man aus Südostasien kennt, würde die Skala wahrscheinlich glatt sprengen und eine Acht erreichen.

Bristol-Stuhl-Skala

Typ 1 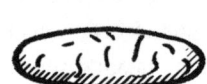 Einzelne harte
Klumpen, wie Nüsse
(schwer auszuscheiden)

Typ 2 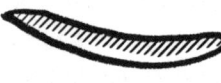 Wurstförmig,
aber klumpig

Typ 3 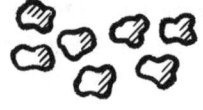 Wurstförmig, aber
mit rissiger Oberfläche

Typ 4  Wurst- oder schlangen-
förmig, glatt und weich

Typ 5 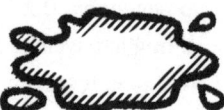 Weiche Klümpchen
mit glatten Konturen
(leicht auszuscheiden)

Typ 6 Flockige Klümpchen
mit ausgefransten
Konturen, breiiger Stuhl

Typ 7 Wässrig, ohne feste
Bestandteile, komplett
flüssig

Kreative Beschreibungen der eigenen Exkremente scheinen produktiver zu sein und können unvergessliche Szenen hervorbringen. Ich erinnere mich an den Schulfreund, der freudestrahlend von der Toilette kam und verkündete: »Ich habe eine Brezel geschissen!« Trotzdem kann die eigene Stuhlbeschau Vorteile haben und Veränderungen in der Stuhlhärte wie zum Beispiel das Auftreten von »Hasenkötteln« bei chronischer Verstopfung oder eben auch Blut im Stuhl aufdecken.

Die Art des WCs spielt bei der Stuhlbeschauung eine große Rolle: Flachspüler gewährleisten im Gegensatz zum Tiefspüler eine bessere Beurteilbarkeit. So kann zum Beispiel ein entfärbter, heller Stuhl (Acholie, S. 114) auf eine Leber- oder Gallenerkrankung hinweisen, muss aber nicht. Auch das häufig dramatisch geschilderte Auftreten von »unverdauten Lebensmittel« im Stuhl wie z. B. Tomatenschalen oder Maiskörnern (»die hatte ich vor zwei Wochen gegessen!!!«) kann während der Stuhlbegutachtung auffallen und ist – wie so vieles – vollkommen harmlos. Es ist normal, dass einige für den Menschen unverdaubare faserige Stoffe unverändert durch den Magen-Darm-Trakt rutschen, wie z. B. Mais. Akzeptieren Sie also Ihre »Deja-vu-Kacke«[109]. Auch die häufige Frage, ob der Stuhlgang nun schwimmen darf oder nicht, ist meist wenig zielführend. Dies hängt davon ab, wie viel Gas und wie viel Fett der Stuhl enthält. Dass der Stuhl nach einer Mahlzeit mit viel Chili einige Tage schwimmt, ist also normal. Riecht der Stuhl hingegen sehr faulig, und dies über längere Zeit, könnte eine Störung der Fettverdauung vorliegen. Die Farbe des Stuhlgangs ist nochmal ein eigenes Kapitel.

Regenbogen aus dem Anus – Farben der Kacke

Unser Po ist also ein Künstler. Er formt aber nicht nur den Stuhlgang, er gibt ihm auch unterschiedliche Farben. Zugegeben – hier helfen alle anderen Verdauungsorgane des Menschen ein wenig mit.

Die Farbe des Stuhls hängt von vielen Faktoren ab und die Farbpalette ist riesig. Stuhl besteht vor allem aus Wasser, Nahrungsresten, die nicht verdaut wurden, toten Zellen, die vom Darm abgeschilfert sind, und toten Bakterien. Alles, was der Körper eben nicht mehr möchte. Normalerweise ist der Stuhl braun und wird vor allem durch die Gallenflüssigkeit gefärbt. Diese Flüssigkeit wird von der Leber gebildet und hilft dabei, Fette aufzunehmen und zu verdauen. Die braune Farbe entsteht durch den Abbau von Gallenstoffen durch Bakterien. Das entstehende färbende Produkt heißt Sterkobilin. Trotzdem können alle möglichen Farbvariationen des Stuhls auftreten und selten ist dies krankhaft. Manchmal jedoch schon.

Hellgelb bis weiß: Störungen der Galleproduktion oder des Gallenabflusses in den Darm können den Stuhl hell werden lassen (*Acholie*), meist verfärbt sich dann auch die Haut gelb (*Ikterus*). Ursache können Gallensteine, Leberentzündungen (Hepatitis), aber auch Tumoren sein, die den Galleabfluss blockieren.

Schwarz: Nach dem Genuss von Rotwein oder der Aufnahme von Eisentabletten kann sich der Stuhl schwarz färben. Aber auch Blut, das meist aus dem oberen Verdauungstrakt stammt und mit der Magensäure in Verbindung kam, kann zu schwarzem Stuhl (Meläna) führen. Dann ist es auf jeden Fall Zeit für den Arzt.

Grün: In der Regel handelt es sich hier um unverdaute pflanzliche Reste und schuld war nur der Spinat. Oder Sie sind gerade neugeboren: Der erste Stuhlgang überhaupt heißt Mekonium (Kindspech, S. 66) und ist meist grünlich.

Gelb: Ist der Stuhl kräftig gelb, glänzt und hat überdies einen starken Geruch, könnte ein hoher Fettanteil vorliegen und auf eine Erkrankung zum Beispiel der Bauchspeicheldrüse hinweisen. Muss aber nicht. Neugeborene, die gestillt werden, haben meist einen flüssigen, gelblich braunen Stuhl. Füttert man Babys Bananen zu, können kleine schwarze Fäden im Stuhl auftreten, die von besorgten Müttern für Würmer gehalten werden. Es handelt sich jedoch um verdaute Bananenfasern.

Rot: Dies ist und bleibt die Warnfarbe Nummer eins. Ist der Stuhl rot gefärbt, kann eine Blutung vorliegen. Der häufigste Grund sind harmlose Blutungen aus Hämorrhoiden, es können jedoch auch Divertikel,

Tumoren oder Geschwüre der Auslöser sein. Sollten Sie keine roten Farbstoffe (z. B. Rote Bete) gegessen haben, ist bei anhaltender Rotfärbung der Besuch beim Arzt die richtige Entscheidung.

Der Anus als Ziellinie

Die Farbe des Stuhls kann man nutzen, um die Transportgeschwindigkeit des eigenen Darmes zu berechnen. Stellt man sich den Mund als die Startlinie vor und stoppt die Zeit, bis ein Farbstoff über den Anus als Ziellinie wieder austritt, hat man einen relativ exakten Wert. Röntgenverfahren mit Metallkügelchen in Kapseln (Kolontransitzeit) sind nicht viel exakter in der Aussage. Der Farbstoff Betanin, der zum Beispiel in Roter Bete enthalten ist, lässt sich ebenso hierfür nutzen. Nach einer großen Portion Roter Bete sollte nach 24 bis 36 Stunden eine Stuhlverfärbung zu sehen sein – entweder rot oder auch schwarz (durch die Magensäure wird das Eisen in der Roten Bete oxidiert und färbt den Stuhl schwarz). Dauert es länger, liegt wahrscheinlich eine Verstopfung (Obstipation) vor. Dies bedeutet aber noch nicht zwingend eine Erkrankung. Testen Sie ihre Transportgeschwindigkeit.

Was klebt am Anus? Der Stuhl stinkt und klebt

Normalerweise wird die Nahrung, die wir essen, durch Enzyme im Magen-Darm-Trakt aufgespalten. Verschiedene Enzyme spalten verschiedene Arten von Nährstoffen. Solche, die fetthaltige Nahrung aufspalten, werden meist durch Gallenflüssigkeit unterstützt, die von der Leber gebildet wird. Wenn diese Enzyme nicht gebildet oder nicht in den Darm ausgeschieden werden können, kann das Fett im Darm nicht richtig verdaut werden. Der Stuhlgang rutscht dann in den Dickdarm und wird von Bakterien vergoren. Das Fett und die Abfallstoffe der Bakterien machen den Stuhl oft hell, stinkend und schwer im WC hinunterzuspülen. Erkrankungen der Gallenblase oder der Bauchspeicheldrüse, aber auch eine Zöliakie (Glutenunverträglichkeit) können hierzu führen. Wenn die Haut sich gelb färbt oder der Stuhlgang farblos, stinkend oder klebrig wird, ist es in der Regel an der Zeit, den Arzt zu befragen. »If you're in doubt, get it checked out!«

Der Anus ist undicht – Stuhlinkontinenz

Wir haben gesehen, dass es für die Entwicklung einer höher zivilisierten Gesellschaft von großem Vorteil ist, seinen Stuhl nur dann zu entleeren, wenn dies gesellschaftlich adäquat erscheint (z. B. auf einer Toilette). Dies nennt sich Kontinenz. Die zwei wichtigsten Punkte für eine gute Kontinenz sind eine feste, aber geschmeidige Stuhlqualität und ein funktionierendes Abschlusssystem aus willkürlicher und unwillkürlicher Muskulatur, Sensoren in Haut und Gewebe und Reflexmechanismen, die zentral kontrolliert werden. Nachdem wir verstanden haben, wie komplex das System der Stuhlkontinenz arbeitet, kann man sich vorstellen, dass hier einiges schieflaufen kann und im schlechtesten Fall zum Ausfall der Funktion führt – zur Stuhlinkontinenz. Wenn der Anus undicht wird, hört der Spaß auf.

Busunglück Nummer 1: Stuhlinkontinenz

Eine ältere Dame erklärte mir einst, dass ich mir doch bitte vorstellen solle, wie es sei, bei über 30 Grad im Sommer in einem überfüllten Bus zu stehen und zu spüren, dass man – ohne etwas dagegen tun zu können – seinen Stuhl verliert. Diese Szene war immer ein gutes Beispiel für die dramatischen Auswirkungen auf das Sozialleben, die bei Stuhlinkontinenz auftreten können.

Mediziner haben versucht, den Schweregrad von Stuhlinkontinenz in einem Punktesystem festzuhalten, dem »FISI-Score« – einem wirklich fiesen Bewertungssystem. Abhängig davon, ob man nur Luft, Schleim, Flüssigkeit oder aber auch festen Stuhl verliert sowie von der Häufigkeit dieser Vorfälle werden Punkte vergeben. Die niedrigsten Werte mit bis zu drei Punkten entsprechen einem Verlust von Gas oder Schleim einmal im Monat, die höchsten Werte mit bis zu 20 Punkten entsprechen einer Inkontinenz für festen Stuhl mehrmals am Tag.[110]

Das heißt, in dieser Angelegenheit ist es von Vorteil, möglichst wenig Punkte zu erzielen. Am häufigsten wird eine Inkontinenz für Luft (Furz) beobachtet. Laut furzend durch die Gegend zu laufen, ist für die meisten Menschen kein gutes Marketing. Daher ist eine Inkontinenz eine ernst zu nehmende Erkrankung.

Die gute Nachricht ist jedoch, dass in den meisten Fällen eine Therapie möglich ist. Sicher muss jedoch immer erst nach der Ursache gefahndet werden. Der Finger im Po ist hier wie meist die einfachste und eine der besten Methoden, den Druck des Verschlussapparates zu beurteilen und Veränderungen im Enddarm auszuschließen. Genauere Abklärungen können durch Druckmessungen (Manometrie), Ultraschall (Endosonographie), Messung der Nervenaktivität (Elektromyographie) oder auch MRT-Untersuchungen durchgeführt werden und ergeben meist eine genaue Diagnose.

Der Fühler ist defekt – sensorische Inkontinenz

Der wichtigste Fühler in unserem Anus ist in diesem Buch bereits beschrieben worden, es ist die empfindliche Analhaut, das Anoderm. Es teilt uns mit, was von oben kommt, ob flüssig, fest oder gasförmig, ob kribbelnd bei Parasiten oder auch brennend nach der Chili-Mahlzeit. Wird dieser Fühler gestört, zum Beispiel durch große Hämorrhoiden, die sich über ihn legen, oder sogar einen Vorfall (Prolaps) der Schleimhaut des Enddarms, kommt Verwirrung auf und es kann nicht mehr richtig wahrgenommen werden, was sich gerade im Enddarm befindet und ob der Enddarm nun voll ist oder nicht. Auch durch Erkrankungen der Nerven, wie Multiple Sklerose oder Alzheimer, oder durch einen Schlaganfall können die Verbindungen zwischen unserem Gehirn und diesem Fühler unterbrochen werden. Die Folge ist, dass wir Stuhl verlieren, was wir oft gar nicht bemerken oder erst dann, wenn die Hose nass wird.

Defekte Anusmuskeln – muskuläre Inkontinenz

Am häufigsten sind jedoch Schäden im Schließmuskel nach einer Verletzung oder nach Operationen, bei Frauen vor allem solche, die durch den Geburtsvorgang entstanden sind. Besonders nach mehreren Geburten, bei hohem Geburtsgewicht des Kindes, bei älteren Erstgebärenden, bei einem Dammschnitt und bei Zangengeburten finden sich Schäden in den Schließmuskeln bei bis zu einem Drittel der Frauen. Diese Schäden wirken sich oft erst im späteren Leben der Frauen aus, wenn die Muskeln des Beckenbodens schwächer zu werden beginnen. Zuerst kommt es zu einem ungewollten Abgang von Winden, von Flüssigkeiten und zuletzt von festem Stuhl. Von Stressinkontinenz wird gesprochen, wenn die Undichtigkeit bei erhöhtem Druck im Bauch auftritt, z. B. beim Bücken oder bei sportlichen Aktivitäten.

Stuhlschmieren (Soiling) und gelegentlicher ungewollter Abgang von Winden sind meistens Zeichen eines fortgeschrittenen Hämorrhoidalleidens, einer zu dünnen Stuhlkonsistenz oder blähender Kost. Auch der Nervus pudendus kann durch schwere Geburten bei Frauen geschädigt werden. Da dieser Nerv den äußeren Schließmuskel und den Puborektalmuskel versorgt, kann ein Schaden zu Stuhlinkontinenz führen. Zuletzt kann – meist im fortgeschrittenen Alter – bei Frauen durch einen abgesunkenen Beckenboden der Winkel zwischen Enddarm und Anus flacher werden und so die Stuhlbremse verschlechtern und damit zur Inkontinenz führen. Auch der natürliche Prozess des Alterns kann eine Ausdünnung der Schließmuskeln zur Folge haben und ihn damit schwächen.

Den Anus reparieren – Therapie der Inkontinenz

Wir haben gelernt, dass der Anus am liebsten weichen, aber geformten Stuhl mag. Daher steht an erster Stelle aller Bemühungen immer die Regulierung des Stuhls. Es kann hier schon ausreichen, auslösende Lebensmittel (z. B. Sorbitol, zu viel Kaffee) oder Medikamente (oder Zigaretten) wegzulassen, um die Stuhlhärte zu erhöhen und vielleicht das Problem so schon zu lösen. Hier kann der Einsatz von Flohsamenschalen Wunder wirken.[111] Einen bestehenden Diabetes mellitus gut einzustellen und gegen Übergewicht anzukämpfen, sind auch oft erfolgreiche Maßnahmen.[112] Beckenbodentraining und Biofeedback sind weitere Möglichkeiten der Therapie. Ob das Einspritzen von kissenbildenden Substanzen in den Anus effektiv ist, ist ungewiss.[113]

Wenn Beckenbodengymnastik nicht mehr hilft, kommen Verfahren der Chirurgie zum Einsatz, die den Schließmuskel reparieren oder auch die Stimulation von Nerven des Rückenmarkes (sakrale Neuromodulation), die den Druck des Schließmuskels wieder erhöhen. Ein anderes Verfahren ist die sogenannte dynamische Grazilisplastik. Dabei wird ein langer, dünner, von der Leiste zum Knie verlaufender Oberschenkelmuskel (*Musculus gracilis*) aus seinem Bett gelöst, hochgezogen und um den After geschlungen. Durch ein kleines Gerät wird dem Muskel elektrisch eine dauernde Anspannung gegeben, die der Patient per Fernbedienung abstellen kann, wenn er Stuhlgang hat. Auch Magnetbänder um den Anus werden eingesetzt.[114] Scheitern alle Maßnahmen, kann nach langem Leidensweg ein künstlicher Ausgang diskutiert werden. Sollte dies nicht in Frage kommen, muss auf Windeln, Einlagen oder einen Analplug zurückgegriffen werden, eine Art Stöpsel wie ein altmodischer Badewannenverschluss, der in den Enddarm eingeführt wird.[115]

Das Herstellen eines neuen Schließmuskels durch Bio-Engineering ist eine Aussicht für die Zukunft. Immerhin ist es einigen Forschern gelungen, aus Zellen und Nerven einen funktionstüchtigen Schließmuskel zu züchten.[116] Doch der Weg zur Anwendung am Menschen und der Möglichkeit, dass wir uns alle einen neuen Schließmuskel züchten lassen, ist noch sehr weit. Bis dahin also Stuhlregulation, Beckenbodengymnastik und – wenn es nicht mehr geht – zum Chirurgen. Damit der Anus wieder dicht hält.

Der Anus als Diktator – imperativer Stuhldrang

Auch wenn wir es schaffen, die meiste Zeit unseren Stuhldrang zu unterdrücken, bis eine Entleerung sozialverträglich möglich ist, gibt es einen Moment, in dem der Anus das Kommando übernimmt: den imperativen Stuhldrang. Dieser Stuhldrang ist so unwiderstehlich, dass oft die Zeit nicht reicht, um es noch auf die Toilette zu schaffen. Der Anus übernimmt hier die Befehlsgewalt.

Busunglück Nummer 2: Stuhlnot in Südamerika

Ein Patient erzählte mir von einer Durchfallerkrankung, an der er während einer Reise durch Südamerika litt – ein häufiges Erlebnis für Reisende in Lateinamerika. Die dort vorkommenden Keime setzen europäischen Därmen oft besonders stark zu. Ausgerechnet, als er mit dem Bus durch die Anden fuhr, durch ein Gebiet mit kahlen Bergen ohne Sträucher oder Bäume, überwältigte ihn der Stuhldrang derart, dass er den Busfahrer nötigen musste anzuhalten. Er sprang aus dem Bus und suchte verzweifelt, aber vergeblich nach einem Sichtschutz. Letztlich musste er sich vor den Bus hocken und sein Geschäft vor den Augen der ganzen johlenden und klatschenden Busgesellschaft erledigen. Einer der demütigendsten Momente seines Lebens, der ihm doch gleichzeitig fast egal war, denn der Stuhldrang war einfach unwiderstehlich geworden.

Dies muss er aber auch, da es andernfalls zu Schäden im Darm kommen könnte. Wie bei einem Dampfkochtopf – nur viel intelligenter – gibt es ein Überlaufventil im Enddarm. Wenn die Grenze der Aufnahmefähigkeit im Enddarm erreicht ist und der Öffnungsreflex permanent ausgelöst wird, kann ein Zurückhalten des Stuhls auch durch maximale Anspannung des äußeren Schließmuskels nicht mehr gelingen.

Nicht nur bei Durchfall oder langem Zurückhalten des Stuhls, sondern auch beim Reizdarmsyndrom kann der Anus zum Diktator werden. Auch eine Entzündung des Enddarms, die die sensible Haut des Anus schädigt, führt zu einer verspäteten Wahrnehmung und kann zu Stuhlverlust führen. Nach Operationen, aber auch bei Tumoren im Enddarm und im Anus kommt dies ebenfalls vor. Daher: »If you're in doubt, let it get checked out!«

Wenn der Anus tropft – Durchfall

Eigentlich ist es ganz einfach, trotzdem noch einmal: Der Po mag geformten, weichen Stuhl. Nicht zu hart und nicht zu weich. Und schon gar nicht flüssig. Ist er zu weich, sprechen wir von Durchfall oder Diarrhö. Doch viele Menschen nennen schon Durchfall, was eigentlich keiner ist. Durchfall wird definiert als eine Stuhlmasse von über 200 bis 250 Gramm bei mehr als drei Stuhlgängen pro Tag und hohem Wasseranteil (über 75 Prozent). Dauert das länger als drei Wochen, spricht man von chronischem Durchfall.

Doch so unterschiedlich die Menschen sind, so unterschiedlich ist auch ihre Darmfunktion. Der Idealzustand ist wie eine Seifenoper, in der sich das Pärchen zum Schluss in den Armen liegt: Leider gibt es ihn fast nie. Was wir essen, wann wir essen, wie sich unser Darm bewegt, wie und wie viel wir uns bewegen, in welcher Position wir uns befinden, unsere Hormone, unsere Schilddrüse, bei der Frau der Zyklus und alle Billionen von Bakterien in unserem Darm bestimmen mit, wie hart oder weich unser Stuhlgang ist. Das ist komplex. Doch eins ist sicher: Der Anus mag geformten, weichen Stuhl. Nichts anderes.

Durch diese hohe Anspruchshaltung und die oft nicht erfüllten Erwartungen kommt es eben dann zu unzufriedenen Polöchern, die ihrem Menschen das auch sofort mitteilen. »Viel zu flüssig« oder »viel zu oft« schreit der Po bei Durchfall. Und im schlechtesten Fall, wenn er genug hat, verweigert er seinen Job und lässt aus Protest ein wenig flüssigen Stuhl in die Hose. Spätestens dann ist ein Besuch beim Magen-Darm-Arzt fällig. Doch was macht dieser meistens? Nichts. Unerhört und unverständlich. Dabei gibt es unzählige Gründe für Durchfall, die man suchen könnte.

Doch die Wahrheit ist, dass sich der Magen-Darm-Arzt für den akuten Durchfall einfach nicht sonderlich interessiert. Vor allem, weil er fast immer wieder von alleine verschwindet. Erst wenn der Durchfall länger dauert, flammt das Interesse des Spezialisten auf. Oder wenn Blut im Stuhl auftritt. Oder der Anus den Stuhl nicht mehr halten kann oder will. Jetzt wird der Herr Spezialist endlich mal aktiv. Er schaut nach Infektionen, prüft, ob die Drüsen funktionieren (Schilddrüse, Bauchspeicheldrüse), sucht nach Blut im Stuhl und nach Entzündungen. Er überlegt, ob eine Unverträglichkeit für Lebensmittel vorliegen könnte oder auch schlimmere Sachen. Nach spätestens drei Monaten Durchfall packt er dann seine stärkste Waffe aus: das Endoskop. Jetzt wird in den Darm hineingeschaut und ein paar Proben entnommen. Denn möglich sind chronisch entzündliche Darmerkrankungen (*Colitis ulcerosa*, *Morbus Crohn*, lymphozytäre Kolitis), Tumoren, chronische Infektionen und einiges mehr. Jetzt ist sein Ehrgeiz geweckt. Er will das Problem finden und es lösen.

Etwas schneller kommt der Spezialist in die Gänge, wenn Sie ihm erzählen, dass Sie Analverkehr hatten. Im schlechtesten Fall ungeschützt. Dann wird er sehr schnell einen Abstrich machen, das heißt eine Flüssigkeitsprobe aus Ihrem Anus nehmen, und nach übertragbaren Geschlechtskrankheiten fahnden. Sagen Sie also Ihrem Spezialisten die Wahrheit. Er braucht das und wird es nicht weitersagen (Schweigepflicht). Und kann Ihnen nur so helfen. Ihr Anus wird es Ihnen danken. Denn ab einem gewissen Flüssigkeitsgrad kann der Anus den Stuhl nicht mehr halten, selbst wenn er es will. Dann rinnt der Bach an den Hämorrhoiden vorbei, die ihn eigentlich aufhalten sollten. Finden sich keine offensichtlichen Gründe für den Durchfall, kommt der schwammige Begriff »Reizdarm« zum Einsatz.

Was der Reizdarm mit dem Anus macht

Was genau ist ein Reizdarmsyndrom? Eigentlich ist »Reizdarmsyndrom« ein ziemlich unzutreffender Begriff für Beschwerden wie Bauchschmerzen, Völlegefühl, Blähungen und Stuhlunregelmäßigkeiten ohne eine klare Ursache. Blähungen und ein geblähter Bauch sind dabei am häufigsten. Der Darm ist aber überhaupt nicht »gereizt«, sondern das Gegenteil ist der Fall: Alle Untersuchungen sind unauffällig. Das Problem ist, dass der Stempel »Reizdarm«, der den Patienten aufgedrückt wird, keine Erklärung für das Problem und selten Lösungsvorschläge enthält.

Während Frauen vor allem von diffusen Bauchschmerzen, Blähungen und Verstopfung berichten, geben Männer häufiger Durchfall als Hauptbeschwerde an. Der Durchfall ist hierbei jedoch eine Pseudodiarrhö, das heißt, es handelt sich eigentlich nicht um Durchfall, sondern nur um zu häufige Stuhlgänge. Dabei sind zwar Stuhlfrequenz und Wassergehalt gesteigert, das Stuhlgewicht ist aber nicht krankhaft erhöht. Die Beschwerden des Reizdarmes können kommen und gehen und treten bei erhöhtem Stress oder psychischer Anspannung meist häufiger und stärker auf. Nachts sind typischerweise keine Beschwerden vorhanden. Der Reizdarm (englisch: irritable bowel syndrome = IBS) tritt bei zehn bis 20 Prozent aller erwachsenen Menschen in der westlichen Welt auf. Das sind sehr viele Menschen. Doch was macht der Reizdarm mit dem Anus? Er kann ihn ganz schön quälen.

Ballon im Anus – Beweise für den Reizdarm

Unabhängig von erotischen Motiven (siehe auch Kapitel 6, S. 129) gibt es wissenschaftliche Gründe, sich etwas in den Po einzuführen. Schiebt man einen Ballon in den Enddarm von Menschen mit Reizdarmbeschwerden und bläst ihn auf, werden sich diese Menschen früher über Schmerzen beklagen als Menschen ohne Reizdarmbeschwerden.[117] Diese Tests wurden ausgiebig in vielen Studien durchgeführt und zeigen, dass es eine sogenannte Hypersensitivität, also eine Überempfindlichkeit, bei Menschen gibt, die unter Reizdarmbeschwerden leiden. Mit diesen Tests wurde auch deutlich, dass im Gehirn von Patienten mit Reizdarmbeschwerden während des Ballonaufblasens andere Bereiche aktiviert werden als bei gesunden: solche, die für Schmerzempfinden zuständig sind, und solche, die emotionale Missempfindungen registrieren (*Pregenual anterior cingulate cortex, Amygdala*) wurden eher aktiviert.[118]

Schiss zu haben bedeutet umgangssprachlich, in Zuständen von Angst oder Stress zu flüssigem Stuhl zu neigen. Durch das Auslösen von Stress (z. B. durch laute, unangenehme Geräusche) zeigte sich eine gesunkene Reizschwelle im Enddarm und zum Auslösen eines Stuhldrangs war ein geringerer Druck notwendig. Bei schwerem akustischem Stress (Lärm) wurden daher weniger große Ballonvolumen benötigt, um den starken Stuhldrang zu provozieren. Der Druck des Schließmuskels blieb hierbei jedoch gleich stark. Der Darm reagiert also vor allem auf Stress, wenn ein Reizdarm vorliegt.

Der Nachbrenner – wenn das Chili zweimal brennt

Warum brennt es eigentlich häufig so stark am Anus, wenn wir Durchfall haben oder scharf gegessen haben? Freuen wir uns, dass die Natur nicht den gesamten Magen-Darm-Trakt mit Nervenfasern ausgerüstet hat, die uns ständig mitteilen, ob in uns gerade etwas brennt, salzig ist, zu heiß, zu kalt oder sehr bitter ist. Wir wären schlichtweg überfordert und hätten keine Chance, irgendwie auf diese Botschaften zu reagieren. Daher haben wir – von einigen theoretischen Ausnahmen abgesehen – nur am Anfang im Mund und wieder am Ende am Anus Geschmack und Gespür.

Der Grund ist der, dass in Mund und Anus ähnliche Nervenendigungen existieren. Doch es geht noch genauer, für alle, die es interessiert: Im Darm finden sich sogenannte TRPV1-Rezeptoren (transient potential cation channel, subfamily V, member 1). Diese Sensoren sind speziell gefaltete Eiweißstoffe in der Membran der Zellen. Scharfe Speisen, allen voran Chili, brennen daher nicht nur auf der Mundschleimhaut, sondern in der Regel auch nochmals am Ende des Anus. Ein Nachbrenner. Kommt nun das Capsaicin vorbei, der Stoff, der die Schärfe in der Chilischote ausmacht, passt dessen Struktur genau auf den TRPV1 und dieser reagiert. Neben der Wahrnehmung »scharf« kann dieser Fühler auch Temperaturen fühlen, die dann die Darmbewegung, die Durchblutung und die Produktion von Schleim und Sekret auslösen und das ungeliebte Chili schneller nach außen befördern.[119]

Und so brennt das scharfe Chili eben zweimal, beim Essen und beim Stuhlgang, was uns aber wahrscheinlich keinen evolutionären Nutzen bringt. Vielmehr haben wir einfach einen ziemlich intelligenten Fühler in unserem Enddarm, der auf scharfe Speisen sowie auf viele andere Dinge reagiert und uns mitteilt, dass gerade etwas Scharfes vorbeikommt. Aber eben nicht all die langen Stunden der Verdauung dazwischen.

Bei Durchfall brennt es, weil die Verdauungssäfte einfach etwas zu schnell in den Enddarm übertreten und reizende und saure Säfte mit sich transportieren, die die empfindliche Schleimhaut des Anus befeuern können. Es ist eigentlich nicht schlimm und vergeht schnell. Genießen Sie also ihr Chili, gerne auch zweimal.

Mund an Anus – der gastrokolische Reflex

Eine wichtige und schlaue Verbindung zwischen dem Mund und dem Anus stellt der gastrokolische Reflex dar. Eigentlich handelt es sich gar nicht um einen Reflex, sondern eher um eine Reaktion, bei der der Mund sowie Speiseröhre und Magen bei Aufnahme von Essen über Dehnungsrezeptoren erregt werden und eine Nachricht an den Dickdarm schicken: »Platz machen, es kommt etwas von oben.« Über das vegetative Nervensystem stimuliert diese Information den Dickdarm dazu, sich zu bewegen und den Speisebrei nach unten Richtung Anus zu befördern. Durch die dadurch entstandene Dehnung des Enddarms wird Stuhldrang ausgelöst.

Das ist sinnvoll, um Platz zu schaffen, und funktioniert meist auch problemlos. Bei Störungen im Nervensystem jedoch, die zum Beispiel bei einem Diabetes mellitus oder der Hirschsprung-Krankheit auftreten, ist dieser Reflex verlängert und der Transport des Stuhls so eingeschränkt, dass es zu einem blockierten Darm kommt, der sich ausweitet (man spricht von Megakolon). Nichts geht mehr, der Brei hängt auf der Stelle. Im schlechtesten Fall kann das zu einem Darmverschluss führen und katastrophale Folgen haben.

Es ist also sehr sinnvoll, einen gastrokolischen Reflex zu besitzen. Die viel häufigere Störung dieses Reflexes ist jedoch die Verkürzung. Bei Patienten mit Reizdarmbeschwerden ist dieser Reflex so stark verkürzt, dass sie noch während des Essens vom Tisch aufspringen und die Toilette aufsuchen müssen. Aus einem Grund, den wir noch nicht ganz verstehen, teilt der Mund dem Anus mit, dass alles, was kommt, sofort raus soll. Irgendeinen Grund wird er dafür wohl haben.

Die Serviette für den Anus – Toilettenpapier

Nach dem Essen putzen wir uns den Mund mit einer Serviette ab. Nach dem Stuhlgang den Po mit Toilettenpapier. Hat man einen Durchfall, kommt man kaum hinterher und putzt, bis der Anus wund ist. Die Hygiene nach dem Stuhlgang führt jedoch zu Diskussionen. Im Laufe der Menschheitsgeschichte war dafür wohl meist alles gerade gut genug, was nicht zu hart oder scharfkantig war und was in der jeweiligen Umgebung vorhanden war, also reines Wasser, Blätter, Gras, Steine, Fell, Stöcke, Schnee, Muscheln und natürlich die Hände.[120] Der große Philosoph Seneca berichtet uns von einem an einem Stock befestigten Schwamm (römisch: Tersorium, griechisch: Xylospongium), der zur griechisch-römischen Zeit der Reinigung diente und danach in einem Eimer mit Salz- oder Essigwasser gereinigt wurde.

Toilettenpapier wird erstmals im 16. Jahrhundert erwähnt. Sicher aber war es nicht »dreilagig und superweich«.

Einige Menschen behaupten, man benötige nach einem »gesunden« Stuhlgang gar keine Hygienemaßnahmen, da ein »gesunder« Stuhlgang keine Spuren am Anus hinterlasse. Hierfür gibt es kaum wissenschaftliche Belege, auch wäre es sicher nicht einfach zu definieren, was genau ein »gesunder« Stuhlgang ist. Trotzdem kennen die meisten Menschen Unterschiede in der Qualität der Stuhlhygiene. Wird in einigen Kulturen mit reinem Wasser gespült (eine für den Anus wahrscheinlich sehr günstige Form und auch hygienisch, solange die Spülflüssigkeit im Bereich der Toilette verbleibt und nicht den Raum unter Wasser setzt), so kommt in unseren Breiten doch meist Toilettenpapier zum Einsatz. Ob zweilagig, dreilagig oder Recyclingpapier, ist hierbei oft eine Frage von Kosten und Umweltbewusstsein.

Doch wir kennen alle die unterschiedlichen Verläufe einer Reinigung: Es gibt den kurzen, sauberen Abrieb, die nicht enden wollende Geschichte, das zerfleddernde Toilettenpapier mit entsprechend verunreinigten Fingern (wohin jetzt damit …?) bis hin zum leicht brennenden Gefühl oder auch Schmerzen mit Blut am Toilettenpapier. Alles liegt in der Regel noch im Bereich der Normalität und sollte kein Grund zur Sorge sein. Eine perfekte Anleitung zur optimalen Durchführung existiert nicht. Das Toilettenpapier doppelt zu nehmen und mit sanftem Druck über den Anus zu fahren ist hierbei wahrscheinlich der beste Ansatz, kann aber individuell variieren.

Klare Empfehlungen existieren jedoch zur Richtung. Dies ist die wichtigste: Bei Frauen von vorne nach hinten. Sonst erhöht sich das Risiko für Infektionen der Vagina, der Blase und der Nieren.[121] Männer sind durch die lange Harnröhre (den »Mercedes unter den Geschlechtsteilen« – wie sie Walter Moers so treffend in »Schöner Leben mit dem kleinen Arschloch« beschrieben hat) besser geschützt und dürfen also auch von hinten nach vorne reinigen oder in einer Seitbewegung, ganz wie sie wollen. Schwierig kann es werden, wenn eine starke Behaarung besteht oder Hautfalten (Marisken) bei der Reinigung stören. In diesen Fällen ist das Ausduschen im Bidet oft die beste Lösung. Starkes Übergewicht kann zu einem »Trichteranus« (S. 60) führen, bei dem die fülligen Pobacken über dem Anus liegen und diesen schwer erreichbar machen. So erklärte mir einst eine stark übergewichtige Frau, dass sie es nicht mehr schaffe, ihren Anus zu reinigen, da sie ihn mit der Hand nicht mehr erreichen könne.

Nebenbei konnte eine größere Studie kürzlich nachweisen, dass das Falten des Endes von Toilettenpapier in allen größeren Hotels weltweit zehn Millionen Arbeitsstunden pro Jahr benötigt.[122] Die Autoren protestieren gegen die in ihren Augen sinnlose Verschwendung von Arbeitszeit. Hier möchte ich mich anschließen und dafür plädieren, dass Sie Ihr Toilettenpapier selbst falten. Wenn Sie das denn unbedingt brauchen.

Jeder, der schon mal mit größtem Druck im Enddarm keine Zeit mehr fand, eine Toilette aufzusuchen, und bei Mutter Natur die Notdurft entrichtete, weiß, wie es sich ohne Toilettenpapier anfühlt. Und die Menschen, denen dies öfters passiert, wissen zwischen großblättrigen Pflanzen mit oder ohne Stacheln zu unterscheiden.

Der parfümierte Anus – Feuchtpapier

Die Industrie meint es gut mit uns. Und will verkaufen. Also produziert sie feuchtes Toilettenpapier mit dem Versprechen, ein »vollständiges Reinheitsgefühl« (Werbeslogan) zu verleihen. Im blumenreich gestalteten Plastikcontainer stehen die Feuchttücher dann einzeln zur Verfügung.

Doch leider hinterlassen diese Tücher nicht nur ein »vollständiges Reinheitsgefühl« und blumige Duftnoten, sondern sehr häufig auch Reizungen, Ekzeme, Trockenheit oder sogar allergische Reaktionen (z. B. auf die »blumigen« Duftstoffe). Eine übertriebene Hygiene schadet in diesem Bereich mehr, als sie nützt. Häufig sind es Zusatzstoffe, die der Haltbarkeit dienen, sogenannte Methylchloroisothiazolinone und Methylisothiazolinone (MCI/MI), die zu Ausschlägen und Hautreizungen führen können.[123] Selbst Feuchtpapier für Babys und »dermatologisch getestetes« Feuchtpapier sind keinen Deut besser. Also, lassen Sie an Ihren Anus nur Wasser oder weiches WC-Papier. Er wird es ihnen danken.

6 Der Anus juckt und schmerzt – a pain in the ass

Der juckende Anus – Pruritus ani

Bis zu fünf Prozent aller Menschen leiden, zumindest zeitweise, an Juckreiz im Bereich des Darmausgangs.[124] Das sind weltweit eine Menge Leute, die versuchen, mit ihrer Hand den Anus zu erreichen, um Erleichterung durch Kratzen zu erzielen (Kratzen ist medizinisch übrigens eine Tätigkeit, die einen leichten Schmerzreiz verursacht, der den Juckreiz überlagert). Da das Kratzen an dieser Stelle in der Öffentlichkeit häufig in unserer Kultur keinen guten Eindruck hinterlässt, kann dieses Jucken für viele Menschen zu einer echten Qual werden, die es zu ertragen gilt oder die sie zum Arzt treibt.

Für das Empfinden von Juckreiz sind spezielle Nervenfasern in der Haut zuständig, die C-Fasern. Die freien Enden dieser Fasern liegen in der Haut, reagieren dort auf viele verschiedene Reize und leiten sie an das Gehirn weiter. Diese Reize können dabei von außen kommen – wie eine krabbelnde Fliege, Temperaturveränderungen oder ein elektrischer Impuls –, stammen häufiger jedoch aus dem Inneren und werden durch Histamin, Serotonin, Trypsin, Bradykinin und viele andere chemische Botenstoffe ausgelöst. Kratzen führt dazu, dass die Nervenfaser wieder erregt und vermehrt Botenstoffe wie Histamin ausgeschüttet werden, was wiederum den Juckreiz verstärkt. Dieser Juck-kratz-juck-Teufelskreis ist häufig schwer zu durchbrechen.

Es gibt eine Unzahl von Hauterkrankungen, die einen Juckreiz am Anus auslösen können. Oft sind dann jedoch auch andere Abschnitte der Haut befallen, und man kennt »seine« Erkrankung wie zum Beispiel die Schuppenflechte (Psoriasis) oder Neurodermitis gut. Der häufigste Grund für Juckreiz sind aber Ekzeme, also Hautausschläge, die durch austretende Sekrete aus dem Enddarm entstehen, z. B. bei großen Hämorrhoiden (der häufigsten Ursache[125]) und bei fehlendem Feinverschluss des Anus. Wie aus einem undichten Rohr treten dann immer kleinste Mengen reizender Darminhalte aus. Ekzeme können aber auch durch Schwitzen, Allergien oder Neurodermitis entstehen. Es bilden sich dann leichte Entzündungen der sehr sensiblen Haut in diesem Bereich. Auch Hautlappen wie Marisken, Fisteln oder Fissuren können zu Entzündungen und Juckreiz führen, ebenfalls Erkrankungen wie ein Diabetes mellitus, Leber-, Nieren- oder Schilddrüsenerkrankungen oder Tumorerkrankungen (paraneoplastisch).

Ein häufiger Grund sind darüber hinaus auch Parasiten, vor allem Würmer. Allen voran die kleinen Madenwürmer (Oxyuren, S. 258), an die man in solchen Fällen immer denken sollte. Sind jedoch alle Parasiten ausgeschlossen oder beseitigt und der Patient klagt weiter über Juckreiz und ist überzeugt, dass er an Parasiten leidet, könnte ein Dermatozoenwahn vorliegen. Eine eingebildete Parasiteninfektion ist sehr schwer und häufig nur psychiatrisch zu behandeln.

Natürlich können auch alle anderen kleinen Plagegeister verantwortlich sein, außerdem Herpesviren, humane Papillomaviren (HPV), Bakterien wie Staphylokokken und andere sexuell übertragbare Krankheiten wie Lues oder Gonorrhö. Auch Pilze lieben das warme und feuchte Milieu am Anus und können den Juckreiz verschlimmern.

Neben mangelnder kann jedoch auch eine übertriebene Hygiene das unangenehme Jucken verursachen. Grobes Geschütz wie zum Beispiel Bürsten oder auch harte Seife in diesem sensiblen Bereich einzusetzen, kann natürlich zu schweren Irritationen führen. Aber auch Feuchttücher aus der Drogerie können die Ursache sein. Das liegt vermutlich an zugesetztem Parfum, Alkohol oder Konservierungsmitteln. Daneben können alle anderen Chemikalien in Duschlotionen, Schaumbädern oder Waschgels bei einer Überempfindlichkeit auslösend sein, wie auch der längerfristige Einsatz von Hämorrhoidencremes oder -zäpfchen durch Substanzen wie Cortison, Lidocain und Benzocain. Diese Medikamente sollten daher nicht länger als eine Woche eingesetzt werden. Abgesehen davon ist ihre Wirkung sowieso nicht bewiesen.

Alles, was sonst noch reizen kann am Anus, wie enge Hosen oder Unterwäsche aus Synthetik und Elastanfasern, die Hitze und Schweiß zurückstauen, kann ebenfalls Juckreiz auslösen. Auch die Psyche ist beteiligt: Angststörungen scheinen das Gehirn überempfindlich gegen Gefühle aus dem Körper zu machen, die sonst einfach ignoriert würden. Juckreiz kann so verstärkt wahrgenommen werden. Auch Lustgefühle können beim Juck-kratz-Kreislauf eine Rolle spielen. Ohne dass eine klare Allergie vorliegen muss, können auch Bestandteile unserer Ernährung den Pruritus ani auslösen: Kaffee, Tee, Zitrusfrüchte, Schokolade, Tomaten, Cola, Bier, Wein oder harter Alkohol wie Gin oder Whiskey sowie sehr scharfe Lebensmittel sind hier identifiziert worden.[126]

Wenn es also juckt am Po, lassen Sie zunächst alles weg, was der Auslöser sein könnte, und wechseln Sie von Ihrem synthetischen supersexy G-String-Tanga zu Omas alten Baumwollhosen. Verzichten Sie auf alle möglicherweise auslösenden Lebensmittel und schauen Sie, was passiert. Machen Sie eventuell eine Wurmkur und probieren Sie einige Tage eine Salbe mit Cortison aus. Verschwindet der Juckreiz nicht, gehen Sie zum Arzt. Wenn er die Ursache findet, kann er Sie in der Regel behandeln. Wenn nicht, schauen Sie in das Kapitel »Der Anus juckt ohne Grund« (S. 134).

Kein harmloses Ekzem

Immerzu brannte und juckte es bei einem 46-jährigen Patienten um den Anus herum. Das Bild der Smartphone-Kamera hatte einen hochroten Anusbereich gezeigt. »Ein Ekzem«, sagte ihm der befreundete Arzt. Ein Stuhltest auf Würmer und Parasiten war negativ. »Ein wenig Cortison und das geht weg.« Also setzte der Mann immer wieder Cortisoncreme ein, die auch eine leichte Besserung brachte, jedoch nie die vollständige Heilung. Als es letztendlich sogar etwas zu bluten begann, suchte er unsere Praxis auf. Uns erschien dieses »Ekzem« etwas ungewöhnlich. Wir nahmen eine Gewebsprobe, die die Diagnose Morbus Bowen ergab. Der Tumor musste chirurgisch entfernt werden.

Der rote Anus – Ring of Fire

Ein feuerroter Anus ist eine Veränderung, die mit einer Krankheit einhergehen kann, zum Beispiel einer Infektion mit Bakterien, die mit Antibiotika behandelt werden muss. Meistens handelt es bei einer solche Rötung aber um ein Ekzem, das durch reizende Substanzen (man sagt auch irritativ-toxisch) auf der empfindlichen Schleimhaut des Anus entsteht – vor allem, wenn der Feinverschluss des Anus nicht mehr funktioniert. Wie schon erwähnt, sickert bei großen Hämorrhoiden immer etwas Flüssigkeit aus dem Enddarm nach außen, sammelt sich in der Po-Ritze und greift die Haut an. Das verursacht nicht nur den erwähnten Juckreiz (weil durch die Nässe die Haut um den Anus herum aufweicht und sich entzünden kann, vor allem, wenn beim Gehen noch Reibung entsteht), sondern auch eine Entzündung. Das Wichtigste ist hierbei die Behandlung des Grundproblems, wie z. B. von Hämorrhoiden.

Am zweithäufigsten entsteht der rote Po durch eine Atopie, die im Prinzip eine Miniaturausprägung einer allergischen Erkrankung – der Neurodermitis – ist. Eine Neurodermitis nur am Po. Meistens ist das ein langwieriges Problem, das immer wieder zu Juckreiz führt. Häufig liegen andere Krankheiten im Rahmen der Atopie vor, wie Asthma oder Heuschnupfen. Ist der Feinverschluss des Anus durch vergrößerte Hämorrhoiden beeinträchtigt, können die Sekrete durch Nässen diese Entzündung immer wieder anfachen und nicht nur zum schon erwähnten Jucken, sondern auch zu geröteten Entzündungen führen.

Auch reine Allergien können den Po rot färben. Am häufigsten sind die bereits erwähnten Feuchttücher die Ursache, aber auch andere Pflegeprodukte, parfümierte Slipeinlagen, Duftstoffe oder Konservierungsmittel in Salben und Waschgels. All diese Stoffe können in den feinen Falten der Analrosette hängen bleiben. Fehlende Belüftung und mechanische Reizung an dieser Stelle können dann zu Juckreiz und anderen Beschwerden führen. Auch Öl ist keine gute Idee, egal ob es biologisch ist oder das viel gepriesene Kokosöl. Alle haben gemeinsam, Fette aus den obersten Hautschichten auszuwaschen, und führen zu noch mehr Trockenheit.

Ölen Sie also nicht den Anus, auch wenn sich das prinzipiell gut anhört. Lassen Sie am besten alles weg am Po. Weniger ist hier mehr. Wenn es schon Seife sein muss, sollte sie pH-neutral und vor allem duftstofffrei sein, denn Duftstoffe führen sehr häufig zu Kontaktallergien. Auch das Anpassen der Ernährung kann hilfreich sein, wenn zum Beispiel das scharfe Curry zu Beschwerden führt.

Wenn alles aber nicht hilft und die Behandlung möglicher Grundursachen wie Hämorrhoiden auch nicht hilfreich ist, kann kurzzeitig auch eine cortisonhaltige Salbe oder Creme eingesetzt werden. Dies darf jedoch auf keinen Fall zu häufig oder langfristig geschehen, da dadurch ein »Cortison-Anus« mit spröder, dünner und verletzlicher Haut entstehen kann, auf der sich Infektionen ausbreiten können. Hier gilt, wie immer, die Regel: »Wenn schon Cortison, dann nur kurzfristig.«

Zinkhaltige Creme kann ebenfalls verwendet werden, am besten, wenn der Apotheker sie selbst angerührt hat. Dann enthält sie nämlich keine Duftstoffe oder Konservierungsmittel. Auch Penatencreme eignet sich. Spürt man bei einem Analekzem beim Stuhlgang ein extremes Brennen oder sogar Schmerzen, sollte auch der Analkanal mitbehandelt werden, da dieser Bereich sehr häufig bei allen drei Ekzemtypen mitbeteiligt sein kann. Wenn das Ekzem stark nässt, kann auch ein trockenes Stück Gaze zwischen die Pobacken geklemmt werden, die die Feuchtigkeit aufsaugt. Sehr scharfe und saure Lebensmittel sollten eher gemieden werden.

Wärme und Feuchtigkeit können ebenfalls zu Pilzinfektionen führen, die sich mit roten, juckenden Flecken zeigen können. Ist unklar, wo genau das Problem liegt, setzen wir eine Dreierkombination von Salben im täglichen Wechsel ein: ein Mittel gegen Pilze, ein Mittel gegen Bakterien und ein Cortisonpräparat. Nur sehr selten ist der Anus nach dieser Behandlung immer noch rot. Sollte dem doch so sein, müssen die wirklich selteneren und oft auch unangenehmeren Gründe gesucht werden. Diese Gründe haben klingende Namen wie Pyodermie, Dermatitis, Haily Haily, Morbus Darier, Pemphigus vegetans oder Erythrasma. Dann wird es komplizierter.

Wenn der Anus also dauerhaft rot ist und die seltenen Ursachen wahrscheinlicher werden, überweist der Magen-Darm-Spezialist gerne an den Hautspezialisten. Dieser nimmt dann oft eine Gewebsprobe und hat häufig einen ebenso klingenden Namen für die Verfärbungen. Etwas seltener findet er auch eine Lösung für das Problem.

Schuppen am Anus – Psoriasis

Die Hautkrankheit Schuppenflechte oder Psoriasis bringt häufig auch schuppende und juckende Hautveränderungen in Bereichen mit sich, in denen die Haut mechanisch sehr beansprucht ist. Dazu gehören neben Ellenbogen und Knien auch der Anus. Dort finden sich dann gerötete, oft kreisförmige Flecken, die bei genauem Hinsehen silbrig schuppen. Diese genetisch mitbedingte Erkrankung verschlechtert sich häufig unter Alkoholkonsum oder bei Übergewicht. Über die Ernährung kann man daher durch eine Gewichtsreduktion, das Meiden von Alkohol, aber auch über den Einsatz von Fischöl und durch eine glutenfreie Diät eine Besserung erzielen. Auch Fastentherapien können sich günstig auswirken. Trotzdem müssen häufig doch Cortison oder neuere Medikamente eingesetzt werden, die das Immunsystem manipulieren (z. B. TNF-Alpha-Hemmer).

Falls Ihr Anus also plötzlich juckt, gerötet ist und sich schuppt, schauen Sie den Rest ihres Körpers an. Vielleicht haben Sie Schuppenflechte. Oder Sie sind der erste Fall eines evolutionären Übergangs des Menschen in einen Fisch. Herzlichen Glückwunsch!

Grundloses Jucken – Pruritus sine materia

Pruritus sine materia ist der medizinische Begriff für eine unklare Ursache des Juckreizes. Bei bis zu einem Viertel aller Patienten ist dies der Fall.[127] Eventuell gibt es natürlich noch weitere Ursachen, die wir einfach noch nicht kennen. Auf jeden Fall ist es für die Betroffenen doppelt schlimm, wenn sich kein klarer Grund für ihr Leiden findet.

Ein vielversprechender Therapieversuch könnte mit Capsaicin durchgeführt werden. Capsaicin ist ein natürliches Alkaloid, das sich vorwiegend in den Früchten der Capsicum-Pflanzen befindet, von denen wir die Paprika- oder Chilischoten kennen. Capsaicin und andere aus Capsicum gewonnene, Schärfeempfinden auslösende Stoffe werden als Capsaicinoide bezeichnet. Capsaicin in einer Salbe kann Juckreiz und Schmerzen bekämpfen.[128] Es unterdrückt die Bildung, Speicherung und Ausscheidung der sogenannten Substanz P, die für Schmerzen und Juckreiz bei Hautveränderungen ursächlich ist.[129] Im Versuch hat eine Capsaicinsalbe in einer sehr geringen Konzentration (0,006 Prozent) Patienten mit schwerem Juckreiz sehr gut geholfen.[130] Prinzipiell könnte man sich auch eine Chilischote in den Anus einführen. Die Konzentration von Capsaicin in diesen Schoten kann aber bis zu 0,8 Prozent betragen, wäre also viel, viel höher als bei der getesteten Salbe. Das dürfte dann stark brennen und den Juckreiz in einen Schmerz verwandeln. Die Creme ist hier wahrscheinlich die bessere Wahl.

Auslöser war ein kleiner weißer Wurm

Der 32-jährige Anlageberater spürte seit vielen Monaten einen Juckreiz im Bereich des Anus. Früher hatte er diese Beschwerden niemals gehabt. Teilweise sei der Reiz so stark, dass auch Schmerzen aufträten. Er war sonst gesund, nahm keine Medikamente und hatte keine Fälle von Darmerkrankungen in der Familie. Zunächst führten wir daher eine Untersuchung des Enddarms (Proktoskopie) durch, die nur sehr kleine innere Hämorrhoiden zeigte und sonst unauffällig war. Ein Stuhltest und ein Klebebandtest auf Wurmeier war negativ. Nach einer Stuhlregulation mit Flohsamenschalen und verschiedenen Salben gegen Pilze und Bakterien und mit Cortison war der Juckreiz jedoch immer noch nicht verschwunden. Es wurden daher eine vollständige Darmspiegelung und eine MRT-Bildgebung durchgeführt, alles unauffällig. Daher wurde ein Pruritus sine materia angenommen und überlegt, ob Antidepressiva eingesetzt werden müssten. Da der Patient verzweifelt war, führten wir nochmals eine Enddarmspiegelung durch und hier fand sich endlich ein kleiner weißer Wurm

(*Enterobius vermiculiaris*). Eine Wurmkur mit Mebendazol führte dann auch schlagartig zum Verschwinden der Beschwerden. Fazit: Hartnäckigkeit zahlt sich doch oft aus, und Würmer sind nicht immer klar nachweisbar. Eine versuchsweise gemachte Wurmkur kann daher oft Wunder wirken.

Der Riss im Anus – Fissuren

»Weil ich mich innerlich sehr gegen das Rasieren wehre, mache ich das immer viel zu schnell und zu dolle. Genau dabei hab ich mir diese Analfissur zugefügt, wegen der ich jetzt im Krankenhaus liege« – so beschreibt es Charlotte Roche in ihrem Roman »Feuchtgebiete«. Dieses Zitat ist leider medizinisch nicht korrekt. Eine sogenannte Fissur, also ein Riss in der Haut des Anus, entsteht definitionsgemäß nicht durch eine vom Patienten zugefügte Verletzung, sondern von selbst. Sollten Sie an einer Fissur leiden, dann wissen Sie dies. Jeder Stuhlgang wird bei diesem kleinen Riss, der sich meistens in der 6-Uhr-Position (seltener in der 12-Uhr-Position) befindet zur Qual und zum Trauma. Einige Patienten berichten von dem Gefühl, »Glas zu scheißen«. Und auch zwischen den Stuhlgängen kann es kräftig wehtun und bluten. Das liegt daran, dass der Riss in der Regel das Anoderm mitbetrifft, den sehr sensiblen letzten Abschnitt des Enddarms, der uns als Fühler dient: der uns erkennen lässt, ob von oben etwas Flüssiges, Festes oder Gasförmiges kommt. Ein Einriss in diesem Bereich führt daher zu starken Schmerzen. Immer wieder findet sich auch Blut im Stuhl oder am Toilettenpapier.

Die genaue Entstehung dieser Einrisse ist jedoch unklar. Am besten kann man es mit den kleinen Einrissen eines spröde gewordenen Autoreifens vergleichen. Harter Stuhlgang, zurückliegende Operationen am Anus, passiver Analverkehr oder auch sexueller Missbrauch können Ursachen sein. Es ist jedoch gesichert, dass die Durchblutung in diesem Bereich natürlicherweise eher schlecht ist. Wie die hinterste Wiese des Bauern, die am wenigsten bewässert wird, weil sie am Ende des Versorgungskanals liegt. Die Durchblutung wird zudem durch die

Anspannung der Schließmuskeln (den Sphinktertonus) mitbestimmt. Je höher der Druck hier ist, desto schlechter heilt die Fissur ab. Es konnte in vielen Untersuchungen gezeigt werden, dass der Druck des Schließmuskels bei Patienten mit Fissuren deutlich erhöht ist.[131] Außerdem folgt bei Patienten mit Fissuren auf den rektoanalen Hemmreflex ein abnormaler Anstieg des Schließmuskeldrucks. Dies kann den Krampf im Schließmuskel und die Schmerzen miterklären, die die Patienten während des Stuhlgangs erfahren.[132] Die Schmerzen entstehen jedoch auch, weil dieser Bereich (das Anoderm) sehr gut mit Nervenenden versorgt ist.

Die Diagnose einer Fissur ist relativ einfach und schnell gestellt: Man muss nur die Pobacken etwas auseinanderziehen und genau hinschauen: Meist kann der kleine Riss gesehen werden. Und es tut schon beim Auseinanderziehen weh. Der Trick des Magen-Darm-Spezialisten ist es, hierbei die Pobacken einfach etwas weiter auseinanderzuziehen, das heißt, einfach etwas tiefer in den Anus zu blicken. Eine Untersuchung mit dem Finger oder einem Instrument (Proktoskop) ist meist nicht möglich, da zu schmerzhaft.

Dauern die Beschwerden maximal sechs Wochen an und der Riss ist klein und hat scharfe Ränder, handelt es sich um eine akute Fissur. Eine chronische Fissur zeigt Beschwerden länger als sechs Wochen und ist häufig geschwollen (Ödem) mit unscharfen Rändern und eventuell bereits Vernarbungen (Fibrose). Häufig zeigt sich eine kleine Hautfalte vor der Fissur, der sogenannte Wächtermariske. Fast immer liegen Fissuren bei 6 Uhr oder bei 12 Uhr und stets außerhalb (distal) der Linea dentata. Fissuren an anderen Stellen als der 6-Uhr- oder 12-Uhr-Position (atypische Fissur) sind häufiger mit Erkrankungen wie z.B. HIV, Morbus Crohn, Tuberkulose, STD oder Tumoren vergesellschaftet, sind durch die ärztliche Untersuchung oder auch durch sexuelle Gewalt entstanden.

Die Therapie besteht aus einer Salbe, die die Durchblutung verbessert, indem sie den Druck des Schließmuskels senkt, der Nifedipin-Salbe. Oder »Nilpferd-Salbe«, wie meine kleine Tochter auf der Packung entzifferte, als sie des Lesens noch nicht vollständig mächtig war. Tritt nach sechs Wochen keine Besserung ein, muss diese Behandlung wiederholt werden. Aber auch andere Substanzen können den Druck des Schließmuskels vermindern und so die Abheilung der Fissur beschleunigen, wie das als Paste auf den Anus aufgebrachte Potenzmittel Viagra (Sildenafil).[133] Zudem kann versucht werden, den Druck des Schließmuskels durch Weitungen (Dilatation) zu senken und dadurch die Abheilung zu verbessern. Im Prinzip kann hier ein Plug aus dem Sexshop eingesetzt werden. Eine Untersuchung zeigte jedoch, dass die einfache Massage mit dem eigenen Finger wahrscheinlich die bessere Methode ist.[134] Wieder ein gutes Argument dafür, dass ein Finger im Po eine durchaus sinnvolle Angelegenheit sein kann. Nicht nur zum Spaß.

Praktisch funktioniert die Anti-Fissur-Massage so: Die ersten zwei Tage führt der Patient seinen eigenen Zeigefinger mit viel Gleitgel in den Anus ein und belässt ihn dort für zehn Minuten. Dies tut er zweimal am Tag. An den folgenden fünf Tagen führt er dabei eine kreisende Bewegung aus. Damit heilen Fissuren schneller ab und kommen seltener wieder. Die Theorie dahinter ist, dass die Weitung des Schließmuskels eine Entspannung des meist zu stark angespannten Muskels durch ein negatives Feedback bewirkt. Heilt die Fissur trotzdem nicht ab (und das tun Fissuren öfters nicht), muss eine chirurgische Entfernung (Fissurektomie) durchgeführt werden. Früher wurde ein Schnitt in den Schließmuskel zur Druckentlastung durchgeführt, was jedoch häufig zu Stuhlinkontinenz führte und daher heute nicht mehr empfohlen wird. Es gibt jedoch noch eine andere Möglichkeit, wenn man partout nicht zum Chirurgen möchte: Botox-Spritzen. Genau, Botox aus der Kosmetikabteilung.

Botox – die Biowaffe für den Po

Botulinumtoxin (auch Botulinustoxin, kurz Botox) ist ein hochwirksames Gift, das Nerven und Muskulatur lähmt. Genauer gesagt, hemmt es die Freisetzung von Acetylcholin, einem Stoff, der die Erregung des Nervs auf den Muskel überträgt. Dadurch kommt es zu einer Lähmung des Muskels. Der Name Botox ist von dem lateinischen Wort *botulus* (= Wurst) abgeleitet, weil verdorbene Fleischwaren in Dosen

Botulinumbakterien (*Clostridium botulinum*) enthalten können, die dieses Gift in der sauerstofffreien Atmosphäre der Dose bilden. Es kann also eine Übertragung durch Lebensmittel auftreten. Botulinumtoxin wird als eine der gefährlichsten Biowaffen der Welt eingestuft.

Besser bekannt ist dieses Gift allerdings aus der Kosmetikindustrie. Seit man entdeckte, dass es hautglättend wirkt, spritzt man es zum Beispiel unter Gesichtsfältchen. Durch die Blockade der Nervenübertragung wird die Muskulatur der Haut gelähmt und durch die fehlende Anspannung die darüber liegenden Hautschichten weniger stark gefaltet. Das bewirkt einen glättenden Effekt, oft jedoch aber auch ein erstarrt wirkendes, maskenhaftes Gesicht.

Wenige wissen aber, dass Botox auch bei einigen Eingriffen, die bei Magen-Darm-Erkrankungen durchgeführt werden, hilfreich sein kann, und das nicht nur kosmetisch.

Spritzt man es zum Beispiel bei einer Magenentleerungsstörung und einem engen Magenausgang (Pylorus), können sich die Beschwerden schnell und deutlich bessern. Ebenso hilfreich kann es sein, das Gift in den Schließmuskel (Sphincter ani) zu spritzen, wenn eine Fissur trotz aller Salbenbehandlung nicht abheilen möchte. Durch eine kurzfristige Lähmung des Schließmuskels sinkt der Druck erheblich und die Durchblutung bessert sich, sodass eine Abheilung der meist chronischen Fissur erfolgen kann.[135] Ein Nachteil dieser Behandlung ist der hohe Preis von Botox.

Viele Menschen lassen sich mit Botox die sogenannte »Zornesfalte« im Gesicht (Hautfalten zwischen den Augen) wegspritzen, um freundlicher zu wirken (selbst, wenn sie zornig sind). Psychologen haben festgestellt, dass damit auch ein antidepressiver Effekt auftreten kann, wenn die freundlicher gewordene Mimik im Gesicht der Psyche ein positives Feedback gibt. Ich schlage daher vor, bei Bedarf auch Fältchen im Analbereich mit Botox zu einer freundlichen Form aufzuspritzen, um dauerhaft glücklich zu werden. Das Antidepressivum für den Po – froh mit Po!

Weiten oder Einschneiden – chronische Fissuren

Da man früh erkannt hatte, dass der Druck des Schließmuskels bei Patienten mit hartnäckigen Fissuren sehr hoch ist, kam schon im Jahr 1838 die Idee auf, den Schließmuskel aufzudehnen (Dilatation).[136] In den folgenden Jahren wurde mit allen möglichen Instrumenten (zunächst mit vier Fingern, dann mit aufblasbaren Ballons oder Kunststoff-Dildos mit steigendem Umfang) gedehnt, häufig mit sehr gutem Erfolg. Obwohl das Konzept funktioniert, wurde dieses Verfahren aufgrund einer nicht akzeptabel hohen Stuhlinkontinenzrate wieder aufgegeben, insbesondere auch, da sich chirurgische Verfahren als effektiver und nebenwirkungsärmer durchgesetzt hatten. Hier ist neben der Entfernung der Fissur (Fissurektomie) vor allem ein Einschnitt in den inneren Schließmuskel (laterale innere Sphinkterotomie) zur Druckentlastung das Verfahren der Wahl.[137]

Falsche Uhrzeit am Anus – atypische Fissuren

Wie wichtig es ist, die Uhrzeit (S. 58) am Anus zu kennen, zeigt sich in den folgenden Fällen. Wie schon erwähnt, finden sich Fissuren in der Regel bei 6 Uhr oder 12 Uhr SSL, das heißt also oben zum Bauch oder unten zum Rücken hin. Finden sie sich an anderer Stelle, muss immer kritisch gefragt werden, ob eine andere Erkrankung als eine »einfache« Fissur vorliegt.

Ein tieferer Blick führte zur Diagnose

So war es bei der 20-jährigen Frau, die immer wieder Fissuren bei 3 Uhr SSL und in anderen Positionen hatte. Viele Monate der Behandlung mit Nifedipin-Salbe und Botox-Injektionen hatten keine Abheilung gebracht. Eine Darmspiegelung war bisher noch nie durchgeführt worden, da man bei so einer jungen Frau und ohne weitere Beschwerden keine schlimmeren Krankheiten vermutete. Wir führten dann aber dennoch eine vollständige Darmspiegelung durch und fanden eine ausgeprägte Entzündung im unteren Dünndarm, die auf die chronisch entzündliche Darmerkrankung Morbus Crohn hinwies. Unter der Behandlung dieser Erkrankung (mit sogenannten TNF-Alpha-Hemmern) heilten dann endlich auch die Fissuren ab.

Bei über 40 Prozent der Patienten, die unter der chronisch entzündlichen Darmerkrankung Morbus Crohn leiden, finden sich Veränderungen im Bereich des Anus,[138] sodass bei atypischen Fissuren immer auch an diese Erkrankung gedacht werden muss. Auch Tuberkulose kann sich mit einer Fissur bemerkbar machen, ebenso andere Infektionskrankheiten wie HIV. Doch es kann noch schlimmer kommen. Auch ein Krebs am Anus (Analkarzinom) kann sich wie eine nicht abheilende Fissur präsentieren[139] und wird daher immer wieder verkannt oder erst verspätet erkannt. Schauen Sie daher immer auf die Uhr. Befindet sich die Fissur an der falschen »Uhrzeit«, sollten Sie misstrauisch werden.

Stock im Anus – Fissuren und Zwangsstörungen

»Er hat einen Stock im Arsch« ist eine unfeine Bezeichnung für gehemmte, verklemmte, unsichere oder sehr förmliche Menschen. Und dieser »Stock« kann zu kleinen Rissen im Bereich des Anus führen. Ein sehr hoher Druck im Bereich des Schließmuskels ist sicher ein Grund für die Entstehung von Fissuren. Dieser Druck führt zu einer (noch stärkeren) Verschlechterung der Durchblutung im Bereich des Anus, wodurch eine kleine Wunde sehr lange nicht abheilen kann.

Der Druck des Schließmuskels ist auch von der psychischen Situation eines Menschen abhängig. So finden sich Fissuren häufig bei Menschen in Stresssituationen (wie z. B. bei Flüchtlingen und Immigranten, die neu im Land sind), aber auch oft bei Menschen mit einem überhöhten Ordnungsbewusstsein und Hygieneverhalten. Zwänge wie der Waschzwang sind hiermit verbunden. Wer alles richtig machen will, »kneift die Pobacken zusammen« und verkrampft in diesem Bereich. Der »analfixierte« Mensch oder der »anale Charakter« ist penibel, ordnungsliebend, zwanghaft, sparsam und starrsinnig, weiß der Volksmund. »Du hast ja den Arsch offen« wäre wahrscheinlich das Gegenteil dieser Störung, ist als Vorwurf jedoch nicht weniger unfreundlich als die Aussage »Du hast ja einen Stock im Arsch«.

Wenn Eiter aus dem Anus läuft – Analabszess

Richtig schmerzhaft sind Entzündungen im Po. Allen voran Eiteransammlungen, die sich »Abszess« nennen. Hier liegt die Ursache allen Übels meist in entzündeten Proktodealdrüsen (S. 92). Kann der Eiter nicht abfließen, sammelt und staut er sich an. Es bilden sich häufig rote, überwärmte und stark schmerzende Beulen im Po-Bereich. Prinzipiell muss dann versucht werden, einen Abfluss zu schaffen, das heißt irgendwo einen chirurgischen Schnitt zu machen, um den Eiter ausfließen zu lassen. Der Schmerz nimmt dann meist sehr schnell ab.[140]

Rache der Proktodealdrüsen – Entzündungen

Auch wenn die Proktodealdrüsen nicht mehr für allzu viele Funktionen zu haben sind, sind sie doch ziemlich störanfällig. Sie entzünden sich gerne und führen dann zu Problemen, die sehr schmerzhaft sein und sehr langwierige Probleme verursachen können. Im Bereich der gezähnten Linie (Linea dentata) finden sich als »Täler« kleine Vertiefungen, in denen die Gänge der Proktodealdrüsen münden: die

Krypten. »Kryptein« ist griechisch und bedeutet verbergen oder verstecken. Die Krypta ist der Raum unter dem Chor romanischer Kirchen, der Gräber bedeutender Menschen und Reliquien enthielt.

Die Krypten des Menschen sind ebenso verborgen, jedoch weniger heilig. Sammelt sich in ihnen Stuhl und Bakterien an, können sie verstopfen und sich entzünden. Dann liegt eine Kryptitis vor. Normalerweise wird der Darm entleert, ohne dass Kot in die Krypten gelangt. Kommt es aber beispielsweise zu einer Verstopfung, sodass über einen längeren Zeitraum keine Entleerung stattfinden kann, wird der Stuhl unter Umständen in die Krypten hineingepresst. Ist der Stuhl dann eher hart, kann er die Schleimhaut im Bereich der Krypten verletzen und es kommt zu Entzündungen. Juckreiz und Schmerzen beim Stuhlgang sind hier die häufigsten Beschwerden. Schmerzen während oder nach der Stuhlentleerung sind die entscheidenden Hinweise. Neben Zäpfchen, Antibiotika und Sitzbädern ist auch hier wieder der gute alte Finger im Po eine Wunderwaffe: Die Massage des Anus und vorsichtige Dehnungen können zur Heilung beitragen.

Die Zacken der gezähnten Linie nennt man Analpapillen. Auch diese kleinen Vorsprünge können sich entzünden, man spricht dann von Papillitis. Diese kann ebenfalls sehr weh tun. Die Therapie entspricht derer der Kryptitis. Die größte Rache der degenerierten Proktodealdrüsen liegt jedoch tiefer, wie wir im nächsten Absatz sehen.

Fisteln – die Proktodealdrüsen schlagen zurück

Neben der Funktion als Schleim- und eventuell Geruchsproduzenten scheinen die Proktodealdrüsen eher unnütze Überbleibsel der Entwicklungsgeschichte zu sein und werden als »verkümmert« und fast schon als »unnötig« eingestuft. Wenn sie schon zu nichts gut sind, können sie aber Probleme machen. Gewaltige Probleme. Denn wo würde sich ein bösartiges Bakterium lieber niederlassen, als genau in diesen warmen, weichen, feuchten Taschen? Und wo sich solche Bakterien wohlfühlen, dort bleiben sie und vermehren sich.

Dadurch ist eine Eiteransammlung (Eiter entsteht aus durch Bakterien und Entzündungszellen eingeschmolzenes Gewebe) geboren, ein Abszess (dies ist eine abgekapselte Eiteransammlung). Bildet sich der Eiter am Rand des Afters, ist das als gerötete, schmerzende Schwellung neben dem Anus für jeden Laien gut erkennbar (Perianalabszess). Läuft der Eiter zwischen den Schließmuskeln aus (intersphinktärer oder transsphinktärer Abszess), ist die Erkennung schwieriger und häufig nur dem Facharzt durch spezielle Untersuchungen (MRT oder Ultraschall) möglich. Auf jeden Fall geht ein Abszess mit Schmerzen einher, oft auch mit Fieber und Krankheitsgefühl. Oder der Körper schafft einen röhrenförmigen Weg, den Eiter aus dem Gewebe abzutransportieren: die Fistel.

Nein, das ist nicht die bayrische Form des Wortes Fisten (für die Unbedarften unter Ihnen: Fisten bedeutet, eine ganze Faust in den Anus oder andere Körperhöhlen einzuführen, von englisch Fist = Faust. Dazu erfahren Sie mehr in Kapitel 10, S. 229). Fisteln ist auch keine Handarbeit, die man gemütlich am Kachelofen an Winterabenden durchführt.

Fisteln sind Verbindungen zwischen Strukturen im Körper, die normalerweise nicht verbunden sind. Es sind eitrige Wege, die sich an vielen Stellen des Körpers entwickeln können, am liebsten jedoch im und um den Anus.

Das kann wehtun und mit eitriger Flüssigkeit verbunden sein, die nach außen abläuft und zu schweren Entzündungszuständen – Abszessen – führt. Fisteln sind also Eiterkanäle und verlaufen im Po kreuz und quer und gerne auch durch den Schließmuskel hindurch. Schon Hippokrates, der berühmte Arzt, hat etwa 450 Jahre vor Christus die Fisteln erwähnt: »Die Fisteln entstehen teils aus Quetschungen, teils aus verhärteten Geschwülsten. Auch rühren sie von dem Rudern und Reiten her, wenn herausgeflossenes Blut sich zwischen den Arschbacken (…) versammelt, denn alles dasjenige was fault, zernagt die zarten Theile …« (Abhandlungen des Hippokrates über die Fisteln und Vorfälle des Afters. Leipzig 1781).

Diese röhrenförmigen Verbindungen zwischen dem Enddarm oder dem Analkanal und der äußeren Haut um den Anus können sehr hartnäckig sein. Der Fisteleingang liegt meist im Darm, der Fistelausgang um den Anus herum. Er zeigt sich häufig als kleine Perle mit eitrigem Aussehen. Fast alle Fisteln beginnen im Bereich der Proktodealdrüsen. Seltener können sie auch einfach unter der Haut verlaufen (subkutan, submukös). Dann ist das Auftreten von Nässe, eitrigem Sekret, feuchten Unterhosen, aber auch Schmerzen und Schwellungen (Abszessbildung) möglich.

Eine gute Methode zur Darstellung einer Fistel kann auch das Einspritzen farbiger Flüssigkeit (z. B. Methylenblau) sein. Je nach Verlauf teilt man Fisteln ein in solche, die zwischen den Schließmuskeln verlaufen (transsphinktär), und solchen, die genau hindurchlaufen (intersphinktär) oder drumherum (extrasphinktär). An der Austrittsstelle der Kanäle kann klares, eitriges oder blutiges Sekret beobachtet werden, häufig führt dieses »Nässen« zum Arztbesuch. Es können jedoch auch dumpfe Schmerzen auftreten, bei einer Blockade des Abflusses auch sehr stark. Als Folge ist auch eine größere Eiteransammlung (Abszess) möglich.

Komplizierte Fisteln können auch Hohlorgane wie die Harnblase oder die Geschlechtsteile mit dem Darm verbinden. Nach Entzündungen im Darm (Divertikulitis) ist ebenfalls eine Fistelentstehung möglich, teilweise auch zwischen Darmabschnitten, vom Darm zur Harnblase oder anderen Organen. Bei Verbindungen zur Harnblase kommen dann möglicherweise immer wieder Blasenentzündungen vor. Prinzipiell können Fisteln jedoch überallhin entstehen. Ganz schlecht sind Verbindungen vom Darm zur großen Bauchschlagader (Aorta), da das Blut dann in den Magen-Darm-Trakt läuft und die Gefahr des Verblutens besteht. Es empfiehlt sich daher immer, die Fistel zu behandeln.

Die nächste Blutung verlief tödlich

Der 75-jährige Mann stellte sich mit einer akuten Blutung in der Notaufnahme vor. Erst eine notfallmäßige Röntgenuntersuchung (Computertomografie) konnte als Ursache eine Fistel zwischen dem Dünndarm und einem großen Blutgefäß (der Iliakalarterie) identifizieren, durch die das Blut in den Dünndarm lief. Durch Einlegen einer kleinen Spirale in dieses Blutgefäß (Coiling) wurde die Blutung gestoppt. Trotzdem kam es drei Monate später zu einer erneuten Blutung, an der der Patient verstarb.[141]

Der Stuhlgang geht fremd – enterovaginale Fistel

Auch die Vagina pupst manchmal. Als *Flatus vaginalis* (lateinisch *flatus* = Wind) oder englisch *queefing* bezeichnet man den Austritt von Luft aus der Vagina, was vor allem beim Geschlechtsverkehr und bei sportlichen Betätigungen (Yoga!) auftreten kann. Immer dann, wenn irgendwie Luft in die Vagina hineingepumpt wurde, muss diese eben auch wieder heraus. Das beim Flatus vaginalis entstehende Geräusch ist dem Pups des Anus sehr ähnlich, ist allerdings geruchlos.

Treten jedoch schlecht riechende Gase oder sogar Stuhl aus der Vagina aus, ist der Spaß vorbei und es liegt oft eine ernsthafte Erkrankung zugrunde. Häufig ist die Ursache dann eine Verbindung zwischen Enddarm und Vagina, die enterovaginale Fistel. Diese kann bei entzündlichen Erkrankungen wie Morbus Crohn aber auch nach Geburtsschäden, Tumoren, Bestrahlungen und Infektionen auftreten. In der Regel bedarf es hier eines guten Chirurgen, der diese Fisteln wieder entfernt und ausschließlich dem Anus seine Lizenz zum Pupsen und Kacken zurückgibt.

Anus mit Hochdruck – der enge Anus

Immer wieder hört man von Männern, Analverkehr sei deshalb so schön, weil es dort einfach viel enger als in einer Vagina sei. Prinzipiell ist dies nicht ganz richtig, denn der Enddarm ist nicht enger als eine durchschnittliche Vagina – es sind lediglich die ersten drei bis vier Zentimeter enger, der Analkanal.

Dies liegt, wie erwähnt, am permanenten Druck des inneren Schließmuskels, der durch willentlichen Druck des äußeren Schließmuskels noch verstärkt werden kann. Der innere und der äußere Schließmuskel haben jeweils ca. 55 Prozent bzw. 35 Prozent Anteil am gesamten Druck, der im Darmausgang herrscht. Die restlichen 15 Prozent liefert die Zone der Hämorrhoiden.[142] Diese Hochdruckzone ist wichtig, damit der Stuhl im Enddarm gehalten werden kann. Und diesen Druck muss ein Penis (oder auch alles andere, was in den Anus eingeführt wird) überwinden, bevor er in die Weite des Enddarms vordringt.

Stellt man sich die Vagina als Muskelröhre vor, so gleicht der Anus eher einem zugeknoteten Ballon[143]. Diesen Knoten muss der Penis beim Analsex überwinden, was vermutlich die Ursache für das Gefühl der »größeren Enge« ist. Der Vergleich mit dem zugeknoteten Ballon ist jedoch zu einfach, da der Druck im Bereich der Schließmuskeln stark variieren kann. Zum Beispiel treten bei professionellen Fahrradfahrern höhere Drücke des Schließmuskels auf und damit verbunden auch häufiger kleine schmerzhafte Einrisse am Anus, also Fissuren.[144] Seltener gibt es auch den Fall, dass der Anus durch eine Vernarbung des inneren Schließmuskels, die bei chronischen Entzündungen (Kryptitis, Fisteln, Papillitis) auftreten kann, dauerhaft verengt ist. Dies wird Pektenose genannt und kann zu Schmerzen im Anus führen. Der Finger im Po tastet eine ringförmige, meist schmerzhafte Verengung im Analkanal. Nimmt man Daumen und Zeigefinger zum Tasten, kann dieser Ring wie in einem Rohr hin und her bewegt werden. In extremen Fällen kann es jedoch sogar sein, dass der Finger gar nicht mehr in den Anus eingeführt werden kann. Dann hat man in der Regel ein Problem bis hin zum Stuhlverhalt.

Es muss immer ausgeschlossen werden, dass nicht auch etwas anderes, zum Beispiel ein bösartiger Tumor, die Ursache der Verengung ist. In Narkose kann dann der Magen-Darm-Arzt versuchen, einen kleinen Ballon im Anus aufzublasen, um die Verengung zu weiten. In schweren Fällen kann nur der Chirurg durch einen kleinen Schnitt in den inneren Schließmuskel das Problem lösen.[145] Meistens sind langjährige Entzündungen wie bei Morbus Crohn die Ursache oder zurückliegende Operationen im Bereich des Anus. Es gibt jedoch auch noch weitere Ursachen:

Nebenwirkung eines Medikaments

Die fünf untersuchten Frauen stellten sich mit Schmerzen und Problemen beim Stuhlgang vor. Es wurde jeweils eine starke narbige Verengung des Anus festgestellt, die durch Weitungen behandelt wurden. Allen fünf Frauen war gemeinsam, dass sie unter starker Migräne gelitten und dagegen in den letzten fünf bis zehn Jahre mindestens dreimal pro Tag ergotaminhaltige Zäpfchen angewendet hatten. Das Ergotamin hatte zur Verengung des Anus geführt.[146]

Aber auch andere Substanzen wie Paracetamol oder Salicylsäure als Zäpfchen können bei langfristigem Gebrauch zur Verengung führen.[147] Überlegen Sie sich also gut, was genau und wie lange Sie es in Ihren Anus einführen. Auch wenn Sie Kopfschmerzen haben.

Anus mit Druckverlust – den »Arsch offen haben«

Normalerweise wird der Analkanal durch den Eigendruck des Schließmuskels fest zusammengepresst. Bei einigen Menschen jedoch findet man beim Auseinanderziehen der Pobacken einen weit klaffenden Anus. Schon 1912 wurde wissenschaftlich erwähnt, dass der klaffende Anus häufig ein Hinweis auf Erkrankungen des Anus oder des Darmes, aber auch auf passiven Analverkehr sei.[148] Der Durchmesser eines klaffenden Anus war hierbei invers korrelierend mit dem Druck der Schließmuskeln: je weiter, umso schlaffer der Verschlussdruck.

Misst man mit einer Sonde den Druck im Po, stellt man in Ruhe nur noch einen fast halb so großen Druck fest, wenn der Anus klafft (Median 36 [23–58] vs. 61 [48–75] mmHg). Auch der Kneifdruck ist deutlich niedriger (26 [15–45] vs. 59 [33–106] mmHg).[149] Die häufigsten Gründe für einen »offenen Arsch« sind Verletzungen des inneren Schließmuskels, zum Beispiel bei Frauen während des Geburtsvorgangs, aber auch durch andere Einwirkungen. Die Häufigkeit von Stuhlinkontinenz ist hierbei erhöht.

Anus-Infarkt – wenn nichts mehr geht

Wenn der Blutfluss zu einem Organ aus irgendeinem Grund unterbrochen wird, ist dies meist ungünstig für das betroffene Organ. Im schlechtesten Falle stirbt es ab, weil keine Nährstoffe und vor allem kein Sauerstoff mehr über das Blut geliefert werden. Im Falle des Herzens nennt man das einen Herzinfarkt, im Falle des Hirns einen Hirninfarkt. Mein Vater pflegte mir daher beizubringen: »Ein Blutgerinnsel gehört nicht ins Hirn.« Vom Anus war jedoch nie die Rede.

Gibt es also einen Anus-Infarkt? Die Antwort ist: Ja. Aber sehr, sehr selten. Oder haben Sie etwa schon von einem Bekannten gehört, der keinen Herz- oder Hirninfarkt, sondern einen Anus-Infarkt zu beklagen hatte? Dass er so selten vorkommt, liegt daran, dass der Analkanal und der Enddarm sehr gut mit Blutgefäßen versorgt sind. Die untere, mittlere und obere Arterie des Enddarms (die Rektal-Arterien) bilden zusammen mit anderen Arterien ein Netzwerk von Blutgefäßen (Kollateralen) und vermindern so das Risiko, dass der Blutfluss zum Erliegen kommt.[150] Es sind daher auch nur sehr wenige Fälle von Mangeldurchblutung mit Absterben (Nekrose) des Analkanals beschrieben.

Am häufigsten sind generelle Erkrankungen, die zu Durchblutungsstörungen führen können (Atherosklerose, Diabetes mellitus u. a.) die Ursache. Seltenere Gründe sind Stromverletzungen,[151] infizierte Hämorrhoiden, Bestrahlungen, Nekrose nach einer Behandlung von Hämorrhoiden mit Einspritzen[152] und eine Nekrose, nachdem zu viele Zäpfchen mit dem Schmerzmittel Paracetamol eingesetzt wurden.[153]

Auch nach Gabe von phosphathaltigen Einläufen ist es schon zu dieser Komplikation gekommen.[154] Verzichten Sie also auf zu viele Schmerzzäpfchen über den Anus, auf das Rauchen und leben Sie gesund. Auf diese Art haben Sie nur ein sehr geringes Risiko, jemals einen Arschinfarkt zu erleiden. Und nebenbei verringert sich auch das Risiko für Infarkte der anderen Organe wie zum Beispiel des Herzens und des Hirns.

Abgestorbener Analkanal

Ein 83-jähriger Patient stellte sich bei der Notaufnahme mit Durchfall ohne Blutbeimengungen sowie Schmerzen im Bereich des Anus vor. In seiner medizinischen Geschichte waren ein Diabetes mellitus, ein hoher Blutdruck und eine Alzheimer-Erkrankung zu verzeichnen. Es hatte kein Trauma stattgefunden und es waren keine Zäpfchen oder Einläufe verabreicht worden. Die äußere Untersuchung zeigte eine schwarze Verfärbung, die sich kreisförmig um den gesamten Anus befand. Die Untersuchung mit dem Finger war schmerzhaft, der Druck des Schließmuskels kaum zu spüren, jedoch ohne Hinweis auf einen Tumor oder Blut. Es handelte sich um einen abgestorbenen (nekrotischen) Analkanal. Das abgestorbene Gewebe wurde chirurgisch entfernt und der Patient erholte sich gut. Ursache für diesen Infarkt im Anus waren vermutlich Veränderungen der Blutgefäße (Atherosklerose) und in der Folge eine fehlende Blutversorgung in diesem Bereich.[155]

Mini-Risse am Anus – Rhagaden

Der »kleine Schwester« der Fissur heißt Rhagade. Bei Weitem nicht so schmerzhaft wie die große Schwester, können diese kleinen Einrisse in der oberflächlichen Haut um den Anus herum brennen bis weh tun. Sie entstehen häufig durch Trockenheit im Analbereich, aber auch durch längere Anwendung beispielsweise von cortisonhaltigen Salben oder auch Feuchtpapier (S. 128).

Die beste Therapie hier ist mal wieder, überhaupt nichts zu tun. Lässt man alles weg, was den Anus reizen könnte, verwendet allenfalls etwas rückfettende und zinkhaltige Creme, verschwinden die kleinen Risse von ganz alleine. Nochmals muss ich meinen ehemaligen Chefarzt zitieren: »Das oberste Gebot für einen guten Arzt ist es, der natürlichen Heilung nicht im Weg zu stehen.« Daher wird ein guter Magen-Darm-Arzt häufig empfehlen, am Anus gar nichts zu tun.

Stretch Lesions – noch mehr Risse am Anus

Noch ein seltenerer Fall von kleinen Rissen um den Anus sind die sogenannten Stretch Lesions. Sie entstehen unter anderem durch das Spreizen des Anus, zum Beispiel während einer ärztlichen Untersuchung (theoretisch aber auch bei sexuellen Manövern, die zum Spreizen des Anus führen). Sie sind nicht schmerzhaft, können jedoch bluten. Es ist völlig unklar, warum es hierzu kommt, die Haut um den Anus sieht in der Regel völlig gesund aus. Es scheint jedoch auch hier dass eine übertriebene Analhygiene (auch zu viel und zu häufiger Wasserkontakt) aber auch mechanische Dehnungen wie beim Analverkehr diese kleinen Risse auslösen. Insgesamt sind sie jedoch harmlos.[156]

Seien Sie jedoch nicht böse auf ihren Arzt, wenn nach der Untersuchung des Anus diese kleinen Risse aufgetreten sind. Er kann nichts dafür, konnte es nicht wissen und auch nicht verhindern. Seien Sie beruhigt, es wird schnell zu einer Abheilung kommen, noch bevor Sie Ihren Beschwerdebrief abgeschickt haben.

Flüchtiger Schmerz im Po – Proctalgia fugax

»A pain in the ass«, also »ein Schmerz im Po«, ist ein Schimpfwort aus dem Englischen. Nur wer schon mal wirkliche Schmerzen in diesem Bereich hatte, kann hier mitreden. Plötzliche stechende, starke und beängstigende Schmerzen im Bereich des Anus und Enddarms, oft mit Ausstrahlung in die Pobacken unabhängig vom Stuhlgang und meistens nachts, sind genug Hinweise, um die Diagnose zu stellen. »Krämpfe in der Muskulatur des Enddarms oder Beckenbodens« wurden hier immer als Erklärungsversuch angebracht, aber nie bewiesen. Andere Erklärungsversuche sind Stress[157] und eine erbliche Veränderung im Schließmuskel[158]. Eine Studie konnte zeigen, dass die *Proctalgia fugax* mit plötzlich auftretenden starken elektromuskulären Störungen des Schließmuskels einhergehen. Dies konnte mit einer Druckmessung (Analmanometrie) gezeigt werden. Es wurde hier eine Überaktivität unseres unbewussten Nervensystems (Sympathikus) als Ursache diskutiert, die vor allem in Phasen mit Stress auftreten kann.[159]

Bei bis zu 15 Prozent aller Erwachsenen tritt die Proctalgia fugax auf und zählt damit zu den häufigen Leiden.[160] In der Regel verschwindet der Schmerz recht schnell wieder, wenn der Patient aufsteht und umherläuft. Ob ein warmes Sitzbad (S. 74) hilfreich ist, ist fraglich. Magnesium könnte helfen und schadet auf keinen Fall. Eine Selbstmassage, bei der man mit der Faust gegen den Anus presst, kann ebenfalls helfen. In schweren Fällen kann das Asthmaspray Salbutamol eingesetzt werden. Zwei Hübe führen meist zum Verschwinden der Schmerzen.[161] Andere Therapieversuche sind Nifedipin-Salbe, die den Schließmuskel entspannt, oder Botox-Spritzen in den Schließmuskel (S. 138). Am wirksamsten ist wahrscheinlich das Asthmaspray, weshalb wir das teure Botox-Gift für andere Probleme aufheben (siehe Fissuren, S. 141).

Eine Methodenkombination half zu entspannen

Der 42-jährige Krankenhausangestellte litt seit drei Monaten an immer wiederkehrenden Schmerzen im Bereich des Anus und »tief im Enddarm«, die immer nur nachts auftraten. Die Schmerzen waren stechend, teilweise auch dumpf, hielten meist fünf Minuten an und verschwanden dann wieder. Zwischen diesen Episoden und tagsüber hatte er keinerlei Beschwerden. Der Angestellte hatte gerade seinen Job gewechselt, saß viel und hatte tendenziell eine ängstliche und perfektionistische Persönlichkeit. Unsere Rückversicherung, dass nichts Schlimmes vorliegt, sowie der Einsatz von warmen Sitzbädern, Salbutamol-Spray und einer Selbstmassage im Bereich des Anus halfen ihm bei der Besserung der Beschwerden.

Der Wulst im Po – Levator-ani-Syndrom

Der große Anus-Heber (*Musculus levator ani*) ist ein wichtiger Muskel. Er bildet einen großen Teil des Beckenbodens und hält den Enddarm durch seine Spannung geknickt (*Flexura perinealis*). Der geknickte Darm hat es dann leichter, den Stuhl zu halten. Auf diese Weise hilft dieser Muskel den Schließmuskeln dabei, den Stuhl nur dann loszulassen, wenn wir das wollen.

Während des Stuhlgangs hebt der Levator ani den Anus nach oben und bringt den Enddarm so in eine gerade Position, was die Entleerung unterstützt. Ein Teil dieses Muskels umschließt bei der Frau die Vagina und ermöglicht es ihr zum Beispiel, einen Penis fest in der Vagina zu halten. Ein wichtiger Muskel also. Kommt dieser Muskel aber in Stress, zum Beispiel durch zu langes Sitzen, eine Geburt oder durch chirurgische Eingriffe, manchmal aber auch durch Stuhlgang oder Geschlechtsverkehr, kann er sich verkrampfen.[162] Und das tut – wie bei allen anderen Muskelkrämpfen – weh.

Warum das bei bestimmten Menschen, vor allem bei Frauen, passiert, ist eigentlich unklar. Wenn alle anderen Ursachen ausgeschlossen sind und der untersuchende Finger im Po einen verhärteten, schmerzhaften Muskelwulst tastet, kann man die Diagnose stellen. Meist findet man den Wulst links, also bei 3 Uhr SSL. Die Therapie ist schwierig. Eine Zeitlang bestand sie darin, den Muskelwulst chirurgisch zu durchtrennen, man stellte jedoch bald fest, dass die Patienten danach den Stuhl nicht mehr halten konnten. Keine gute Idee also. Neben warmen Sitzbädern, muskelentspannenden Medikamenten (Diazepam) und Biofeedback gibt es noch eine sehr wirksame Therapie. Raten Sie mal – ja, es ist der Finger im Po. Empfohlen ist viermal pro Woche eine Massage mit dem Finger im Po.[163]

Sitzen verschlimmerte das Leiden

Der 45-jährige Anlageberater, der täglich viele Stunden an seinem Schreibtisch saß, litt unter dumpfen, drückenden Schmerzen im Bereich des Anus tagsüber, aber auch nachts. Oft hielt der Schmerz stundenlang an und begann manchmal auch während des Stuhlgangs. Vor allem im Sitzen waren diese Schmerzen sehr stark und hinderten ihn immer häufiger daran, seine Kunden zu betreuen. Eine Darmspiegelung und ein Röntgenbild waren unauffällig. Doch mit dem tastenden Finger fand ich einen schmerzhaften Muskelwulst bei 3 Uhr SSL. Das Levator-ani-Syndrom. Unter Massagen des Anus, Sitzbädern und Medikamenten wurden die Beschwerden langsam besser.

Der eingeklemmte Po-Nerv

Sind Sie gerne und häufig mit dem Fahrrad unterwegs? Haben Sie Schmerzen im Sitzen? Haben Sie eventuell Missempfindungen im Geschlechtsorgan oder im Bereich des Damms? Dann könnte es sich um eine Einklemmung des *Nervus pudendus* handeln. Dieser Nerv entspringt dem Rückenmark und wandert durch die Öffnung in das

Becken, zieht an einigen Bändern vorbei und versorgt die Geschlechtsorgane, den Beckenboden und den Damm. Auf seinem Weg muss er durch einige Lücken der Bänder im Beckenboden und durch den Pudendus-Kanal.

Immer, wenn es zu Verengungen in diesen Lücken kommt, kann der Nerv einklemmen und Beschwerden machen. Meist passiert dies bei Frauen nach schwierigen Geburtsvorgängen oder durch Senkung des Beckenbodens. Es kann dann vor allem beim Sitzen oder Fahrradfahren zu plötzlich einschießenden, oft elektrisierenden Schmerzen im Bereich des Damms kommen.

1987 wurde diese Erkrankung erstmalig bei einem ambitionierten Fahrradfahrer beschrieben, der plötzlich im Bereich des Damms Schmerzen bekommen hatte.[164] Auch Schmerzen in der Vagina oder dem Hoden oder eben dem Enddarm und dem Anus können auftreten, meist nur auf einer Seite.[165] Nachts sind diese Schmerzen in der Regel nicht vorhanden und sind so von der Proctalgia fugax (S. 152) abgrenzbar, die fast immer nachts auftritt. Der Schmerz kann sich auch bei Geschlechtsverkehr zeigen oder schlimmer werden.[166]

Röntgenbilder oder MRTs können Krankheiten zwar ausschließen, jedoch meist den eingeklemmten Nerv selbst nicht darstellen. Die Diagnose kann gestellt werden, wenn es zu Beschwerden im Bereich des Versorgungsgebietes dieses Nervs kommt, wenn der Schmerz im Sitzen schlimmer wird, wenn er nicht in der Nacht auftritt, wenn keine Gefühlsverluste eintreten und wenn eine Blockade des Nervs (Pudendusblock) wirksam ist. Die beste Möglichkeit zur Diagnostizierung besteht darin, den Nerv zu betäuben, was häufig auch die Therapiemethode der Wahl darstellt. In schweren Fällen muss jedoch operiert und der Nerv wieder freigelegt werden (Neurolyse).[167]

Der Anus schmerzt grundlos

Hat man Fissuren, Abszesse, Entzündungen, Tumoren und Erkrankungen der weiblichen Geschlechtsorgane, der Harnblase, der Prostata und des Rückenmarkes ausgeschlossen, womöglich eine Darmspiegelung, eine MRT-Untersuchung und anderes durchgeführt, und es tut trotzdem seit mehr als drei Monaten immer wieder oder konstant am Anus weh, spricht man von FARP (functional anorectal pain). Das bedeutet ungefähr so viel wie: »Wir haben keine Ahnung, warum Sie Schmerzen am Anus haben.«

Der Schmerz kann dumpf, scharf, krampfartig oder brennend sein, strahlt jedoch selten in andere Körpergebiete aus als die Schmerzen, für die sich eine klare Ursache finden lässt. Häufig geht dies mit Depressionen oder Angststörungen einher, wobei aber unklar ist, ob die Depression erst durch den dauernden Schmerz entsteht oder umgekehrt. Bei einem Teil der Patienten mit FARP kann eine Therapie mit Biofeedback, Sitzbädern und muskelentspannenden Medikamenten hilfreich sein, aber auch die in diesem Buch immer wieder gepriesene Analmassage.[168] Nehmen Sie also wieder einmal Ihren Zauberfinger zur Hilfe und massieren Sie den Anus oder lassen Sie sich von jemanden den Anus massieren. Dies kann hilfreicher sein als der Psychiater oder das Antidepressivum.

7 Was baumelt am Anus?
Hämorrhoiden, Marisken & Co.

Marisken – Segel im Winde der Flatulenz

Kleine Hautzipfel am Anus, genauer gesagt am Übergang zwischen der Haut (Anoderm) und der Analschleimhaut, nennen sich Marisken. Fälschlicherweise werden sie oft als Hämorrhoiden bezeichnet. Wie kleine Segel flattern sie im Winde der Fürze (Flatulenz) und haben eigentlich gar keinen Krankheitswert. Aber auch keinen Nutzen. Zumindest ist dieser noch nicht bekannt. Sie können selten, je nach Größe, zu Problemen bei der Hygiene führen, sich entzünden oder auch stark anschwellen (Ödem). In diesen Fällen ist dann eine Entfernung möglich.

Häufiger sind jedoch Sorgen um die Schönheit des Anus. Diese Sorgen können solche Ausmaße erreichen, dass wir schon einzelne Marisken von fünf Millimetern Größe entfernen mussten – einfach, weil sie den Besitzer störten und der Leidensdruck enorm war.

Warum und wie Marisken entstehen, ist unklar. Eine Theorie besagt, dass eine vergangene Analvenenthrombose (S. 175) einen Hautlappen hinterlässt. Bilden sich die Marisken ringförmig um den Anus und setzen ihm eine Krone auf, spricht man von einem Mariskenkranz. Entfernen lässt sich ein solcher Kranz in der Regel nur vom Chirurgen.

Feigwarzen am Anus – Kondom gegen Condylom?

Doch nicht immer sind es harmlose Marisken, die man so am Anus fühlt. Andere kleine Hautanhängsel, die sich genauso anfühlen und häufig auch etwas so aussehen wie Marisken, sind sogenannte Condylome oder auch Feigwarzen. Diese kleinen Anhängsel können sich durch eine Infektion mit einem Virus (dem humanen Papillomavirus) bilden. Sie können in oder um den Anus auftreten, aber auch an Vagina oder Penis, und zwar in einer Vielfalt von Formen. Mal sind es flache Läsionen, mal jedoch auch blumenkohlartige Beulen oder auch ein ganzer »Rasen« um den Anus herum.

»Das muss vom Saunabesuch kommen« oder »Da war das öffentliche Klo nicht sauber« sind die entsprechenden Kommentare, die gerne dazu abgegeben werden. Vielleicht hat das Wort »Feigwarze« ja seine Ursprung auch darin, dass die Antwort auf das Woher meistens eher eine feige Ausrede ist. Denn leider ist es oft nicht die ganze Wahrheit und die Übertragung ist eben doch durch ungeschützten Geschlechtsverkehr aufgetreten, da sich diese Viren über Haut-zu-Haut-Kontakt übertragen. Nicht nur beim Geschlechtsverkehr, sondern eben meistens auch beim Analverkehr. Und diese Wahrheit könnte unter Umständen ein ganzes psychosoziales Gefüge mit Ehe, Familie und heterosexueller Orientierung aus dem Rahmen bringen. Stichwort: Wie erkläre ich das zu Hause?

Es hat sich daher bewährt, nicht nach dem Woher zu fragen, sondern die lästigen Anhängsel einfach zu entfernen. Dies geht meist problemlos mit einer Laserbehandlung oder Cremes, die jedoch starke Entzündungen zurücklassen können (Aldara). Sehr äußerliche Condylome trägt häufig der Hautarzt ab, Condylome im Analkanal können endoskopisch durch den Magen-Darm-Arzt entfernt werden.

Vorsicht sollte bei größeren Warzen (über einen Zentimeter) walten: Hier könnten schon leichte Entartungen oder sogar ein bösartiger Tumor aufgetreten sein. Diese Anhängsel sollte besser der Chirurg entfernen, damit sie im Ganzen unter dem Mikroskop untersucht werden können. Meistens handelt es sich um die Untergruppen Typ 6, 11, 16 und 18, wobei die beiden letzten mit einem höheren Risiko für bösartige Tumoren des Anus und des Gebärmutterhalses einhergehen.[169] Eine Untersuchung des Geschlechtspartners oder der Geschlechtspartnerin ist – wie bei jeder übertragbaren infektiösen Erkrankung – immer empfohlen, auch um eine erneute Infektion zu verhindern. Einen Schutz vor der Übertragung bieten nur zum Teil, wie bei vielen anderen Infektionen, Kondome. Da die Feigwarzen jedoch auch auf dem Schamhügel und an anderen Stellen sitzen können, sind Kondome zwar kein vollständiger Schutz vor der Übertragung trotzdem gilt: lieber Kondom als Condylom.

Feigwarzen waren nicht harmlos

Immer wieder hatte sich der Patient verschiedenen Ärzten zur Entfernung lästiger Feigwarzen am Anus vorgestellt. Als er sich wieder einmal kleine Warzen durch eine neue Infektion entfernen lassen wollte, war einer der kleinen Knoten schon auf die Größe von einem Zentimeter angewachsen. Wir entschieden uns daher, diesen Knoten abzutragen und untersuchen zu lassen. Die Gewebeanalyse zeigte dann das Vorliegen bösartiger Zellen, ein Analkarzinom. Unter einer Bestrahlungstherapie heilte dieser Tumor letztendlich ab.

Dressing für den Anus – Essig auf den Po

Es ist nicht immer auf den ersten Blick zu entscheiden, ob es sich um Condylome oder um einfache Hautlappen (also Marisken) handelt. Man kann die Haut um den Anus mit einer drei- bis fünfprozentigen Essigsäure benetzen. Feigwarzen verfärben sich dadurch weiß. Mit dieser Methode können auch kaum sichtbare Feigwarzen nachgewiesen werden. Die Ausbreitung der Feigwarzen ist so auch besser erkennbar und zu verstehen.

Jedoch hat diese Prüfung auch Nachteile: Nicht zwingend färbt sich jede Feigwarze weiß. Ebenso werden durch den Essigsäuretest auch andere oberflächliche Veränderungen der Haut weiß verfärbt. Ein erfahrener Arzt sollte jedoch einen Blick dafür haben und kann dies meist unterscheiden. Somit bleibt festzuhalten, dass dieser Test selbstverständlich auch zu Hause selbst durchgeführt werden kann. Ob Sie dann jedoch sicher sind mit der Diagnose, ist sehr fraglich. Im Zweifelsfall ist der Arztbesuch die bessere Wahl.

Was Anus und Gebärmutterhals gemeinsam haben

Vielleicht noch bekannter als die kleinen Feigwarzen am Anus sind Papillomaviren im Bereich des Gebärmutterhalses. Hier sind sie der Hauptrisikofaktor für das Entstehen von Gebärmutterhalskrebs. Die Infektion mit dem Virus führt zu Veränderungen der Zellen zu Vorstufen (CIN = cervical intraepithelial neoplasia), die in einem Abstrich nachgewiesen werden können – ein Grund dafür, dass Frauen ab dem 20. Lebensjahr regelmäßig zur Vorsorge gehen sollten. Fast die Hälfte aller Frauen, bei denen man höhergradige Veränderungen feststellt (CIN 2), haben auch eine Infektion mit HPV im Bereich ihres Anus.[170]

Doch was hat der Anus mit dem Gebärmutterhals gemeinsam, sodass die Viren so scharf auf beide sind? Wahrscheinlich liegt es daran, dass sich die Viren in genau diesem Zellbereich, dem Bereich der »Übergangszone«, sehr wohl fühlen und vermehren können. Diese Zonen sind anfällig für Infektionen und die Entwicklung von Tumoren.

Zwischen Speiseröhre und Magen findet sich eine solche Zone, in der das Risiko für Speiseröhrenkrebs (Barrett-Karzinom) erhöht ist, aber eben auch im Bereich von Gebärmutterhals und Anus. In diesen Übergangszonen geht jeweils eine Schicht (Plattenepithell) in die andere (Zylinderepithel) über. Im Anus heißt diese Zone des Übergangs vom äußeren Plattenepithel des Analkanals zum inneren Zylinderepithel des Enddarms Transitionalzone; im Gebärmutterhals heißt sie Junktionszone und kann sich je nach hormoneller Situation nach innen oder außen verlagern. In diesen Übergangszonen entstehen neue Zellen und es findet ein reger Umbau statt. Wahrscheinlich mögen die Viren das und infizieren deshalb gerne diesen Bereich. Bleiben sie dort, kann es zu Zellveränderungen (Dysplasien) und in der Folge zu Tumoren kommen.[171] Frauen mit einer HPV-Infektion und vor allem mit höhergradigen Veränderungen am Gebärmutterhals sollten daher immer auch auf eine Infektion im Bereich des Anus getestet werden.[172] Denn Anus und Zervix stehen sich sehr nahe.

Krebs am Anus – das Analkarzinom

Doch nach Infektionen mit den Papillomaviren kann es noch schlimmer kommen. Diese Viren können nicht nur zu Condylomen oder den bösartigen Tumoren des Gebärmutterhalses führen, sondern sind an fast allen Fällen von Krebs am Anus schuld. Es handelt sich meistens um Hochrisikotypen des Virus (Typ 16), der sich besonders gerne einnistet und zu Veränderungen der menschlichen Zellen führen kann.

Obgleich HIV-positive Patienten häufiger betroffen sind, nimmt die Häufigkeit dieses Tumors auch insgesamt zu. Er tritt vor allem bei Frauen auf. Dennoch werden Frauen, bei denen eine Infektion im Bereich des Gebärmutterhalses nachgewiesen worden ist, immer noch nicht konsequent darauf untersucht, ob die Viren auch im Anus leben. Das ist ein großer Fehler. Einige Tumoren könnten so wahrscheinlich verhindert werden.

Analverkehr (empfangend) ist ein weiteres Risiko, die unbeliebten Viren als Souvenir und Erinnerung zu erhalten. Haben sie sich erst einmal in der Übergangszone im Analkanal eingenistet, kann es im Laufe der Jahre zu Veränderungen der Zellen (Mutationen) kommen, die zunächst zu sogenannten Dysplasien führen. Im Bereich des Gebärmutterhalses heißen sie CIN (zervikale intraepitheliale Neoplasie), im Bereich des Anus AIN (anale intraepitheliale Neoplasie). Je nach Veränderungsgrad teilt man sie in drei Stufen ein: schlecht, schlechter, am schlechtesten. Höhergradige CIN oder AIN müssen meist chirurgisch entfernt werden.

Es ist also besser, alles daranzusetzen, eine Infektion mit dem Papillomavirus zu vermeiden. Derzeit werden auch Impfungen angeboten, die bei Mädchen vor dem ersten Geschlechtsverkehr durchgeführt werden können und so eine Infektion mit HPV meist vermeiden. Ob dadurch langfristig das Risiko für Gebärmutterhalskrebs oder Analkrebs sinkt, ist aktuell jedoch noch nicht abschließend geklärt. Auch für Jungen wird diese Impfung angeboten. Eine eigentliche Therapie, wenn sich HPV bereits eingenistet hat, ist derzeit nicht bekannt. Interessant ist daher die Beobachtung, dass eine hochdosierte Therapie mit Probiotika in einigen Fällen zum Verschwinden von HPV führte:

Probiotika gegen Papillomavirus

Ein 56-jähriger HIV-positiver Mann stellte sich wegen Schmerzen und Juckreiz am Anus bei seinem Arzt vor. In der Untersuchung fanden sich um und im Anus multiple Condylome mit positivem Befund für Papillomavirus Typ 18. In den Gewebeproben zeigten sich dann auch noch Hinweise auf eine bösartige Veränderung (Morbus Bowen) und es musste das Gewebe entfernt werden. Um die Entzündung nach dieser Operation zu vermindern, wurde eine Therapie mit Probiotika über vier Monate hochdosiert über den Mund und als Einlauf in den Anus gegeben. Erstaunlicherweise war nach dieser Therapie kein Papillomavirus mehr nachweisbar.[173]

Sicher ist dies noch keine bewiesene Therapie. Sollte es jedoch möglich sein, über die Zufuhr »guter« Bakterien die Viren aus uns zu verscheuchen, wäre das eine schöne und natürliche Therapieform. Hoffen wir, dass sich die Wissenschaft dieser Fragestellung bald annimmt!

Polypen im Anus – Blumen im Enddarm

Dickdarmkrebs ist eine der häufigsten Krebsarten der westlichen Welt. Fast die Hälfte der Darmkrebsfälle sind Krebsarten im Enddarm (Rektumkarzinome). Da sich unser Darm ständig selbst erneuert und dadurch viele Zellen neu gebildet werden, dazu noch alle möglichen Substanzen, Giftstoffe, Bakterien, Parasiten und vieles mehr durch unseren Darm laufen, kann es leicht zu Fehlern in den Zellteilungsprogrammen kommen. Dadurch entstehen zunächst, meistens auch bei erblicher Veranlagung, sogenannte Polypen.

»Polyp« ist in der Medizin kein abwertendes Wort für einen Polizisten, sondern für meist gutartige Gewächse, die sich in der Nase, Gallenblase, Gebärmutter und vor allem auch im Dickdarm finden. Diese Polypen verhalten sich meist friedlich und tun niemand etwas zuleide. Das Problem ist jedoch, dass Darmkrebs so gut wie immer aus diesen Polypen hervorgeht und man daher bei Darmspiegelungen begonnen hat, Polypen zu entfernen. Der Erfolg sind weniger Darmkrebsfälle – bei denjenigen, die eine Darmspiegelung durchführen lassen. Warum jedoch der eine oder andere Polyp sich irgendwann entscheidet, zu einem bösartigen Tumor zu entarten, ist hier die derzeit ungelöste Nobelpreisfrage. Daher werden Polypen im Darm immer entfernt – nur ein entfernter Polyp ist ein guter Polyp. Da man Polypen nicht spürt und nicht sieht, muss man aber eine Darmspiegelung auf sich nehmen. Nur ganz selten treten die Polypen durch den Anus nach außen und werden sichtbar:

Polypen wurden rechtzeitig erkannt

»Es tritt beim Pressen immer wieder aus mir heraus« war die Aussage einer 24-jährigen Patientin, bei der ich dann in der Proktoskopie (der Untersuchung des Enddarms) einen kleinen Polypen im unteren Enddarm fand. Trotz ihres jungen Alters wurde dann deswegen eine vollständige Darmspiegelung durchgeführt, bei der nicht nur der Polyp aus dem Enddarm, sondern auch viele weitere Polypen aus dem gesamten Dickdarm entfernt werden konnten. Obgleich alle Polypen gutartig waren, konnte ein Polyposis-Syndrom festgestellt werden. Bei solchen Erkrankungen tritt mit fast hundertprozentiger Sicherheit Darmkrebs meist im frühen Lebensalter auf. Durch regelmäßige Kontrollen und die Entfernung von Polypen konnte dies nun dank des Polyps im Enddarm, der sich nach außen gewagt hatte, entdeckt und rechtzeitig verhindert werden.

Blumenkohl im Anus – bösartige Tumoren

Wenn alle Vorsorge versagt hat, können bösartige Tumoren am und im Anus entstehen. Sie sind zwar gottseidank selten, nehmen in der Häufigkeit aber langsam zu. Sie können vom umgebenden Hautgewebe (perianaler Hautkrebs), vom Analkanal (Analkarzinom) oder von den Proktodealdrüsen (Adenokarzinome) ausgehen. Die schon genannten Tumoren im Enddarm (Rektumkarzinom) gehören nicht hierzu und haben eine andere Biologie – sie entwickeln sich fast immer aus gutartigen Polypen (S.162), wenn man sie nicht in einer Darmspiegelung entfernt. Hämorrhoiden, Fisteln oder Fissuren erhöhen nicht das Risiko, an Tumoren im Analbereich zu erkranken.[174] Es finden sich jedoch viele Hinweise, dass das Risiko allgemein für Frauen und für Raucher erhöht ist. Infektionen mit dem erwähnten humanen Papillomavirus (HPV), die zu den oben beschriebenen Condylomen und in der Folge zu bösartigen Veränderungen (AIN) führen können, sind ganz klar ein Risiko und die Angst des Magen-Darm-Spezialisten, Tumorvorstufen (AIN = anale intraepitheliale Neoplasie) zu übersehen, ist nicht unberechtigt. Häufig handelt es sich um sehr kleine, unscheinbare Condylome, die schon bösartige Veränderungen aufweisen.

Auch andere Infektionen mit Gonorrhö, Chlamydien, Herpesviren und HIV erhöhen das Risiko für Tumoren am Anus und sollten wenn möglich immer behandelt werden. Eine große Studie fand jedoch heraus, dass der größte Risikofaktor für Tumoren am Anus der ist, mehr als zehn Sexualpartner im Verlauf des Lebens zu haben.[175]

Es wäre jedoch falsch, an dieser Stelle den moralischen Zeigefinger zu erheben und zur Treue oder Abstinenz zu mahnen. Vielmehr ist es eine Gelegenheit, einfach nochmals das gute alte Kondom zu empfehlen. Und das Rauchen aufzugeben, denn das hat viele positive Auswirkungen. Ist der Tumor erst einmal da, muss in der Regel eine chirurgische radiotherapeutische (Bestrahlung) oder chemotherapeutische Therapie oder eine Kombination davon durchgeführt werden. Zur Vorsorge ist wiederum der gute alte Finger eine der allerbesten Möglichkeiten. Tastet man selbst oder lässt den Partner tasten, lassen sich neu aufgetretene Veränderungen früher erkennen. Studien haben dies klar bestätigt.[176]

Wofür der Anus berühmt ist – Hämorrhoiden

Als Johnny Cash mit dem Song »Ring of Fire« herauskam, ging es um seine Alkohol- und Tablettensucht und um heimliche Liebe. Irgendwann soll er in einem Interview auf die ewig gleiche Frage nach der Bedeutung des Songtitels geantwortet haben: »Es geht in Wirklichkeit um meine Hämorrhoiden.«

Eigentlich gibt es kein häufiger diskutiertes Thema als Hämorrhoiden. Das Wort »Hämorrhoiden« stammt aus dem Griechischen und heißt übersetzt »fließendes Blut« (haíma = Blut, rhéin = fließen). Der Blutfluss aus dem Anus also.

Schätzungen zufolge leidet praktisch jeder Mensch mindestens einmal in seinem Leben an diesen Knoten im Anusbereich. Meistens handelt es sich auch wirklich um Hämorrhoiden oder um Probleme, die diese als Ursache haben. Doch es sind nicht immer Hämorrhoiden, und schwere Erkrankungen werden immer wieder verschleppt, weil man sich mit der Erklärung »Hämorrhoiden« in sicheren Gefilden wähnt.

Alles, was irgendwie im Bereich des Anus passiert, wird gerne als »Hämorrhoide« bezeichnet. Schon 1500 v. Chr. werden Hämorrhoidalbeschwerden in Papyri erwähnt. Auch in der Bibel wird dieses Leiden erwähnt (im Alten Testament, 1. Buch Samuel, Kapitel 5). Das liegt unter anderem daran, dass alle Menschen Hämorrhoiden haben und dass es ein Teil des Darmes ist, den man zuweilen spürt oder sogar sieht oder der sich durch Blutungen äußern kann. Doch dies ist eigentlich keine Erkrankung, sondern der Normalzustand.

Wenn der Schließmuskel die Tür ist, die den Enddarm verschließt, damit wir keinen festen Stuhl verlieren, dann sind die Hämorrhoiden die Türdichtung, die uns davor bewahrt, Flüssigkeit durch die »Türritzen« zu verlieren. Auch Luft (Fürze) könnten wir ohne die Hämorrhoiden nicht lange zurückhalten. Hämorrhoiden sind also eine Feindichtung. Ein Netz von Venen, also Blutgefäßen, das sich kranzförmig im Inneren des Analkanals – des letzten Abschnitts des Enddarms – ausbreitet und zusammen mit Bindegewebe eine Art Kissen bildet, das den geschlossenen Anus abdichtet, indem sich bei Verschluss des Schließmuskels das Blut in diese Kissen zurückstaut. Meist bei 3 Uhr, 7 Uhr und 11 Uhr SSL (siehe oben). Finden sich diese Kissen oberhalb der gezähnten Linie (Linea dentata), spricht man von inneren Hämorrhoiden, sind sie darunter, spricht man von äußeren Hämorrhoiden.

Füllt sich der Enddarm mit Stuhl, dann spannt sich der Schließmuskel an. Hierdurch wird der Abfluss des Blutes aus den Hämorrhoidalgefäßen blockiert. Das Gewebe schwillt an und kleidet den Darmausgang vollständig und lückenlos aus – die Abdichtung ist optimal. Nach der Stuhlentleerung entspannt sich dieser Bereich wieder und das Hämorrhoidalkissen wird kleiner. So weit, so gut.

Wie Krampfadern im Bein können auch Hämorrhoiden im Laufe des Lebens größer werden, bluten, jucken oder sich beim Pressen aus dem Enddarm hinausbewegen und im schlechtesten Fall auch dort bleiben. Vor dem dreißigsten Lebensjahr sind Hämorrhoiden aber selten. Ab diesem Alter werden die Gewebefasern (elastische und kollagene), die die Blutgefäße im Hämorrhoidalgeflecht ummanteln, aber altersbedingt schwächer. Zudem steigen oft der Druck und der Blutfluss in den Blutgefäßen an, wodurch sich die Blutgefäße vergrößern. Es werden auch neue Blutgefäße zusätzlich gebildet (Neovaskularisation). Diese vergrößerten Blutgefäße und Bindegewebefasern werden dann von der Schwerkraft nach unten gezogen (die Schwerkraft siegt immer!) und können sogar aus dem Analkanal herausschauen. Dabei handelt es sich dann um drittgradige Hämorrhoiden.

Interessanterweise ist nicht vollkommen klar, warum es zu einer Vergrößerung der Hämorrhoiden kommt. Trotzdem sind dies eher Theorien als wirklich gut bewiesene Fakten. Es fehlt auch die Erklärung, warum auch schon junge Menschen an vergrößerten Hämorrhoiden leiden können. Risikofaktoren sind vor allem eine erbliche Veranlagung, aber auch Schwangerschaft, Übergewicht, ungewohnte körperliche Anstrengung, zu hoher Kaffee- und Alkoholgenuss, scharfe Gewürze und langes Sitzen sowie zu langes Pressen auf dem WC.

Hämorrhoiden ersten Grades sind nur mittels Enddarmspiegelung (Proktoskopie) als Gefäßpolster im Analkanal sichtbar. Sie bleiben immer, wo sie sind, und führen in der Regel nie zu Beschwerden, können aber bluten und die Menschen hierdurch verunsichern. Hämorrhoiden zweiten Grades drücken sich bei der Stuhlentleerung und beim Pressen durch den After nach außen vor, gleiten aber spontan wieder zurück. Gehen die Hämorrhoiden nicht mehr spontan nach dem Pressen zurück, sondern müssen mit dem Finger in den After gedrückt werden, sind Hämorrhoiden dritten Grades erreicht. Ist ein Zurückdrücken der Hämorrhoiden überhaupt nicht mehr möglich, liegen Hämorrhoiden vierten Grades vor. Um nochmals meinen ehemaligen Chefarzt zu zitieren: »Um fünftgradige Hämorrhoiden handelt es sich, wenn die Hämorrhoiden zuerst den Raum betreten.«

In der Regel verursachen Hämorrhoiden – auch wenn sie riesig sind – keine Schmerzen. Tut es also weh, muss etwas anderes vorliegen (zum Beispiel eine Analvenenthrombose, S. 175). Doch sie können bluten. Meist nur wenig, manchmal jedoch dramatisch. Durch kleinste Verbindungen zwischen Venen (dunkles Blut) und Arterien (helles Blut) im Netz der Blutgefäße kann sehr helles Blut (arterielles Blut) sichtbar werden, was in der Toilettenschüssel noch dramatischer aussieht.[177] Eine Unzahl von Smartphone-Bildern dieser blutigen Toilettenschüsseln hat der Magen-Darm-Arzt schon ansehen dürfen.

Warum jedoch kommt es bei Hämorrhoiden häufig zu Juckreiz? Es liegt daran, dass die Feindichtung des Anus durch die geschwollenen Kissen der Hämorrhoiden gestört wird. Dadurch kommt es zu einem feinen, aber konstanten und meist unbemerkten Auslaufen von Flüssigkeit aus dem Enddarm, was die sensible Haut um den Anus reizt. Juckreiz und Entzündungen (Ekzeme) treten auf. Schmerzen entstehen in der Regel nur, wenn eine größere Hämorrhoide durch den Schließmuskel eingeklemmt wird. Auf diese Weise wird der Rückfluss des Blutes im Hämorrhoiden abgeklemmt, es kommt zur Schwellung und Abschnürung, was die Schmerzen verursacht. Napoleon Bonapar-

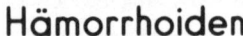

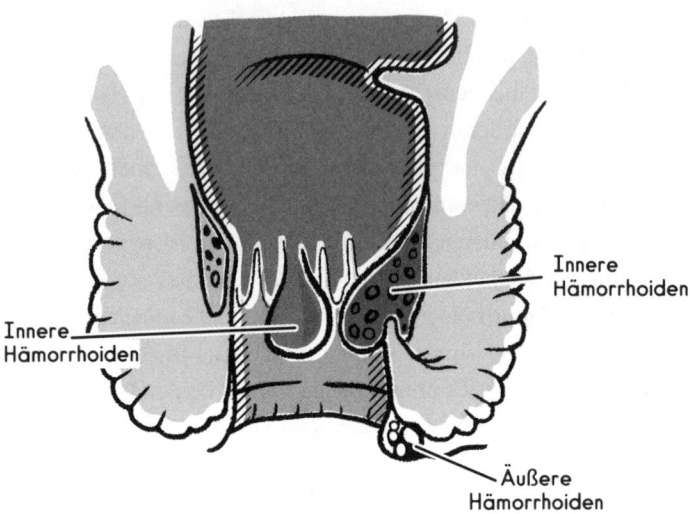

te soll unter großen Hämorrhoiden gelitten haben, die sich bei der Schlacht von Waterloo 1815 als so schmerzhaft erwiesen, dass man mutmaßt, er habe sehr starke Schmerzmittel nehmen müssen, die ihn so lethargisch machten, dass die Schlacht verloren ging.

Hämorrhoiden besiegen – das Wichtigste zuerst

Hämorrhoiden sind nicht gefährlich. Risiken für die Entwicklung großer Hämorrhoiden scheinen neben genetischen Faktoren, die wir nicht beeinflussen können (»Meine ganze Familie leidet an Hämorrhoiden«) eine Druckerhöhung im Bereich des Anus bei Übergewicht, Schwangerschaft und sitzenden Tätigkeiten. Bei allen Maßnahmen zur Vorbeugung ist der wichtigste Punkt der, einer Verstopfung vorzubeugen. Es soll ein weicher und geformter Stuhl erreicht werden, der auf der Toilette ohne starkes Pressen ausgeschieden werden kann. Hierzu sind genügend Bewegung, eine ballaststoffreiche Ernährung und eine ausreichende Flüssigkeitsaufnahme empfohlen. Bei Bedarf kann zur Stuhlregulation auch ein Quellmittel (z. B. Flohsamenschalen oder Leinsamen) oder ein leichtes Abführmittel eingenommen werden. Die empfohlene Menge von Quellmitteln wie zum Beispiel Flohsamen liegt jedoch recht hoch: Fünf bis sechs Teelöffel mit 600 ml Wasser pro Tag. Wichtig ist auch eine gute Analhygiene. Das bedeutet, prinzipiell alles außer Wasser und trockenem, weichem WC-Papier wegzulassen. Vor allem Feuchttücher!

Da der Mensch jahrtausendelang in der Hocke Stuhlgang hatte (hinter irgendeinem Fels oder Busch), kann auch die Hockstellung während des Stuhlgangs klar empfohlen werden, um die Bildung von Hämorrhoiden zu vermeiden (siehe Kapitel 5, S. 105). In der Hocke ist unser Enddarm gerade und man braucht deutlich weniger Druck, um den Stuhl nach außen zu befördern. Auch die Dauer der »Sitzung« auf dem WC spielt eine Rolle. Früher saßen die Menschen mit Lektüre auf dem WC, heute mit dem Smartphone. Sitzt man mehr als drei Minuten auf der Toilette, rutschen immer wieder kleine Stuhlportionen nach, und es wird beinahe unbewusst versucht, diese herauszupressen. Auch die Schwerkraft zieht alles nach unten, was dort baumelt, eben auch die Hämorrhoiden (»Gravity always wins«, Radiohead). Wird die Sitzung durch das Smartphone zum ausführlichen sozialen Event, füllen sich die Hämorrhoiden mit Blut und können stark bluten. Spätestens dann ist die Aufregung groß. Deshalb sollte man nicht länger als fünf Minuten auf der Toilette verweilen.

Alle Regeln für einen gesunden Stuhlgang bei Hämorrhoiden sind mit der Abkürzung TONE zusammengefasst:

T = three minutes at defecation (maximal drei Minuten auf der Toilette)

O = once-a-day defecation frequency (einmal täglich Stuhlgang)

N = no straining during passing motions (nicht pressen beim Stuhlgang)

E = enough fiber (genügend Ballaststoffe)

Wird diese Regel eingehalten, können mit »TONE« in bis zu 70 Prozent aller Fälle Beschwerden wie Blutungen und Juckreiz verschwinden.[178] Das heißt: In den allermeisten Fällen verschwinden die Probleme durch ein paar simple Maßnahmen von alleine. Das Zauberwort lautet hier Geduld.

Hämorrhoiden besiegen – Pillen, Zäpfchen, Salben

Es ist eine erstaunliche Tatsache: Millionenfach wandern Salben und Zäpfchen gegen Hämorrhoiden über die Verkaufstische der Apotheken in die Hände der verschämt und leise fragenden Käufer und anschließend in der Regel eine Woche lang jeden Abend in den Po der Geplagten. In der Regel empfehlen die umsichtigen Ärzte und Apotheker bei den cortisonhaltigen Präparaten, sie nicht zu lange einzusetzen, da das Cortison ja Nebenwirkungen hat.

Doch die wichtigste Tatsache – nämlich dass keine einzige dieser Substanzen in irgendeiner Studie eine langfristige Wirkung bewiesen hat – verschweigen sie. Ein riesiger Markt also mit Substanzen mit unbewiesener Wirkung. Mal wieder.

Die Medikamente, für deren Wirkung wissenschaftliche Beweise vorliegen, werden jedoch deutlich seltener von Ärzten verschrieben: Venotonika. Das sind Medikamente, die den Gefäßwiderstand erhöhen, die Gefäßdurchlässigkeit vermindern und die Gefäßkapazität senken. Die häufigsten sind Flavonoide wie Diosmin, Hidrosmin, Hesperidin und Rutoside. In einer großen Zusammenfassung aller Studien (Metaanalyse) konnte immerhin eine Wirkung gezeigt werden.[179] Übrigens gehört Hämorrhoidensalbe auf keinen Fall in das Gesicht, auch wenn sie dort Fältchen glätten kann.

Gummibandligatur – Facelifting für den Enddarm

Eine intelligente Technik zur Behandlung von zweitgradigen Hämorrhoiden ist die Gummibandligatur. Hierbei wird einfach etwas Schleimhaut im unteren Mastdarm angesaugt (an der Basis der Hämorrhoide) und über das eingesaugte Gewebe ein enger Gummiring geschlossen. Es entsteht eine kleine abgeschnürte Gewebekugel, die aufgrund der fehlenden Durchblutung langsam abstirbt, abfällt und eine Narbe hinterlässt. Diese kleine Narbe führt dazu, dass sich das Gewebe zusammenzieht – ein Facelifting für den Enddarm.

In seltenen Fällen kann es bei dieser Behandlung zu Blutungen oder Entzündungen kommen, man fühlt sich danach etwas unwohl oder spürt einen Druck im Po. Meist spürt man jedoch gar nichts. Die Erfolgsquote ist sehr gut. Nach einer älteren Studie sind die Hämorrhoiden in bis zu 79 Prozent der Fälle verschwunden, gut 18 Prozent kommen wieder und in etwa drei Prozent der Fälle funktioniert es gar nicht.[180] In der Praxis sind diese Zahlen wahrscheinlich etwas zu optimistisch.

Andere Techniken, wie das Einspritzen von Substanzen in die Hämorrhoiden oder auch Kryotherapie mit Eis-Spray, funktionieren viel schlechter und werden kaum noch angewendet. Bei kleineren Hämorrhoiden kann auch mit Infrarotlicht eine kleine Narbe im Enddarm erzeugt werden, die einen ähnlichen – aber schwächeren – Effekt wie die Gummibandligatur hat. Bedenkt man aber, dass 70 Prozent selbst höhergradiger Hämorrhoiden mit TONE (S. 169) von alleine verschwinden, muss man sich immer gut überlegen, ob man diese Prozeduren überhaupt braucht.

Die größten müssen unters Messer

Wenn nichts mehr hilft, hilft der Chirurg. Manchmal. Sicher lässt niemand gerne in diesem sensiblen Bereich freiwillig an sich herumschneiden. Sind jedoch dritt- oder viertgradige Hämorrhoiden oder ein Prolaps erreicht, hilft meistens nur noch das Entfernen des überschüssigen Gewebes.

Je nach Ausprägung können verschiedene Techniken angewandt werden, von der einfachen Entfernung des geschwollenen Hämorrhoidenknotens (Hämorrhoidektomie) bis zur Operation mit dem »Stapler« (nach Longo), einem Gerät, mit dem ca. zwei Zentimeter der Schleimhaut des Enddarms entfernt und die Enden zusammengetackert werden. Dadurch werden die Gefäßkissen hochgezogen und ihnen die Blutversorgung abgeschnitten. Zudem wird die verbleibende Analschleimhaut gestrafft und an die Darmwand fixiert. Einige Tage Schmerzen muss man nach jedem dieser Eingriffe ertragen, doch nur sehr selten kommen die Hämorrhoiden dann zurück. Auch Komplikationen wie eine Inkontinenz sind sehr selten. Trotzdem sollte immer überlegt werden, ob es wirklich sein muss.

Blut aus dem Anus – Nerven behalten

Blut hat eine Signalwirkung. Die rote Farbe alarmiert uns. »Da stimmt etwas nicht«, »Da gibt es einen Notfall«, signalisiert uns die Farbe. Die Natur hat das so eingerichtet, damit wir merken, wenn wir Blut verlieren, und darauf reagieren können. Da die meisten Toilettenschüsseln, als auch das WC-Papier, weiß sind, gibt es kaum einen stärkeren Kontrast zum hellroten Blut. Wenn es dann auch noch aus dem Po herausspritzt, sieht man dann kaum einen anderen Weg mehr als den zur Notaufnahme. Die Gleichgültigkeit des diensthabenden (und in der Regel übernächtigten) Arztes bleibt den meisten Menschen daher völlig unverständlich oder macht sie sogar wütend.

Doch der Arzt hat dieses Symptom schon so oft in seinem Leben gesehen und davon gehört, dass er bei der Schilderung von hellrotem Blut in der Toilettenschüssel keine größeren Emotionen mehr entwickeln kann. Das müssen Sie ihm nachsehen. Trotzdem wird er Sie in der Regel immer ernst nehmen und das Problem zu benennen und zu vielleicht sogar beheben versuchen. Meistens sind es einfach Blutungen aus Hämorrhoiden, die sehr dramatisch aussehen (gibt man einen

Tropfen rote Lebensmittelfarbe in einen Eimer Wasser, hat man schnell ebenfalls eine Färbung, die nach sehr viel Blut aussehen kann). Diese sind in der Regel aber harmlos. Und Fallberichte von Menschen, die an einer solchen Hämorrhoidalblutung verstorben sind, sind echte Raritäten.

Trotzdem kann Blut im Stuhl natürlich auch andere Ursachen haben. Während die Hämorrhoiden im Analkanal liegen, können es darüber hinaus auch sich bis in die Mitte des Enddarms ziehende, blutende Krampfadern (anorektale Varizen) sein.[181] Sie zeigen sich in der Darmspiegelung als bläuliche, unter der Schleimhaut verlaufende schlangenförmige Blutgefäße. Vor allem bei Patienten mit Lebererkrankungen, bei denen der Blutfluss nicht mehr durch die Leber geht und sich daher andere Wege sucht (portale Hypertension), kommt dies vor. Zu Blutungen können jedoch auch eine Entzündung (Kolitis/Proktitis), Ausstülpungen des Dickdarms (Divertikel), Gefäßfehlbildungen (Angiodysplasien), Polypen oder Tumoren führen. Auch Infektionen können eine Entzündung mit Blutungen aus dem Enddarm hervorrufen. Im Zweifelsfall ist daher eine Abklärung mit einer Darmspiegelung notwendig.

Blut aus dem oberen Magen-Darm-Bereich, wie z. B. aus einem Magengeschwür, ist häufig schwarz gefärbt (Meläna), da es mit der Magensäure in Kontakt kam. So haben es Generationen von Medizinern in ihrer Ausbildung gelernt. Sehr verlässlich ist die Regel vom »roten« oder »schwarzen« Blut jedoch nicht. In Zweifelsfall ist es besser, mittels einer Endoskopie (Spiegelung) nachzusehen und das Problem eventuell gleich zu lösen. Nicht selten ist der Notfall mit dem »Blut« im Stuhl dann auch durch die Rote Bete bedingt, die am Vortag gegessen (und vergessen) wurde.

Wenn der Anus zyklisch blutet – Endometriose

In ihren fruchtbaren Jahren bluten Frauen in der Regel alle 28 Tage aus der Vagina – die Menstruation. Sie ist dadurch bedingt, dass die innere Schicht der Gebärmutter, das Endometrium, durch Hormone abgestoßen wird. Der Anus besitzt kein Endometrium und blutet daher in der Regel und während der Regel nicht.

Es gibt jedoch eine Ausnahme: die Erkrankung Endometriose. Aus einer Laune der Natur – der Sinn dahinter bleibt uns wie so oft verborgen – können Anteile des Endometriums an allen möglichen Stellen des Körpers, selbst im Gehirn, auftreten und dort auch zyklisch während der Menstruation bluten. Eine Theorie ist, dass sich während der Menstruation und des Abgangs der inneren Schicht der Gebärmutter nicht all diese Zellen über die Vagina nach außen entleeren, sondern sich nach oben über die Eierstöcke in den Bauchraum verirren und dort bleiben. Dies führt dann auch zu einer Antwort des Immunsystems, da der Körper diese kleinen Endometriumherde in anderen Organen nicht akzeptiert. Es kommt dann meist zu Entzündungsreaktionen. Dies kann zu vielen Beschwerden führen, von Schmerzen und Blutungen bis hin zu Darmverschlüssen, denn es können (wenn auch selten) Herde dieser Endometriose im Darm auftreten. Meistens ist dies im unteren Dickdarm und im Enddarm der Fall.[182] Eine chirurgische Entfernung der Endometriose-Herde und eine Hormontherapie sind die Therapie der Wahl.

Endometriose im Darm

Die 39-jährige Patientin mit unerfülltem Kinderwunsch hatte immer wieder hellrotes Blut im Stuhl bemerkt und zeitweise auch Schmerzen im unteren Bauchbereich. Ein Besuch beim Arzt hatte Hämorrhoiden ergeben und das Problem war somit erklärt. Da sie jedoch bemerkte, dass die Blutungen immer zur Zeit ihrer Menstruation stärker waren, stellte sie sich erneut bei einem Magen-Darm-Arzt vor. Es wurde eine Darmspiegelung durchgeführt, die einen kleinen Endometriose-Herd im unteren Dickdarm nachweisen konnte. Nach der chirurgischen Entfernung dieses Herdes waren die Beschwerden verschwunden.

Schock unter der Dusche – Perianalvenenthrombose

Hilfe, was ist das?

Meistens geschieht es in der Dusche. Plötzlich entdeckt man eine Schwellung am Rande des Anus, kirschengroß, bläulich und höllisch schmerzhaft. Im Spiegel sieht man einen rötlichen Knoten, der sich neben dem Anus gebildet hatte und hart ist. Sitzen oder Laufen ist kaum noch möglich vor Schmerzen. Sofort entsteht panische Angst vor einem lebensbedrohlichen Vorgang – es könnte ein Tumor sein oder auch ein Vorfall des Enddarms! Notfallmäßig wird der Magen-Darm-Arzt aufgesucht. So geschieht es unzählige Male in meiner eigenen Sprechstunde.

Auch hier reagieren Magen-Darm-Ärzte sehr gelassen, weil sie diese vermeintliche Horrorgeschichte viele Male gehört und behandelt haben. Es handelt sich um geronnenes Blut (Thrombose) in den kleinen Venen unter der Haut ganz am Rand des Anus (Perianalvenen). Es sind keine Hämorrhoiden! Diese Blutkoagel unter der Haut nennt man Analvenenthrombose oder Perianalthrombose. Der Schmerz entsteht durch die Schwellung. Nach drei Tagen klingt er meistens von alleine ab und die Thrombose heilt innerhalb einer Woche, es kann jedoch auch drei bis vier Wochen dauern. Ohne dass man etwas tut.

Sind die Schmerzen sehr stark, kann ein kleiner Schnitt in örtlicher Betäubung das Blutgerinnsel entfernen und zur Schmerzfreiheit führen. Die Dauer der Abheilung wird dadurch allerdings nicht beeinflusst. Auch Medikamente (z. B. Venotonika) wirken wahrscheinlich eher wenig. Und leider können diese Thrombosen immer wieder auftreten.[183] Es besteht jedoch kein erhöhtes Risiko für Thrombosen (Blutgerinnsel) in anderen Teilen des Körpers.

Die Ursache für diese Blutgerinnsel in den kleinen Venen am Rand des Anus kann jeglicher Druck sein, der sich auf den Beckenboden auswirkt. Durchfall, starkes Pressen bei der Entleerung, lange Fahrradtouren, Schwangerschaft, Fitnesstraining, Husten und Niesen, Heben schwerer Gegenstände, Sitzen auf kalten Flächen, Analverkehr oder auch das Spielen von Blasinstrumenten können die Entstehung dieser Knoten fördern.[184] Davon unterscheiden muss man innere Hämorrhoiden. Diese sitzen tief im After, können allerdings, wenn sie vergrößert sind, aus diesem herausrutschen, einklemmen und thrombosieren (inkarzerierter Hämorrhoidalknoten-Prolaps). Daher sollten schmerzhafte Knoten am Anus möglichst immer einem spezialisierten Magen-Darm-Arzt gezeigt werden. Auch wenn es den nicht allzu stark zu beeindrucken scheint.

Wenn der Anus innen schwarz wird – Melanosis

Es gibt Momente, da verfärbt sich der Darm schwarz und zieht sich ein Leopardenfell über. Es handelt sich dann um eine Melanosis. Ein entsprechender Farbstoff, der sich Pseudomelanin nennt, wird mit Abständen in den Darmzellen abgelagert, sodass dort eine Art Leopardenmusters entsteht. Fast immer liegt die Einnahme von Abführmitteln zugrunde. Aber nur fast. Bei zehn Prozent der Patienten kann dieser Effekt auch ohne Abführmittel vorkommen. Es ist vollständig unverstanden, warum das passiert. Obwohl bei einer Melanosis etwas häufiger Darmkrebs auftritt, ist die Verfärbung selbst völlig ungefährlich und wahrscheinlich auch nicht Ursache für den Darmkrebs. Stoppt man die Einnahme der Abführmittel, verschwindet die Verfärbung nach einigen Monaten wieder.[185]

Verstopfter Po – Obstipation

Bei einigen der genannten Erkrankungen wie der Analvenenthrombose, Hämorrhoiden und Divertikeln ist eine Ursache zumindest mitverantwortlich: die Verstopfung. Die Rate von Störungen beim Stuhlgang (z. B. unvollständige Entleerung) wird durch eine Verstopfung bis zum Vierfachen erhöht. Grund genug, sich das etwas näher anzuschauen. Was ist also eine Verstopfung und wie kommt es dazu? Durchschnittlich verweilt der Stuhl 30 bis 40 Stunden in uns.[186] Weniger als drei

Stuhlgänge pro Woche oder auch harter Stuhl werden als Verstopfung oder auch Obstipation bezeichnet. Als Gründe kommen ein Mangel an Flüssigkeit, an Bewegung oder an Schilddrüsenhormonen, alle möglichen Medikamente, zu wenig Ballaststoffe oder eine Schwangerschaft infrage. Meist finden sich jedoch keine klaren Gründe. Man spricht dann von »habitueller Obstipation«. Dies bedeutet einfach nur, dass es so ist, warum auch immer.

Manche Menschen leiden immer unter einem »trägen Darm«. Kommen Beschwerden dazu, spricht man von einem obstipationsbetonten Reizdarmsyndrom (IBS-C). Eine Darmspiegelung ergibt bei jüngeren Patienten in der Regel keine Auffälligkeiten, sollte aber im Zweifel sowie bei neu aufgetretener Verstopfung oder bei Patienten ab fünfzig Jahren immer durchgeführt werden. Hierbei können vor allem organische Erkrankungen wie Tumoren, Verengungen, Darmvorfälle (Rektumprolapse) und andere Diagnosen gestellt werden.

Es ist dann weiterhin sinnvoll abzuklären, ob eine »slow transit constipation«, das heißt ein langsamer Stuhltransport, vorliegt. (Das geht mit einem einfachen Röntgenbild, nachdem man eine Woche täglich röntgendichte Marker in Form von Metallkügelchen eingenommen hat. Wahlweise kann man auch Rote Bete essen und beobachten, wann sich der Stuhl verfärbt.) Oder ob es sich um eine »outlet obstruction« (S. 178) handelt, eine Art Blockade des Stuhltransportes im unteren Dickdarm. Es gibt auch Mischformen der Verstopfung oder komplexere Störungen, die in einem spezialisierten Zentrum abgeklärt werden sollten, dann auch mit Methoden wie der MRT-Defäkographie (hierbei werden MRT-Bilder vom Akt Ihres Stuhlgangs aufgenommen; dabei liegen oder sitzen Sie in der engen Röhre und müssen Kontrastmittel aus Ihrem Enddarm herausdrücken). Für die Diagnose einer »outlet obstruction« muss eine Druckmessung im Enddarm (Analmanometrie) durchgeführt werden. Meist kommt jedoch bei den Tests nichts heraus.

Neben mehr Bewegung, mehr Flüssigkeit und dem Absetzen auslösender Medikamente (Opiate!) ist jedoch häufig der Einsatz von Abführmitteln die wichtigste Maßnahme in der Therapie. Es gibt neben »natürlichen« Substanzen, wie Magnesium in höherer Dosierung, viele verschiedene Präparate. Die jahrzehntelang gepredigte gefährliche Abhängigkeit von Abführmitteln ist übrigens neueren Studien zufolge wahrscheinlich harmloser als gedacht. Einige Patienten berichten, dass Ihnen das Einführen eines Fingers in den Po hilft, wenn sie verstopft sind. In der Literatur finden sich zwei beschriebene Fälle hierzu.[187] Es ist daher schwierig zu entscheiden, ob diese Maßnahme eine Wirkung hat, einen Versuch könnte es aber wert sein. Waschen Sie sich danach einfach gut die Hände.

Bei Beckenbodenproblemen (z. B. Anismus) kann auch die Beckenbodentherapie mit Biofeedback bei Verstopfung sehr hilfreich sein. In schweren Fällen kommen aber auch chirurgische Verfahren bis hin zur Entfernung des Dickdarms (Kolektomie) oder der Einsatz von »sakralen Neurostimulatoren« – Geräte, die die Darmnerven aktivieren, also Darmschrittmacher – zum Einsatz.

Wenn der Stuhl es nicht aus dem Anus schafft

Falls Sie das Gefühl haben, alles zu geben und Ihr Anus schon fast explodiert, weil Sie so stark drücken, der Stuhl aber trotzdem nicht den Enddarm verlassen will und Sie dadurch das Gefühl einer unvollständigen Stuhlentleerung haben, könnte eine Outlet obstruction vorliegen. Typischerweise berichten betroffene Patienten auch, dass der Stuhl leichter herauskommt, wenn sie auf der Toilette mit der Hand gegen den Damm drücken.

Dabei kann entweder eine Störung der Nervenversorgung des kleinen Beckens oder des Enddarms vorliegen, häufiger sind aber Veränderungen des kleinen Beckens der Fall, wie zum Beispiel eine Aussackung des Enddarmes (Rektozele), ein Enddarmvorfall (Rektumprolaps) oder ein Tumor im Enddarm. Als häufigste Ursache findet man einen inneren Enddarmvorfall (Intussuszeption) mit einer Vorwölbung des Enddarms in die Vaginalhinterwand (anteriore Rektozele). Das heißt, der Beckenboden oder der Enddarm sind ausgeleiert oder ausgeweitet und der Stuhl wird immer wieder in diese Ausbuchtungen gedrückt, statt nach außen zu gelangen.

Zeit, den Beckenboden zu trainieren und den Stuhl weich zu machen. Eine ärztliche Abklärung, meist durch einer Darmspiegelung, eventuell auch eine Druckmessung im Enddarm und eine MRT-Untersuchung, ist jedoch vorab empfohlen. In schweren Fällen kann durch eine »Raffungs«-Operation, die einem Facelifting für den Enddarm entspricht, chirurgisch korrigiert werden.

Der Darm verliert die Nerven – Morbus Hirschsprung

Eine extreme Form der Verstopfung kann entstehen, wenn der Darm die Nerven verliert bzw. schon verloren hat oder, noch korrekter ausgedrückt, niemals besaß. Die Nervenbahnen entlang des Darmes bilden ein riesiges Netzwerk und stehen dem Gehirn in unserem Kopf kaum nach. Daher verwundert es auch nicht, dass Probleme in dieser Elektronik zu Bewegungsstörungen im Darm führen können.

Der dänische Kinderarzt Harald Hirschsprung beschrieb eine angeborene schwere Art der Verstopfung, die häufig zu einem Darmverschluss bei Neugeborenen führt. Nach ihm wurde die Krankheit benannt: Morbus Hirschsprung. Er stellte fest, dass es bei einigen Kindern zu keinem ersten Stuhlgang (Mekonium) innerhalb der ersten 48 Stunden und zu einem geschwollenen Bauch, Durchfall und anderen Problemen kam. Eins von 5000 Kindern hat diese Erkrankung, bei der Nervenzellen im unteren Dickdarm fehlen. Es betrifft meistens den unteren Abschnitt des Dickdarms (Rektum und Sigma), weil die Nervenzellen während der menschlichen Entwicklung im Darm von oben nach unten einsprossen. Bei der Erkrankung werden die unteren Teile des Dickdarms einfach nicht mehr erreicht.

Ohne diese Nervenzellen mangelt es dem Darm im betroffenen Abschnitt an Motivation, seine Muskeln spielen zu lassen und den Stuhl zu transportieren. Es kommen aber auch sehr schwere Formen vor, bei denen der gesamte Dickdarm und auch Teile des Dünndarms ohne Nervenzellen auskommen müssen. Ein Mangel an bestimmten Nervenzellen, den Ganglienzellen (Aganglionose), führt zu einer übermäßigen Zellbildung der vorgeschalteten parasympathischen Nervenfasern mit vermehrter Ausschüttung von Hormonen wie Acetylcholin. Hierdurch kommt es zu einer permanenten Stimulation der Ringmuskulatur und einem dauerhaften Zusammenziehen des betroffenen Darmabschnittes, der dadurch eingeengt wird. Dadurch entsteht ein Darmverschluss. Der Darm kann nicht mehr ordnungsgemäß entleert werden, wodurch sich eine schwere Verstopfung entwickelt. Durch Kotstauung im Dickdarm erweitert sich dann vor dem verengten Segment das Darmvolumen und es kommt zu einem stark geweiteten Dickdarm (Megakolon). Dies wiederum führt zu Beschwerden wie Meteorismus und Erbrechen. Oft kann nur eine Operation das Problem lösen. Diese Operation ist lustigerweise nach dem deutschen Chirurgen Fritz Rehbein benannt. Hirschsprung trifft also auf Rehbein.

Schlaffer Darm

Ein 22-jähriger Mann stellte sich mit einem großen geschwollenen Bauch vor. Dessen Umfang entsprach etwa dem bei einer Zwillingsschwangerschaft. Er berichtete, seit seiner Geburt verstopft zu sein. Die Röntgenaufnahme zeigte einen massiv geweiteten Darm. Nachdem man einen großen Teil des völlig schlaffen Darms entfernt hatte, fand man insgesamt 13 Kilogramm Stuhl. Es konnte die Diagnose Morbus Hirschsprung gestellt werden. Der Patient war nach der Operation beschwerdefrei.

8 Spaß mit dem Anus – ist er eine Einbahnstraße?

Der Anus verlässt das Tabu – »Sodomie«

»Sodomie« – dieses alte und abwertende Wort bezeichnet zunächst einfach nur alle sexuellen Techniken, die nicht zur Zeugung oder Empfängnis eines Kindes führen. Im Mittelalter und der frühen Neuzeit wurden Menschen mit dieser Neigung aus religiös-christlicher Motivation noch umgebracht. Es ist verständlich, dass jede Gruppierung von Menschen (egal ob religiös oder nationalistisch motiviert) es gerne sieht, wenn sich ihre Anhänger »redlich mehren«, vergrößert sich doch hierdurch die Gruppe und damit der eigene Macht- und Einflussbereich.

Da liegt es nahe, alle sexuellen Techniken, die dies unterwandern könnten, für »pervers«, »widernatürlich«, »abartig« zu erklären und damit zu verbieten. Hierzu würde dann auch die Selbstbefriedigung zählen (Onanie), wobei wissenschaftlich nachgewiesen werden konnte, dass diese Praxis wahrscheinlich ein wirksamer Schutz gegen Tumoren der Prostata ist.[188] Da heute jedoch der Einfluss vieler Gruppierungen – auch der der christlichen Kirchen – schrumpft, nimmt auch die Tabuisierung dieser Bereiche ab. Trotzdem wird uns mit der Höllenstrafe gedroht und es werden allen Liebhabern von Analsex dunkle Prophezeiungen gemacht, die Sodom und Gomorra beinhalten.

Bleiben wir unbeeindruckt von solchen Drohungen und machen wir uns bewusst, dass die Überbevölkerung dieses Planeten, das eigentliche ökologische Desaster auslösen kann. Da könnten sexuelle Techniken, die nicht zur Fortpflanzung des Menschen führen, vielleicht sogar als greifbare Lösung des Problems erscheinen. Zum Beispiel der Analverkehr.

Analverkehr – nicht nur raus, sondern auch rein

Obwohl in den letzten Jahren ein Wandel in unserer Gesellschaft statt-
zufinden scheint und die Lust am irgendwie Verruchten zugenommen
hat, ist Analsex immer noch eines der größten Tabuthemen unserer
Gesellschaft. Und das, obwohl jeder zweite Porno im Internet Bilder in
aller Schärfe und Nähe davon liefert. In einigen Ländern ist Analsex
verboten (z. B. wird in Saudi-Arabien die Todesstrafe dafür verhängt!).

*In Mitteleuropa berichten bis zu 50 Prozent aller
Frauen und Männer, schon Analverkehr praktiziert zu
haben. Eine größere Studie an über 1000 Frauen im
Alter von 30 bis 60 Jahren zeigte, dass über
ein Drittel schon Analverkehr ausprobiert hatten
und zwölf Prozent ihn regelmäßig ausführten.*[189]

Den Statistiken zufolge hat die Anzahl der Personen, die Analverkehr
praktizieren, im Vergleich zu früheren Jahren zugenommen. Während
die Stimulation des Anus mit Fingern, Hand oder Mund von vielen
Menschen häufig nicht als »Sex haben« interpretiert wird, ist man sich
beim Einführen des Penis in den Anus durchweg einig, dass es sich
hierbei um »Sex haben« handelt.[190] Eine sehr große weltweite Studie
mit über 2000 Personen aus dem Jahr 2017 führte zum Resultat, dass
43 Prozent der Männer (aktiv) und 37 Prozent der Frauen (passiv) regelmäßig Analverkehr ausüben.[191] Es handelt sich also weltweit um
viele Millionen Menschen, die regelmäßig diese Technik ausüben. Und
niemand spricht darüber.

Das Eindringen des Penis in den Anus wird auch immer noch häufig
mit Homosexualität verbunden. Geht es um das Eindringen des Penis
in den Anus einer Frau, wird das interessanterweise jedoch nicht mit
Homosexualität assoziiert. Statistisch haben mehr heterosexuelle
Menschen Analsex als homosexuelle Menschen. Analsex hat daher
wenig mit Homosexualität zu tun.

Strenggläubige Menschen lehnen Analverkehr in der Regel katego-risch ab. Häufig dient die Ablehnung jedoch eher dazu, Minderheiten (wie Homosexuelle) zu diskriminieren. Ebenfalls aus religiösen Moti-ven wird dann aber in anderen Kulturen Analsex wiederum sogar praktiziert, um die »Unversehrtheit« der Jungfrau und das Jungfern-häutchen zu erhalten (S. 194). In der präkolumbianischen Zeit findet sich Analverkehr als das häufigste Thema der darstellenden Künste und war eventuell die am häufigsten praktizierte Sexualtechnik.[192] Dadurch zeigt sich, dass diese Form der Sexualität nicht immer nur in subkulturellen Gemeinschaften gepflegt wird. Auch aus dem antiken Griechenland finden sich sehr häufig sexuelle Motive auf Vasen oder Geschirr, die Paare während des Analverkehrs zeigen. In den 90er Jah-ren hatte Analverkehr jedoch zusätzlich eine negative Bedeutung, als sich zeigte, dass HIV vor allem durch diese Technik übertragen wurde.

Trotzdem – oder gerade deshalb – reizt viele Menschen das Myste-riöse und Unerforschte, es zu versuchen. Die Erfahrungen, wenn Men-schen erstmalig analen Sex ausprobieren, reichen von »Oh my god, was habe ich all die Jahre verpasst«[193] bis zu »sehr schmerzhaft und unangenehm«. Es gibt also eine weite Spanne von Empfindungen, häufig auch überlagert von Schuldgefühlen oder dem Gefühl eines Tabuverlustes.

Ob und wie ein Mensch sich also für oder gegen diese Technik ent-scheidet und wie er es dann erlebt, ist ein sehr individueller Prozess. Dass niemand jemals zu dieser Technik gezwungen oder überredet werden sollte, ist selbstredend, selbst wenn der Druck durch die Por-noindustrie erhöht wird, die Analsex als fast schon unverzichtbaren Teil des Liebeslebens darstellt. Leider sieht es so aus, dass gerade junge Frauen öfters zu dieser Technik gedrängt werden und es dann auch als schmerzhaft oder unangenehm erleben.[194] Dies ist sicherlich im-mer abzulehnen. Analsex muss auf beiderseitigem Wollen basieren.

Dass das Anschauen von Pornofilmen die sexuelle Aktivität verändern kann, ist ziemlich sicher. Fast alle jungen Männer und viele junge Frauen konsumieren regelmäßig oder sporadisch Pornofilme. 87 Pro-zent aller jungen Männer gaben in einer Studie an, regelmäßig Pornofilme zu schauen.[195] Interessanterweise gehen die meisten Frauen davon aus, dass ihr Partner zu den 13 Prozent gehört, die keine Pornofilme ansehen … In ebendieser Studie konnte auch nachgewiesen werden, dass mit dem Betrachten von Pornofilmen oft auch die Durchführung oder zumindest der Versuch der Durchführung von Analsex verbunden ist. Wir lernen also, wie so oft, durch Vorbilder.

Trotzdem ist Analverkehr in diesem Sinne nichts Neues, sondern wird schon sehr lange praktiziert. Die Grundfrage ist dabei: Ist der Hang zum Analverkehr also einfach der nächste, vielleicht sogar einer der letzten Schritte auf dem Weg zu einer wahrhaft freien, selbstbestimmten Sexualität? Oder handelt es sich um eine fragwürdige Entwicklung, bei der wir, die Rollenmuster des Pornofilms reproduzierend, die Sexualität zum Schauplatz von Leistungsdenken und Dominanzfantasien machen?

Ich werde in meiner Praxis regelmäßig auf das Thema angesprochen. Selten sind moralische oder religiöse Fragen das Problem. Die Hauptsorge ist meist, ob Analsex zu medizinischen Problemen führen kann. Deshalb werden die immer wiederkehrenden Fragen hier beleuchtet.

Warum macht Analverkehr Lust?

Der Anus ist, wie berichtet, eine besonders empfindliche Körperregion, im Schmerz genauso wie in der Lust. Diese Sensibilität hängt mit der großen Anzahl von Nervenenden zusammen, die im Anoderm zusammenlaufen. Die Analregion ist somit biologisch betrachtet eine erogene Zone. Bei einem Mann, der anal penetriert wird, wirkt zudem die Stimulation der Prostata luststeigernd.

Auch wenn es weltanschauliche Zweifel gegen die »Rechtmäßigkeit« von Analsex gibt, ist in der Funktionslogik des menschlichen Körpers der Analverkehr angelegt. Auch im Tierreich wird er praktiziert, zum Beispiel von den Bonobos (sog. Zwergschimpansen).[196] Wahrscheinlich hier nicht mit dem Hintergrund, auf diese Art die Fortpflanzung zu ermöglichen, sondern allein im Wissen, dass es Lust bereitet und vor allem auch Aggressionen abbaut. Es scheint also, trotz aller reli-

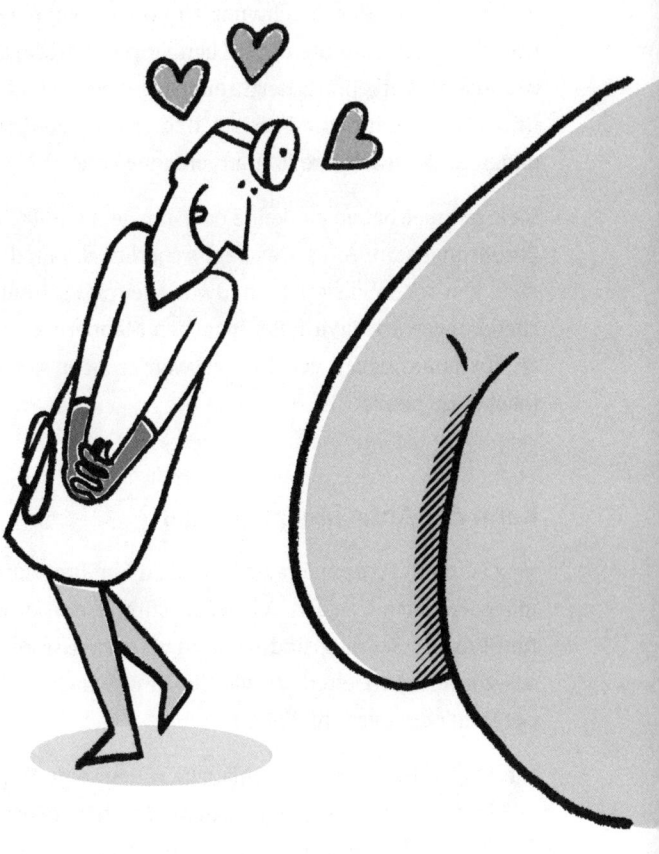

giösen und weltanschaulichen Kritiken folgerichtig, dass auch Analverkehr eine legitime sexuelle Spielart ist.

Das Vergnügen beim Analsex leitet sich von vielen Dingen ab. Etwas Schmutziges zu tun spricht viele Menschen an, besonders in sexueller Hinsicht. Etwas Besonderes zu tun, um das zur Gewohnheit gewordene Sexleben wieder in Schwung zu bringen, kann ebenfalls dazu beitragen. Zudem sind die physischen Empfindungen, die man während des analen Verkehrs erlangt, einmalig und anders als alles andere. Durch seine Nähe zur Prostata und der Vielzahl sensibler Nervenenden ist der Anus eine überaus erogene Zone.

Viele Männer haben gar keine oder nur sehr wenig Erfahrung mit den Berührungen am Anus. Das liegt sicherlich daran, dass dieser Bereich nach wie vor tabuisiert ist und vor allem als schmutzig und übelriechend abgewertet wird. Bei manchen Männern kommt die Angst dazu, für homosexuell gehalten zu werden oder sich zum »Weibchen« machen zu lassen.

Kann der Anus feucht werden?

»Sex ist zu 95 Prozent Phantasie und zu fünf Prozent Reibung« erklärte mir einst mein Chefarzt. Vielleicht stimmt das ja ungefähr, aber die fünf Prozent Reibung sind nicht zu vernachlässigen, bringen sie doch das körperliche Gefühl. Zu viel Reibung schadet jedoch in der Regel der Haut oder der Schleimhaut.

Die Vagina ist ein Muskelschlauch, in dem eine Schleimhaut mit besonderen Drüsen für das Feuchtwerden bei sexueller Erregung und Geschlechtsverkehr zuständig ist. Der Anus und der Enddarm besitzen ebenfalls eine Schleimhaut und Drüsen, die Sekrete produzieren können, aber einfach nur viel weniger. Kommt es zur Reizung, kann also auch beim Analverkehr eine gewisse Feuchtigkeit entstehen, die jedoch nicht ausreicht, um ein Zuviel an Reibung zu verhindern. Es ist daher notwendig, bei Analsex sehr, sehr viel Gleitmittel zu benutzen. Die Regel dafür lautet: Es kann nie zu viel sein. Die fünf Prozent Reibung werden immer noch ausreichend sein.

Kann der Anus ejakulieren?

»Wenn ich mich am Anus stimuliere, kommt es vor, dass ich einen Orgasmus bekomme, ohne meinen Penis zu berühren. Hierbei kommt auch eine klare Flüssigkeit aus meinem Anus. Ist das normal?« Die Antwort auf diese Frage eines Patienten ist: Ja. Das kann passieren. Wenn man Glück hat. Denn wenn der Anus während eines Orgasmus pulsiert und sich rhythmisch zusammenzieht, kann dabei etwas Sekret aus dem Enddarm nach außen befördert werden. Das ist zwar nicht mit der Ejakulation der Vagina zu vergleichen, aus der bei einem Orgasmus eine klare Flüssigkeit aus Drüsen ausgeschieden wird, die neben der Harnröhre liegen, aber immerhin. Ein ganz kleines bisschen kann der Anus somit ejakulieren.

Darf man in den Anus spucken?

»Der Freund eines Freundes erzählte mir einst, dass er einen Freund hat, dessen Freund in so einem Film mit erotischem Inhalt im Internet (zufällig) mal gesehen hatte, wie ein Mann einer Frau vor dem Analverkehr in und auf den Anus spuckte.« Auf die sehr verschämte Anfrage, ob die gezeigte Praxis denn auch eine medizinische Absolution von mir erhalte, erklärte ich, dass es eigentlich keine so schlechte Idee sei dies zu tun, vorausgesetzt, beide Partner mögen es.

Rund 1,5 Liter Speichel produzieren die Drüsen in unserem Mundraum täglich. Dieser enthält einige Enzyme, die Nahrung verdauen, aber auch viele Antikörper, die Bakterien abfangen, sowie viele andere Eiweißstoffe, die die Wundheilung fördern können. Eine Wunde mit dem eigenen Speichel zu behandeln, ist also eine ganz gute Maßnahme, sollte sich gerade nichts Besseres finden. Wie immer beim Austausch von Körperflüssigkeiten besteht ein Restrisiko einer Infektion, dem Anus wird es aber niemals schaden. Das bei Analverkehr verwendete Gleitmittel kann der Speichel jedoch nicht vollständig ersetzen. Zudem kann eingetrockneter Speichel durch die darin enthaltene Substanz Cadaverin einen unangenehmen Eigengeruch entwickeln. Es darf also gespuckt werden, wenn es allen gefällt.

Sperma im Anus – Glücksbringer oder Allergen?

Ja, auch Sperma gelangt natürlich in den Anus. Doch was passiert mit dieser Flüssigkeit dort? Sperma besteht aus Spermien und einer Flüssigkeit, die sich Samenplasma (oder Seminalplasma) nennt. Ein Samenerguss besteht aus bis zu 150 Millionen Spermien in ungefähr sechs Millilitern Flüssigkeit. Die Flüssigkeit enthält etwas Salz, Eiweiße, aber auch Hormone wie Dopamin, Noradrenalin, Tyrosin, Östrogene und Geruchsstoffe wie Pheromone. Sogar einige Glückshormone wie Endorphine sind dabei, was aber nicht heißt, dass Sperma im Po deshalb glücklich macht, jedenfalls nicht aufgrund dieser Hormone.

Insgesamt handelt es sich bei Sperma aber vor allem um Wasser. Obwohl es keine Experimente dazu gibt, passiert mit Sperma, das im Enddarm landet, genau dasselbe wie mit allen anderen Flüssigkeiten: Etwas Wasser wird über die Schleimhaut aufgenommen. Theoretisch könnten auch noch einige der anderen Inhaltsstoffe – auch die Hormone – aufgenommen werden. Wahrscheinlich spielt dies bei der Mini-Menge jedoch überhaupt keine Rolle. Die Spermien können jedoch noch 48 Stunden überleben. Tropft Sperma nach außen und gelangt in die Vagina, ist sogar eine Schwangerschaft noch möglich. Auch besteht immer die Gefahr einer Übertragung ansteckender Erkrankungen wie HIV oder Hepatitis. Die Spermien im Enddarm sterben jedoch irgendwann einfach ab und werden mit dem Stuhl ausgeschieden. Sperma im Anus ist in der Regel also kein Problem. Es sei denn, Sie gehören zu den ganz wenigen Menschen auf diesem Planeten, die allergisch gegen Sperma sind:

Schwanger trotz Spermaallergie

Die 29-jährige Frau zeigte jedes Mal, wenn sie in Kontakt mit menschlichem Sperma kam, allergische Reaktionen. Ein Hauttest bestätigte die Allergie. Durch Benutzung von Kondomen konnte der Kontakt mit der Flüssigkeit und damit die allergische Reaktion zwar verhindert werden, die Frau wollte jedoch schwanger werden. Deshalb entnahm man Sperma des Ehemanns, das man mehrfach wusch, sodass die Samenflüssigkeit von den Spermien getrennt wurde. Diese gewaschene Lösung wurde in die Vagina eingebracht (Insemination), eine allergische Reaktion trat nicht auf und die Frau wurde schwanger.[197]

Wenn der Anus tropft – Creampie

Auch wieder eine Errungenschaft aus der Pornoindustrie ist das englische Wort »Creampie«, das sich in etwa mit »Sahnepastete« übersetzen lässt. Gemeint ist damit aus irgendeiner Körperöffnung tropfendes Sperma nach dem Geschlechtsverkehr. Häufig ist dies der Anus und er lässt sich dies bereitwillig gefallen. Nachdem in den unzähligen existierenden Pornofilmen das Sperma bereits auf allen Körperregionen verteilt worden war, musste einfach ein neuer Reiz her. Es ist jedoch fraglich, ob sich viele Menschen am Bild eines tropfenden Anus ergötzen können. Auch, wenn häufig mangels echten Spermas Ersatzprodukte eingesetzt werden, besteht bei der Creampie-Technik ein Risiko für Infektionen. Auf diese Art haben sich bekannte Pornodarsteller schon mit HIV angesteckt.

Dass jedoch Sperma in Körperöffnungen auch positive Aspekte hat, konnte in Untersuchungen gezeigt werden: Frauen, die ungeschützten Geschlechtsverkehr und damit häufiger Spermakontakt hatten, waren im Schnitt seltener depressiv. Man führte dies auf die im Sperma enthaltenen Hormone Testosteron und Östrogen sowie die Substanz

Spermidin zurück. Spermidin wird derzeit auch als eine Substanz für das Anti-Aging gehandelt. Also lassen Sie es tropfen. Hin und wieder.

Im Übrigen gibt es auch Menschen, die es interessant finden, sich gegenseitig in den Po zu urinieren (pinkeln). Ja, das gibt es. Dieser besondere Einlauf ist prinzipiell nicht schädlich, technisch aber etwas anspruchsvoller ...

Macht Analverkehr inkontinent?

In der schon zitierten Studie, in der über 1000 Frauen nach Analverkehr befragt wurden, wurde gleichzeitig gemessen, ob bei den Praktizierenden häufiger eine Inkontinenz für Stuhl (das unbewusste Verlieren von Stuhl) auftrat. In knapp zehn Prozent war dies der Fall. Es zeigte sich ebenso, dass diese Stuhlinkontinenz umso häufiger auftrat, je häufiger der Analverkehr durchgeführt wurde bzw. je kürzer er zurücklag.[198] Eine noch größere Studie mit über 4000 Teilnehmern wies nach, dass bei fast zehn Prozent der Frauen, die Analverkehr praktizierten, eine Inkontinenz auftreten kann, gegenüber sieben Prozent bei nicht praktizierenden. Bei Männern lag der Anteil sogar bei über elf Prozent gegenüber gut fünf Prozent.[199] Vor allem ist es wahrscheinlich häufig durchgeführter Analverkehr, der das Risiko für eine Inkontinenz leicht erhöht. »Stuhlinkontinenz« wurde in der Studie definiert als das unwillkürliche Verlieren von Schleim, Flüssigkeit oder festem Stuhl wenigstens einmal im Monat.

Eine Studie mit homosexuellen Männern, die häufig passiven Analverkehr hatten, konnte jedoch keinerlei Defekte im inneren oder äußeren Schließmuskel nachweisen, ebenso wie bei der Vergleichsgruppe mit Männern ohne passiven Analverkehr. Einzig der Ruhedruck des Schließmuskels war bei der ersten Gruppe etwas erniedrigt, was aber auch dadurch bedingt sein könnte, dass diese Männern gelernt hatten, den Druck während der Untersuchung zu vermindern. Auf jeden Fall war keine höhere Inkontinenzrate in dieser Studie nachweisbar.[200] Trotz widersprüchlicher Studien ist anzunehmen, dass sehr häufiger und sehr extremer Analverkehr die Rate von Stuhlinkontinenz erhöht.

Kann der Schließmuskel durch Analverkehr reißen?

Theoretisch ja. Hierfür benötigt es jedoch in der Regel sehr plötzliche und starke Traumata und meistens passiert dies unter Gewalteinwirkung. Wie erwähnt, kann eine schwere Geburt bei der Frau zu einem Schaden oder Reißen des Schließmuskels führen. Das passiert in bis zu sechs Prozent der Geburten.[201] Beim Einführen von Gegenständen in Penisgröße ist dies aber sehr unwahrscheinlich, und in der Literatur sind fast keine Fälle beschrieben (Ausnahme siehe unten). Auch was den notwendigen Druck betrifft, um den Schließmuskel zum Reißen zu bringen, gibt es verständlicherweise keine Studien. Trotzdem muss davon ausgegangen werden, dass bei plötzlichem schwerem Trauma eine sogenannte Pfählungsverletzung auftreten kann:

Folgen von Analverkehr wider Willen

Eine 25-jährige Frau stellte sich in der Notaufnahme des Krankenhauses vor mit starken Schmerzen und Blutungen im Analbereich. Sie berichtete, dass ihr Partner sie auf aggressive Weise zum Analverkehr gedrängt hatte. Die Untersuchung fand einen Einriss in der Schleimhaut des Analkanals durch den Sphincter bis zur Vagina. Es bedurfte einer sofortigen Operation zur Wiederherstellung des Schließmuskels. Eine Kontrolle einige Monate später zeigte keine Hinweise für eine Stuhlinkontinenz.[202]

Analverkehr sollte nur dann durchgeführt werden, wenn beide Partner es wollen. Zudem sollte sehr langsam und mit viel Gleitmittel vorgegangen und bei Zeichen von Schmerzen sofort gestoppt werden.

Kann Analverkehr zu Infektionen führen?

Kann er. Speziell die Bakterien, die sich im Enddarm befinden, sollten nicht in die Vagina oder andere Körperöffnungen übertragen werden. Nachdem der Analbereich stimuliert wurde, sollten daher möglichst die hierzu benutzten Finger oder Toys gereinigt werden. Der Penis sollte immer mit einem Kondom geschützt werden. Und falls nach dem Analverkehr wieder in die Vagina eingedrungen wird, muss das Kondom entfernt oder gewechselt werden. Auch muss immer genügend Gleitmittel eingesetzt werden, da sonst häufiger Verletzungen auftreten, wenn die sensible Schleimhaut des Enddarms zu starker Reibung ausgesetzt wird.[203] Es gibt jedoch keine Beweise, dass es durch Analverkehr zu Entzündungen wie einer Divertikulitis (Entzündung von Aussackungen des Dickdarms) kommen kann.

Kann Analverkehr bei Erkrankungen helfen?

Das klingt wie eine unsinnige Frage, doch Analverkehr kann wirklich günstige Auswirkungen haben. Interessanterweise zeigen einige Daten, dass Analverkehr der Entstehung von Hämorrhoiden (wahrscheinlich durch die »innere Massage«) entgegenwirken kann, also sogar günstig ist. Bei sehr großen Hämorrhoiden sollte jedoch eher kein Analverkehr praktiziert werden. Denkbar ist auch, dass eine Dehnung des Analkanals der Entstehung von Fissuren (kleinen Rissen) entgegenwirken kann. Bewiesen ist das jedoch nicht.

Was brauche ich für Analsex?

Vor allem sollten viel Zeit, Geduld und sehr viel Gleitmittel eingesetzt werden. Prinzipiell sollten auch beide Partner Lust darauf haben. Tut ein Partner es nur für den anderen, ist es meist nicht von Lust gekrönt. Es kann dann zunächst ein Finger oder ein Plug (S. 211) eingeführt werden und dem Anus Zeit gegeben werden, sich anzupassen. Danach kann ein zweiter Finger dazukommen. Der oder die Empfangende sollte hier die Geschwindigkeit bestimmen. Tut es weh, sollte man sofort stoppen. Es sollten in der Regel keine Schmerzen auftreten, wenn eine vollständige Entspannung vorliegt. Es ist auch nicht sinnvoll, besonders tief oder hart in den Anus einzudringen, da die sensiblen Nervenfasern ganz außen sitzen und das sehr tiefe Eindringen eher Schmerzen bereiten kann.

Die verwendeten Gleitmittel sollten nicht ölhaltig sein, da Öl das Kondom beschädigen und die Darmschleimhaut reizen kann. Zum Schutz des Penis vor Infektionen sollte ein Kondom benutzt werden, besonders dann, wenn nach dem Analverkehr wieder in die Vagina oder den Mund eingedrungen wird.

Eine optimale Stellung gibt es nicht. Viele Empfangende mögen es, auf dem Penis zu reiten, weil sie dadurch Geschwindigkeit und Tiefe des Eindringens selbst bestimmen können. Aber auch Bauch-, Knie- oder Seitenlage sind sehr gut möglich. Unendlich viele Beispiele bieten uns hier die »Erwachsenenseiten« des Internets.

Ob man sich vor dem Analsex säubern sollte, ist im wahrsten Sinne des Wortes »Geschmackssache«. Obwohl es auch Menschen gibt, die Geruch und Geschmack des ungewaschenen Anus bevorzugen, reinigen doch die meisten Menschen den Bereich vorher unter der Dusche. Über die Hälfte aller homosexuellen Männer gaben in einer Studie an, vor dem Analverkehr Techniken zur Reinigung des Enddarms zu verwenden.[204] Meistens wird hier die »Rektaldusche«, also einfach das Einfüllen von Wasser in den Enddarm, seltener auch das von Seifenlösungen oder Einläufen (Klistieren) angewendet. Doch übertreiben Sie es auch hier nicht mit der Hygiene, sonst passiert Ihnen dasselbe wie einer Patientin:

Keine gute Idee: zu gründliche Reinigung

Die 66-jährige Patientin rief an, weil sie eine dringende Darmspiegelung für nötig hielt. Es war ihr sehr wichtig, dass niemand etwas davon erfuhr. Sie gab an, während der Reinigung des Anus mit einem Duschschlauch immer tiefer eingedrungen zu sein, »um auch den ganzen Darm zu reinigen«. Leider riss ein Verbindungsstück des Schlauches ab. 1,50 Meter Schlauch rutschen in ihren Darm hinein und konnten auf Biegen und Brechen nicht mehr daraus entfernt werden. In der Darmspiegelung war der Duschschlauch dann auf eine Weise eingedreht, dass wir ihn mit keinem Instrument greifen konnten. Es waren schon offene und entzündete Stellen erkennbar, sodass aufgrund der Gefahr, den Darm weiter zu verletzen, die Untersuchung abgebrochen wurde. Wir mussten den Schlauch in tiefer Narkose im Operationssaal entfernen.

Analverkehr als Verhütungsmethode?

Einige Kulturen praktizieren Analsex, um die Jungfräulichkeit der Frau zu erhalten – was auch immer man sich in diesen Kulturen unter »Jungfräulichkeit« vorstellt. Eine aktuelle Studie zeigte, dass libanesische Frauen in bis zu 40 Prozent orale oder anale Sextechniken einsetzen, um das Jungfernhäutchen (das Hymen) zu erhalten.[205]

Auch bei uns wird Analsex als eine Form der Verhütung betrachtet. Zwar ist es nicht möglich, von Analsex schwanger zu werden, aber nach dem Verkehr kann Sperma aus dem Anus über den Damm in die Vagina laufen und dadurch eine Schwangerschaft verursachen. Die Versagensrate für diese Methode ist überraschend hoch. Jährlich bekommen acht Prozent der Paare, die Analsex als Verhütungsmethode verwendet haben, Nachwuchs. Damit handelt es sich definitiv um keine gute Verhütungsmethode und es gibt deswegen wahrscheinlich ein paar Menschen mehr auf diesem Planeten.

Analverkehr zur Fortpflanzung

Zugegeben, es funktioniert nicht beim Menschen. Auch sehr langer und inniger Kontakt zweier Menschen über den Analbereich führt in der Regel nicht zu einer Schwangerschaft (bis auf genannte Ausnahmen). Ganz anders jedoch im Tierreich: Bei Amphibien, Reptilien und Vögeln gibt es für Stuhl, Urin und Fortpflanzung einen gemeinsamen Ausgang, die sogenannte Kloake. In diesen Abschnitt des Enddarms münden die Ausfuhrgänge für Urin, Kot und die Produkte der Geschlechtsorgane wie Spermien und Eizellen. Ein All-in-one-Anus.

Diese Kloaken werden beim Geschlechtsverkehr aufeinandergedrückt. Bei einigen Vogelarten existiert noch zusätzlich in der Kloake ein kleiner Penis (*Penis protrudens*), der bei Erregung nach außen gestülpt wird. Die Erektion des Penis erfolgt jedoch nicht über Blutfüllung, sondern über Lymphe. Sie wird von einer gefäßreichen Bildung in der Kloakenwand (dem *Lymphobulbus phalli*) produziert. Die meisten Vogelarten haben jedoch einen Penis, der sich nicht vergrößern kann und nur in Form kleiner erigierbarer Höckerchen und Falten in der Kloake ausgebildet ist. Sie bilden bei der Erektion eine Rinne für die Samenflüssigkeit. Die Kloake wird dabei etwas ausgestülpt und an die des Weibchens gepresst. Schwäne, einige Entenarten, Laufvögel und einige Hühnerarten besitzen einen ausstülpbaren Penis in der Kloake. Der größte dieser Art wurde mit 42 Zentimetern bei der argentinischen Schwarzkopfruderente gemessen.[206] An dieser Stelle mögen einige männliche Leser blass werden vor Neid.

Tut Analverkehr weh?

Die Frage nach einem Medikament, das Schmerzen beim Analverkehr mildert, nehme ich sehr ernst, da sie vermuten lässt, dass hier ein Mensch zu einer schmerzhaften Aktion gezwungen oder zumindest gedrängt wird, die er eigentlich nicht will. Daher gebe ich auf diese Frage immer die gleiche Antwort: Sollte es schmerzhaft sein und keine Freude bereiten, dann sollte man damit aufhören. Auch Medikamente oder Drogen, die Schmerzen beim Analverkehr dämpfen sollen

(z. B. Poppers), sind prinzipiell gefährlich und sollten nicht genutzt werden.

Schwierig zu entkräften ist natürlich das Argument, dass ein gewisser leichter Schmerz von vielen Menschen auch als lustvoll erlebt werden kann. Psychoanalytisch ist dies nicht leicht zu verstehen, geht man doch davon aus, dass der Mensch immer bestrebt ist, Unlust und Schmerz zu vermeiden. Die biochemische Erklärung lautet jedoch, dass Schmerz- und Lustzentrum im Gehirn sehr eng zusammen liegen und auch bei Schmerzen Botenstoffe wie Adrenalin und Opiate ausgeschüttet werden (um den Schmerz zu lindern), die als lustvolles Gefühl wahrgenommen werden können. Dies ist sicher auch ein Grund, warum Kinder häufig Spaß an kleinen Folterspielen finden. Unser Unbewusstes kennt kein Gut oder Böse, sondern nur Intensität. Und Schmerz hat eine ebenso große Intensität wie Lust.

Fazit Analverkehr

Noch einmal zusammengefasst: Analsex führt – vorausgesetzt, er wird safe und ohne extreme Techniken der Dehnung praktiziert – in der Regel nicht zu Schäden. Es finden sich jedoch Hinweise, dass bei häufig praktiziertem Analsex der Schließmuskel Schaden nehmen kann und Stuhlinkontinenzen öfter auftreten können. Wahrscheinlich ist es für diejenigen, die es mögen, daher ratsam, ihn nicht zu häufig und nicht extrem zu praktizieren. Es ist wie mit einem guten Whiskey: Ab und zu schadet nicht und kann den Menschen erfreuen. Wie immer macht auch hier die Dosis das Gift. Vielleicht wäre ein vom Tabu befreiter Analsex – mit dem Mann als Empfänger – die wahre Emanzipation des Mannes, würde unsere Gesellschaft soziokulturell interessant verändern und mehr Verständnis, Toleranz und auch mehr Spaß in unsere Welt bringen.

Drogen beim Analverkehr – Poppers

Als »Chemsex« (von »Chemie« und »Sex«) wird die Praxis bezeichnet, verschiedene Drogen vor oder während des Sexes einzunehmen, um das Empfinden zu verstärken oder zu verlängern. Eine häufig vom passiven Partner beim Analsex gebrauchte Riech-Droge nennt sich Poppers. Der Name beschreibt lautmalerisch das Geräusch beim Öffnen der kleinen Glasampullen mit der Flüssigkeit. Die Substanzen sind zum Beispiel Alkylnitrite, wie etwa Amylnitrit, und werden oft über das Internet illegal verkauft (unter blumigen Namen wie »Legal heights« oder »Zimmerduft«). Diese Stoffe führen zur Erweiterung von Blutgefäßen im menschlichen Körper. Medizinisch werden sie zum Beispiel bei einer Enge der Herzgefäße eingesetzt. Die kurzfristige Erweiterung der Blutgefäße im Gehirn kann jedoch auch zu rauschartigen Empfindungen führen und vor allem Empfindungen verstärken – genannt »Flash« oder »Rush«. Die Dämpfe der leicht flüchtigen Flüssigkeit werden direkt aus ihrem Gefäß inhaliert. In einer australischen Studie, die die Nutzung von Drogen bei schwulen und bisexuellen Männern untersuchte, waren Amylnitrite mit über 32 Prozent der Nutzer in der Kategorie »Party-Drogen« die Nummer eins.[207]

Es kann jedoch zu starken Nebenwirkungen wie Herzrasen, Übelkeit, Erbrechen, Sehstörungen und Schwitzen kommen. In extremen Fällen sogar es zu einem Kreislaufversagen. Auch die Bildung von Methämoglobin ist eine gefürchtete Komplikation beim Gebrauch von Poppers. Hierbei wird das Hämoglobin (der rote Blutfarbstoff) unfähig gemacht, Sauerstoff zu transportieren. Das Blut färbt sich braun, es kommt zu einem inneren Ersticken.

Zu viel des Guten

Der 25-jährige Patient, der wegen Schwindel, Übelkeit, Luftnot und Benommenheit die Notaufnahme aufsuchte, gab an, während des Sexes als »Aphrodisiakum« eine Flüssigkeit zu sich genommen zu haben. Der Methämoglobinwert in seinem Blut lag bei fast 60 Prozent, ab 70 Prozent tritt meist der Tod ein. Nur den umsichtigen und schnellen Ärzten der Notfallstation war es zu verdanken, dass der junge Mann durch die schnelle Diagnose und Behandlung (Gabe von Methylenblau als Gegengift) gerettet wurde.[208]

Der Anus auf MTV – Viagra für den Anus

Eine große Studie zeigt, dass in der Schwulen- und Bisexuellenszene häufig nach dem MTV-Schema vorgegangen wird. MTV steht nicht für den Fernsehsender, sondern für **M**etamphetamin, **T**ruvada und **V**iagra – die Namen der häufig verwendeten Medikamente. Während Viagra der Potenz und »Standhaftigkeit« dient, sollen Methamphetamine das Empfinden während des Sexes erhöhen und das Medikament Truvada wird eingenommen, um eine HIV-Infektion zu vermeiden. Dass MTV für den Anus sicherlich dauerhaft nicht gesundheitsfördernd ist, scheint offensichtlich.[209]

Viagra ist das Medikament, das die glatte (unwillkürliche) Muskulatur in vielen Organen stimuliert. Der eigentliche Zweck ist es, den Penis sehr lange hart zu machen. Am Anus zeigte Viagra die Wirkung einer leichten Verminderung des Schließmuskel-Druckes. Fälle von Stuhl-inkontinenz aufgrund von Viagra sind jedoch nicht bekannt.[210] Es wäre ja auch schade, während der prachtvollen Erektion den Stuhl zu verlieren …

Analer Orgasmus und die Prostata

Immer wieder werde ich von Männern gefragt, ob ich während der Darmspiegelung auch die Prostata beurteilen könne. Während einer normalen Darmspiegelung oder Enddarmspiegelung kann man dieses Organ nicht sehen, weil es nur an den Enddarm angrenzt. Wenn man eine Einbuchtung im Enddarm sieht, ist die Prostata in der Regel vergrößert oder es hat sich schon ein Tumor gebildet, der in den Darm einwächst. Vor jeder Untersuchung kann man (und sollte man) die Prostata jedoch tasten und kann hierdurch schon häufig eine normale von einer auffälligen Prostata (verhärtet oder vergrößert oder unregelmäßig begrenzt) abgrenzen. Das einfache Tasten mit dem Finger ist auch hier wie so häufig der beste Test[211] – besser als die Bestimmung des prostataspezifischen Antigens (PSA), eines Stoffs im Blut, der bei einem Prostata-Tumor erhöht sein kann.

Die regelmäßige Massage der Prostata kann wahrscheinlich, genauso wie der regelmäßige Samenerguss, vor der Entstehung eines Prostata-Tumors schützen.[212] Somit hätte in diesem Sinne regelmäßiger Analverkehr einen schützenden Effekt für den (empfangenden) Mann. Zugegeben, das ist etwas Spekulation. Sollte bei Ihnen jedoch eine Bestimmung des PSA im Blut (siehe oben) durchgeführt werden, geben Sie unbedingt an, ob sie gerade erst eine Prostatamassage (wodurch auch immer) hatten. Danach kann der PSA-Wert nämlich erhöht sein und dadurch neben Angst und Schrecken eventuell auch unnötige und potenziell gefährliche Untersuchungen nach sich ziehen.[213] In einer größeren Studie berichteten 26 Prozent der heterosexuellen Männer, anale oder Prostataorgasmen zu haben.[214] Der mysteriöse G-Punkt des Mannes – wenn es ihn denn gibt – liegt also wahrscheinlich im Bereich der Prostata. Probieren Sie es aus.

Anal-vaginal – die doppelte Dosis

Eine weitere Variante des Analsex ist die Kombination mit vaginalem Sex. Diese Technik wird auch »double penetration«, »DP« oder »Sandwich« genannt. Entweder mit einem Penis und einem Dildo oder aber auch von zwei Männern ausgeführt, lassen sich einige Frauen gerne auf diese Art verwöhnen. Da die Trennwand zwischen Vagina und Anus sehr dünn ist, können Männer hierbei gegenseitig ihre Penisse spüren. Für manche Männer ist das ein schönes Erlebnis. Für die ganz unersättlichen – meistens jedoch nur in Pornofilmen inszeniert – geht auch »doubleanal« also zwei Penisse in den Anus oder auch ein Penis in den Anus und zwei Penisse in der Vagina – die Spielarten sind unendlich. Ab einer gewissen Anzahl von Teilnehmern werden die Verhältnisse jedoch etwas beengend. Wissenschaftliche Studien zu dieser Thematik gibt es keine. Wahrscheinlich ist es jedoch keine allzu gute Idee, sich häufig mehrere Penisse gleichzeitig in den Anus einführen zu lassen. Ihr Schließmuskel wird es ihnen danken.

Anus trifft Anus – Loch auf Loch

Eine Sexualtechnik in der homosexuellen Liebe zwischen Frauen besteht darin, die Vaginen aufeinanderzudrücken und aneinanderzureiben. Hierbei kann bei beiden Frauen starkes Lustgefühl entstehen – und es können lustige Geräusche produziert werden. Während Mund-zu-Anus, Finger-zu-Anus und Irgendetwas-anderes-zu-Anus verbreitet sind, trifft man auf wenig Information, ob ein Anus-zu-Anus-Kontakt von Menschen praktiziert wird. Wahrscheinlich ist es einfach zu unbequem, die hierfür notwendige Verrenkung mit einem Partner durchzuführen.

Für Vögel ist es jedoch sinnvoll, diese Praktik einzusetzen, da sie der Fortpflanzung dient, wie bereits erwähnt. Die Fortpflanzungsorgane sind bei allen Vögeln ähnlich. Wenn es zur Paarung kommt, steigt das Männchen auf das sich duckende Weibchen und presst seine Kloake auf die des Weibchens. Die Samenzellen (Spermien), die in den Hoden des Männchens gebildet wurden, werden auf das Weibchen übertragen. Das dauert jedoch jeweils nur sehr kurz an und ist wahrscheinlich weniger mit Lustgefühlen verbunden und mehr ein Instinkt. »Vögeln« wäre wahrscheinlich das passende Wort für den Versuch, Anus auf Anus zu pressen. Versuchen Sie es.

Der Anus als Jungfrau – anale Jungfräulichkeit

Gibt es einen jungfräulichen Anus? Das Wort »Jungfräulichkeit« wird in der Regel mit Weiblichkeit, Unversehrtheit und vor allem mit dem Jungfernhäutchen (Hymen) verbunden. Betrachtet man diese Definition wissenschaftlich, ist es aber kaum möglich, bei einer Frau zu erkennen, ob sie schon einmal Geschlechtsverkehr hatte oder nicht.

Das Jungfernhäutchen ist eine kleine kranzförmige Schleimhautfalte, gleich hinter dem Eingang in die Vagina. Es verschließt die Vagina fast niemals vollständig und hat viele verschiedene Formvarianten. Es handelt sich also nicht um ein Siegel, das die Jungfräulichkeit einer Frau bestätigt. Auch muss es beim ersten Geschlechtsverkehr nicht »reißen« und blutet auch nur in der Minderheit der Fälle[215]. »Jungfräulichkeit« ist also ein durchweg männliches (und religiöses) Konzept, das primär der Bevormundung der Frau und der Kontrolle über ihre Sexualität dient.

In einigen Kulturen kann jedoch genau diese Jungfräulichkeit als Voraussetzung für eine Heirat gefordert werden oder ein fehlendes Hymen kann zu Verlust der Ehre und vielleicht sogar des Lebens einer Frau führen. Es werden deshalb in bestimmten Institutionen chirurgische Eingriffe zur Wiederherstellung des Jungfernhäutchens angeboten. Auch ein falsches Jungfernhäutchen mit etwas falschem Blut ist im Internet erhältlich (fake virginity set) und wurde von der ägyptischen Regierung verboten (The Telegraph vom 6.10.2009).

Die Jungfräulichkeit einer Frau kann prinzipiell durch keinen Test bewiesen oder widerlegt werden. Die männliche Jungfräulichkeit existiert in heterosexuell und patriarchalischen Kulturen dagegen offiziell kaum oder wird als lustige oder sogar stigmatisierende Eigenschaft dargestellt. Es stellt sich daher die Frage, ob Jungfräulichkeit wirklich geschlechtsabhängig ist. Was benötigt also zum Beispiel ein weibliches homosexuelles Pärchen für eine Entjungferung? Welche Körperöffnungen können entjungfert werden? Die Definition der Jungfräulichkeit und Entjungferung bleibt schwierig und uneinheitlich. Wahrscheinlich wäre in unserer Gesellschaft die Definition »das erste

Mal« am treffendsten. Es gibt im Enddarm kein Jungfernhäutchen und auch sonst keine bleibenden Hinweise, ob ein Mensch in seinem Leben je Analsex hatte oder nicht. Jungfräulichkeit bleibt daher auch im Bereich des Anus eine nicht zu beweisende und nicht zu widerlegende Eigenschaft. Legen wir dieses Konzept doch einfach ab bei den Irrtümern der Menschheitsgeschichte. Und ersparen damit vielen Menschen dass sie unterdrückt, verachtet, beherrscht oder sogar getötet werden.

9 Was darf in den Anus rein – und was nicht?

Anus als Zugang – Zäpfchen und Drogen rektal

Der gesamte Darm wird von Blutgefäßen versorgt, die Nährstoffe und vor allem Wasser aus dem Stuhl aufnehmen und in die Blutbahn entlassen. Von hier werden diese weiter in die Leber transportiert, wo sie umgebaut werden und wo viele biochemische Reaktionen stattfinden. Die letzten Zentimeter des Enddarms (des Rektums) jedoch bilden hier eine Ausnahme. Das hier aufgenommene Blut umgeht die Leber (man spricht von Bypass) und gelangt direkt zu Herz, Lunge und Gehirn. Aus diesem Grund funktionieren Zäpfchen (auch Suppositorium genannt) sehr gut: Der Wirkstoff gelangt sofort in den gesamten Blutkreislauf, ohne dass zuerst in der Leber ein Abbau der wirksamen Substanzen erfolgt.

Warum dies so ist – wenn alle anderen Abschnitte des Darms das Blut zunächst über die Leber führen – ist unklar. Vielleicht hat der Körper hier gespart und dachte sich: »Aus den letzten Zentimetern kommen wahrscheinlich sowieso keine Nährstoffe und wenig Schadstoffe ins Blut, da brauchen wir keinen Leberfilter mehr.« Hier hat er jedoch die Rechnung ohne den Menschen gemacht, der sich wirksame Substanzen auch mal als Zäpfchen oder Einlauf genehmigt. Oder die Evolution wusste schon, dass man hin und wieder mal etwas in den Po braucht. Immer dann nämlich, wenn der Magen leer bleiben sollte, ist der Zugang über den Anus ein Segen. Es können dann Medikamente, meist in Zäpfchenform, gegeben werden. Leidet zum Beispiel ein Mensch an einem epileptischen Krampf, ist die Medikamentengabe über den Mund in der Regel unmöglich. Hier kann das Zäpfchen mit dem Tranquilizer (meist Diazepam) Wunder wirken. Auch bei Patienten, die einen Eingriff an den Gallenwegen durchführen lassen müssen, wobei der Magen leer bleiben muss, hilft ein Zäpfchen mit einem Medikament gegen Entzündungen (NSAID), damit es seltener zu Entzündungen durch die Untersuchung kommt.[216]

Aber wie immer werden diese Art Substanzen auch missbraucht. »butt chugging« ist das englische Wort für das Zuführen von Substanzen, wie Alkohol oder anderen Drogen, über den Enddarm. Hierbei gelangt die Wirksubstanz direkt in den großen Blutkreislauf, ohne über die Leber gefiltert zu werden. Alle möglichen Geräte werden hierfür eingesetzt (Schläuche, Spritzen, Einläufe) oder auch in Alkohol getränkte Tampons in den Anus eingeführt (»slimming« oder »anal shot«). Die Gefahr besteht jedoch darin, dass der Magen keine Chance hat, ein Zuviel durch Erbrechen zu verhindern und die Substanz wieder auszuscheiden: Im schlechtesten Fall kann man sich durch »butt chugging« vergiften.

Keine gute Idee: 700 ml Alkohol im Arsch

Der 28-jährige Mann wurde auf einer Parkbank ohne Bewusstsein aufgefunden. Das Herz schlug und die Atmung funktionierte. Im Krankenhaus wurde eine Röntgenaufnahme gemacht, die eine Entzündung im Enddarm zeigte. Die Kamera konnte dann eine schwere Entzündung an dieser Stelle bestätigen. Als der Patient erwachte, klagte er über Bauchschmerzen. Nach eingehender Befragung gab er zu, 700 ml 40-prozentigen Alkohol in seinen Enddarm eingeführt zu haben. Die Darmentzündung heilte ab, er hatte Glück gehabt.[217]

Zu viel des Guten

Weniger Glück hatte der ältere Mann, der tot in seinem Haus gefunden wurde. Die Gerichtsmediziner fanden einen extrem hohen Alkoholspiegel in seinem Blut. Neben seinem Körper hatte man einen Schlauch mit einer Flasche entdeckt. Auch er hatte sich Alkohol in den Po einlaufen lassen – war aber daran verstorben.[218]

Schon alte Völker wie die Maya kannten diese Technik. Doch auch die westliche Medizin empfahl bis in das zwanzigste Jahrhundert hinein den Einsatz von Einläufen mit Alkohol zur »Ernährung«, zum Beispiel mit Cognac, Rum oder Schnaps.[219] Die heutige Medizin rät jedoch dringend davon ab, da das Verfahren keinerlei Nutzen zeigt und generell zur Vergiftung führen kann. Auch Kaffee wurde, vor allem im

18. Jahrhundert, häufig als Einlauf konsumiert. Die Wirkung eines »Anal-Mokkas« soll deutlich stärker sein als über den Mund aufgenommen.

Wenn wir uns also über den Po betrinken können, bleibt noch die Frage, ob wir auf diese Art auch Nahrung aufnehmen – also anal essen – können. Ganz so abwegig ist das nicht, denn auch Nährstoffe jeglicher Art können über die Schleimhaut des Enddarms aufgenommen werden und eine Art Ernährung wäre wahrscheinlich sogar möglich. Es gibt dazu jedoch keine Untersuchungen. Dass uns die Vitamine aus der Salatgurke, die aus sexuellen Gründen in den Enddarm eingeführt wurde, zugutekommen, ist aber eher unwahrscheinlich.

Der Anus als Schmuggler – Bodypacker

Wir haben gelernt, dass man in den Anus Dinge einführen kann. Ihn auch zum Verstecken von Dingen zu nutzen, liegt dann als nächster Schritt nahe. So, wie die goldene Armbanduhr über viele Kriegsjahre nur an den Enkel weitergegeben werden konnte, weil sie im Rektum des Großvaters versteckt war (wie im Kultfilm »Pulp Fiction« von Quentin Tarantino), so nutzen auch professionelle Drogenschmuggler den menschlichen Enddarm als Versteck, um Heroin, Kokain und anderes illegal über Grenzen zu schmuggeln. Das kann deshalb funktionieren, weil das Innere des Menschen noch nicht routinemäßig durchleuchtet wird. Erfahrene Bodypacker führen die Pakete in den Anus ein oder schlucken sie. Meist bleiben sie dann während des Schmuggelns nüchtern, um keinen Stuhlgang auszulösen, oder nehmen Medikamente ein, die die Darmbewegung hemmen (z. B. Loperamid). So kommen einige unbehelligt und illegal über die jeweilige Grenze und warten, bis ihre Ladung auf natürlichem Wege den Darm verlässt. Der Schmuggel ist dann gelungen.

Es kann aber auch schiefgehen, wenn z. B. die jeweilige Substanz durch einen Riss in der Verpackung (häufig werden Kondome oder Plastikhüllen verwendet) frei wird und über die Schleimhäute des Magen-Darm-Traktes aufgenommen wird. Bei Drogen wie Heroin oder Kokain sind Fälle von schweren Vergiftungen mit Todesfolge bekannt geworden.[220] Insgesamt sind diese Fälle jedoch eher selten. Erwischt man die »Patienten«, werden sie überwacht und erhalten ein Abführmittel, bis die Päckchen auf natürlichem Wege zum Vorschein kommen. Von einer Entfernung mit dem Endoskop wird meist abgeraten, um die Päckchen nicht zu beschädigen. In ca. zwei Prozent aller Fälle ist eine chirurgische Entfernung notwendig.[221] Ob die Päckchen geschluckt oder in den Anus eingeführt wurden, spielt keine Rolle. Dumm ist es auf jeden Fall – und wird mit den neuesten Röntgenscannern der Bundespolizei immer häufiger entdeckt.

Anekdotische Berichte zeugen übrigens auch von der Möglichkeit, Kokain in den Enddarm einzuführen, was einen ähnlichen Effekt wie das Schnupfen hat. Dafür wird das Kokain in Wasser aufgelöst und über einen Schlauch in den After eingelassen. Auf diese Weise schützen einige Kokainabhängige ihre Nasenscheidewand vor der völligen Zerstörung durch das Schnupfen.

Was nicht in den Anus gehört – Fremdkörper

Neben der Möglichkeit, sich zu berauschen oder etwas durch den Zoll zu schmuggeln, gibt es noch andere Motive dafür, sich etwas in den Po einzuführen. Meist sind sie sexueller Art. Hat der Mensch erst einmal herausgefunden, wie angenehm es sein kann, den Anus zu reizen, kann er oft nicht genug davon bekommen und führt sich ein, was gerade eben so greifbar ist.

»Ja, meine Frau war auf einem Ausflug mit Freundinnen und ich habe es mir zu Hause im Bad schön romantisch eingerichtet, mit vielen Kerzen und so, bis ich wirklich ganz dumm ausgerutscht und auf die Kerze gefallen bin …«, war die Erklärung für das Malheur, das eine zwei Stunden dauernde Entfernung einer großen Wachskerze aus dem Hintern eines Patienten nach sich zog. Die Kerze hatte sich beim »Unfall« wie ein großes Zäpfchen in den Enddarm verabschiedet und blieb dort stecken. Ein anderer Patient erklärte, seine Gurken immer in der Dusche zu lagern und dort dann auch ganz dumm ausgerutscht und auf eine dieser Gurken gefallen zu sein.

Medizinische Journale sind voll von Berichten über Fälle, in denen diverse Objekte in verschiedenen Körperöffnungen, vor allem dem Anus, steckenblieben. Gemüse- und Obstsorten, Sextoys, Kerzen, Glühbirnen, Mobiltelefone und alles andere, was irgendwie noch einführbar ist. In der Regel dient dies (abgesehen von Bodypackern) dem sexuellen Lustgewinn. Zum Problem werden diese Objekte, wenn sie durch den Sog in den Enddarm gezogen werden und nicht mehr zu entfernen sind.

Auf der einen Seite ist es erst einmal witzig, wie zum Beispiel im Film »Sisters« von Jason Moore (USA 2015), in dem in einer Szene ein Mann auf einer Spieluhr mit einer Ballerinafigur landet und ihm diese fröhlich musizierend im Hintern steckt. Der Witz, dass ihm Musik aus dem Po kommt, zieht sich über ganze zehn Minuten. Auf der anderen Seite stellen solche Dinge aber auch medizinische Notfälle dar, kann doch der Darm Schaden nehmen oder im schlechtesten Fall sogar reißen, was sogar zum Tode führen kann. Frühe medizinische Aufklärung wäre hier nötig.

Zahnbürsten finden sich dagegen meistens eher in der Speiseröhre (dem Ösophagus) bei Bulimie-Patienten, die damit Erbrechen auslösen und dann ab und zu eine Bürste »beim Zähneputzen verschluckt« haben. Leider finden sich diese Bürsten dann immer mit dem »falschen« Ende (ohne Bürste) voraus in der Speiseröhre – was diese Erklärung erst recht unglaubwürdig macht. Zahnbürsten müssen mit dem Endoskop entfernt werden. Ein einziger Fall einer Zahnbürste im Enddarm ist jedoch auch bekannt: Nachdem er bei extremem Juckreiz auf die Idee gekommen war, seine Hämorrhoiden mit der Zahnbürste zu putzen (schlechte Idee), war diese in den Enddarm hineingerutscht (angeblich) und musste durch den Magen-Darm-Arzt entfernt werden.[222]

Eine hier aufgeführte Liste der in der Fachliteratur beschriebenen Objekte, die in den Anus eingeführt wurden, muss unvollständig bleiben: Rasierklingen, Schrauben, Schraubenzieher, kleine zusammengerollte Werkzeugtasche (15 × 12 cm, inklusive Werkzeug, Gewicht: 620 g), Haarnadel, Dosenlocher, Gräte, Knochensplitter, Drogenbehälter unterschiedlichster Art, Staubsaugeransatzteile, Knirps in Hülle und kurze Stäbe wie ein 27 cm langes Stuhlbein, ein 19 cm langer Spatenstiel und ein abgebrochenes Besenstielstück), Glühbirne, Radioröhre, Kerzen, Tischtennisball, Bocciakugel, Gewehrmunition, Silvesterböller, Gurke, Möhre, Maiskolben, Banane, Apfel, Zwiebel, geschnitzte Ingwerstücke, gerollte Tageszeitung, gefrorener Schweineschwanz, Aal, Vibrator, Hartgummistab, Dildo, Zahnbürstenetui aus Kunststoff, Zahnbürste sowie Gefäße mit teilweise mehr als 0,5-l-Volumina wie kleine Sektflaschen, Colaflaschen, Marmeladengläser, kleine Biergläser, Tassen und Spraydosen.

Häufig passiert es jedoch, dass diese Fremdkörper durch den Druck der Schließmuskeln unbeabsichtigt nach innen rutschen und dann nicht mehr vom Betroffenen selbst entfernt werden können. Meist handelt es sich also um Unfälle bei der sexuellen Selbststimulation (Autoerotik). Der Magen-Darm-Arzt im Dienst entfernt diese Gegenstände in der Regel kommentarlos. Häufig nachts und häufig notfallmäßig. Beim chinesischen Patienten, der sich den Aal in den Anus eingeführt hatte, »um etwas gegen seine Verstopfung zu tun«, standen dem Arzt dann aber doch einige Fragezeichen auf der Stirn.

Unsichere Verhütungsmaßnahme

Das vom Frauenarzt schon aufgegebene Intrauterinpessar (die »Spirale«) wurde bei der ersten Vorsorge-Darmspiegelung an einer 50-jährigen Frau an ungewohnter Stelle wiedergefunden: Es hing im Enddarm fest und konnte weder vor noch zurück. Wie es genau dorthin gelangt war, blieb unklar. Nicht selten jedoch »durchwandern« Fremdkörper auch die Barrieren des Körpers und gelangen in für sie völlig fremde Hohlräume. Dass eine Spirale nichts im Enddarm verloren hat, kann sie ja nicht wissen. Trotzdem wurde sie vom Magen-Darm-Arzt vorsorglich entfernt. Ihren eigentlichen Zweck – die Verhütung einer Schwangerschaft – hätte sie im Enddarm wahrscheinlich kaum erledigen können.[223]

Gehen Sie also einfach in den Sexshop oder kaufen Sie sich online ein für anale Stimulation produziertes Toy. Diese sind am Ende meist derart abgeflacht, dass sie nicht hineinrutschen können. Der diensthabende Magen-Darm-Arzt wird es Ihnen danken.

Sind Obst und Gemüse im Po gesund?

Angesichts des erotisch motivierten Einführens von Obst und Gemüse in den Anus kommt die seriös-wissenschaftliche Frage auf, ob es auch gesunde Effekte haben könnte, sich Obst oder Gemüse in den Po einzuführen. Sollten wir zum Beispiel Tomaten nicht mögen, aber trotzdem die positiven Inhaltsstoffe der Tomate zu uns nehmen wollen, wäre es ja eine Möglichkeit, sich die Tomate in den Po zu schieben. Oder verschiedene Früchte, um deren Vitamine aufzunehmen.

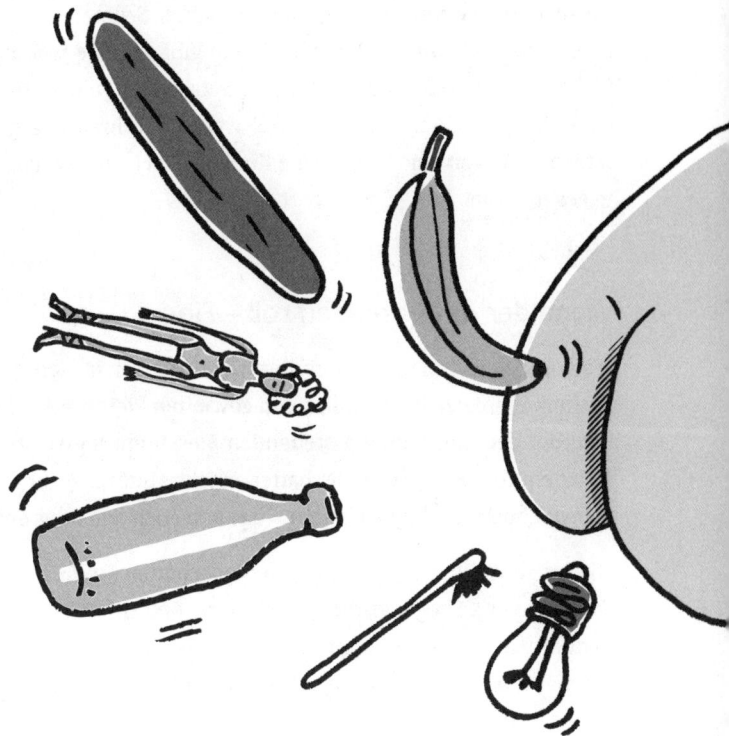

In den gängigen Datenbanken der Medizin finden sich jedoch hierzu keinerlei Studien. Einige Empfehlungen bringt uns jedoch die Naturmedizin: Sich Knoblauch in den Po einzuführen, wird als Mittel gegen Würmer und Hämorrhoiden empfohlen. Das im Knoblauch enthaltene Allicin ist ein Wirkstoff, der antibakteriell und gegen Parasiten wirkt. Es gibt durchaus pflanzliche Therapeutika, die bei einer Überwucherung des Darmes mit Bakterien (SIBO) eingesetzt werden. Sie enthalten vor allem Knoblauch (Allicin) und Oregano, aber auch beispielsweise Dill, Thymian und Ingwer.[224] Kurkuma, Gewürznelken und Neem enthalten ebenfalls gegen Bakterien und Parasiten wirksame Inhaltsstoffe. Auch Kürbiskerne (mit dem Wirkstoff Cucurbitacin), Kokosnüsse und Möhren (Vitamin A hat eine antiparasitäre Wirkung) wirken ähnlich. Die Myrte ist ein Strauch aus dem Mittelmeergebiet, aus dessen Zweigen der Kranz geflochten war, den die jungfräuliche Braut auf dem Kopfe trug. Mit Ölen der Myrte werden verschiedene Erkrankungen behandelt und einige Studien deuten darauf hin, dass sie auch bei Hämorrhoiden gegen Blutungen, Schmerzen und Schwellungen hilfreich sind.[225] Doch auch hier gibt es keine Studien, die klar beweisen, dass das Einführen dieser Substanzen in den Anus irgendeinen Nutzen hätte. Spielen Sie also weiter mit Ihren Salatgurken und schieben Sie von Zeit zu Zeit eine Knoblauchzehe in den Po. Das könnte gesund sein.

Wenn der Anus brennen soll – Figging

»Figging« nennt man das Einführen von Ingwer in den Anus. Diese Technik wurde wahrscheinlich von gewieften Pferdeverkäufern erfunden, die den zum Verkauf stehenden Tieren ein Ingwerstück in den Anus einführten, was sie lebhafter machte und dazu brachte, ihren Schweif hoch erhoben zu halten – das hob auch den Preis des Pferdes.

Die im geschälten Ingwer enthaltenen scharfen Stoffe sind vor allem Gingerole und Shogaole, die die Schmerz- und Hitzefühler in unserem Enddarm aktivieren. Es kommt zu einem Wärme- und Schmerzgefühl, einem Brennen. Die Wirkung entsteht in Minutenschnelle und hält in der Regel eine halbe Stunde an.

Damit kann auch die Durchblutung in den Sexualorganen gefördert werden. Das nutzt man in der Sadomaso-Szene, um Lust zu erzeugen. Gleichzeitig wird häufig auch der Hintern geschlagen (Spanking, S. 46), wobei das Opfer wegen des brennenden Ingwers die Pobacken nicht zusammenkneifen kann und so der Peitsche eine große Fläche bieten muss. Verletzungen entstehen durch den Ingwer nicht, potenziell hat Ingwer wie bereits erwähnt sogar eine antibakterielle Wirkung[226] und ist somit auch eher gesund für den Anus.

Wer es jedoch noch ein wenig heißer haben möchte, verwendet Chilischoten, die durch ihren hohen Gehalt an Capsaicin sehr stark reizen und noch stundenlang brennen. Aus dem antiken Griechenland ist eine Bestrafungsmethode bekannt, bei der ein geschälter Rettich in den Anus eingeführt wurde. Die im Rettich enthaltenen Isothiocyanate erzeugen ähnliche brennende Gefühle wie der Ingwer. Auch Knoblauch (mit dem Wirkstoff Allicin) und Zwiebeln (mit dem Wirkstoff Propanthial-S-Oxid – reizt bis zu Tränen) enthalten ähnliche Reizstoffe.

Prinzipiell sind alle diese brennenden Stoffe dazu gedacht, Fressfeinde von der Pflanze fernzuhalten. Nur der Mensch hat es mal wieder geschafft, Spaß daran zu finden. Wie wir gelernt haben, liegen das Lust- und das Schmerzzentrum im Gehirn sehr eng nebeneinander und Schmerz führt zur Ausschüttung von glücklich machenden Endorphinen. Manche Menschen lieben das Gefühl, erniedrigt zu werden und sich hilflos zu fühlen. Nicht in der Lage zu sein, ein scharfes Objekt aus ihrem Hintern zu entfernen, kann für sie eine aufregend befreiende Erfahrung sein. Sie genießen es zudem, alle Verantwortung abzugeben. Wem es also gefällt: immer rein mit Ingwer, Chili, Rettich oder anderem Gewürz.

Stöpsel für den Anus – Arschplugs & Co.

Etwas in den Anus einzuführen, was dann dort verweilt, ohne nach innen oder außen zu entgleiten, kann erotische Empfindungen auslösen. Ein »Plug« ist ein Stöpsel, also ein Verschluss. Auf das Sexspielzeug bezogen ist ein Analplug eine Art Dildo, dessen Schaft zur Mitte hin dicker wird. Dieser Plug wird in den Anus eingeführt und verbleibt dort so lange, wie es der Besitzer wünscht. Der breite Teil dieses Stöpsels drückt und reibt dabei am Anoderm, in dem die meisten Nervenendigungen sitzen. Eigentlich geben diese Reize ja das Signal, dass wir zur Toilette müssen. Je nachdem, wie das Gehirn diese Signale aufnimmt, kann es aber auch Lust erzeugen. Zudem kann die Spitze des Analplugs beim Mann an der Prostata reiben, wenn er sich bewegt, und auch damit ebenfalls zu Lustgefühlen führen.

Andere Versionen sind eiförmig oder bestehen aus mehreren kleinen Kugeln. Erstere ist eine Art Kugel aus Latex auf einem dünnen Schaft. Auch dieser Plug verschließt die Anusöffnung, aber die Empfindungen dabei sind anders. Bei letztgenannter Variante stehen die Kugeln, je nach Modell, in verschiedenen Abständen zueinander. Man benutzt sie, um den Enddarm (das Rektum) auszufüllen. Ein Plug mit einem angehängten Fuchs- oder Pferdeschwanz ist eine Hommage an unsere entwicklungsgeschichtliche Herkunft und kann bei manchen Menschen starke sexuelle Begierde auslösen.

Eine Form des medizinischen Analplugs ohne erotische Hintergedanken existiert jedoch auch – der Conveen Anal Plug. Es handelt sich dabei prinzipiell auch um eine Art »Stöpsel, der aber aus Gaze besteht und bei schwerer Stuhlinkontinenz in den Enddarm eingeführt wird.[227] Wenn alle Therapiemöglichkeiten bei einer Stuhlinkontinenz versagen, kann dies das letzte wirksame Mittel sein, den Stuhl im Darm zu halten.

Der heiße Po – dürfen Eiswürfel in den Po?

»Ich friere mir den Arsch ab«, sagt man gerne, wenn einem sehr kalt ist. Beim Menschen liegt die normale Körperkerntemperatur zwischen 36,3 und 37,4 °C. Steigt sie höher, spricht man von Fieber, fällt sie darunter, spricht man von Unterkühlung. Diese Temperaturen beziehen sich jedoch immer auf den Kern des Körpers. Die äußeren Schichten unseres Körpers und die Haut können durchaus höhere oder niedrigere Temperaturen – je nach Umgebungsklima – annehmen (in den Fingern können bis zu fünf Grad Unterschied gemessen werden, ohne dass Schäden entstehen!).

Es ist daher wichtig, einen Messort zu finden, der die Kerntemperatur unseres Körpers am besten wiedergibt: Mal wieder ist der klare Sieger unser Po! Fieber wird am häufigsten im Mund (unter der Zunge), im After (rektal), im Ohr und unter den Achselhöhlen gemessen. Die genauesten Ergebnisse erhält man jedoch bei der Messung im Po. Dies haben amerikanische Intensivmediziner klar nachgewiesen (nur das Thermometer in der Blase war ähnlich genau, doch wer möchte schon einen Blasenkatheter zur Fiebermessung?).[228] Im Vergleich zur korrekten rektalen Messung liegen die Messergebnisse unter der Zunge um etwa 0,3 bis 0,5 Grad niedriger und unter der Achsel ebenfalls um 0,5 Grad niedriger.

Besteht ein Unterschied zwischen rektaler und oraler (im Mund) Temperaturmessung, kann das auf eine Entzündung des Blinddarms hinweisen. Die Differenz von normalerweise 0,5 Grad kann sich bei Entzündungen im Bauchraum durch eine Blinddarmentzündung (Appendizitis) oder eine Bauchfellentzündung (Peritonitis) vergrößern. Fiebermessungen sollten daher wann immer möglich im Po erfolgen.

Keine gute Idee: Eiswürfel im Po

Nachdem es in einem Erotikfilm die Anleitung erhalten hatte, versuchte sich das junge Paar im sexuellen Spiel mit Lebensmitteln. Irgendwann kamen dann auch Eiswürfel dazu. Die in die Vagina eingebrachten Eiswürfel brachten noch keine Probleme mit sich – nachdem aber zehn Eiswürfel in den Po eingeführt wurden, traten plötzlich Schmerzen auf und es war schwierig, die Eisladung wieder zu entfernen. Als es dann noch zu bluten begann, suchte das Paar die Notaufnahme auf. Hier konnte eine leichte Reizung des unteren Darmabschnittes festgestellt werden, die Eiswürfel waren schon geschmolzen.

Da die Wand des unteren Dickdarms keine Nervenfasern besitzt, spürt man die Kälte nicht und die Schleimhaut kann Schaden nehmen – und bluten. Dasselbe passiert auch bei zu heißen Gegenständen. Sinnvoll kann es jedoch sein, vor einer Probenentnahme aus der Prostata durch den Enddarm vorher etwas Eis in den Po einzuführen: Das vermindert die Schmerzen während der Probenentnahme.[229]

Unter Drogenabhängigen hält sich hartnäckig die Legende, dass dem Opfer einer Heroin- oder Opiatdosis Eiswürfel in den Po geschoben werden sollten, um die Person durch diesen Schock wiederzubeleben. Variationen hiervon sind die kalte Dusche oder das Bewässern mit Eiswasser.

Prinzipiell ist es aber Blödsinn, Eis in den Po zu schieben; dies kann durch Unterkühlung des Patienten die Situation bei einem bewusstlosen Menschen noch verschlechtern. Irgendein Objekt in den Po einer Person einzuführen, die dies nicht erwartet, kann darüber hinaus zu einer schweren Reaktion des unwillkürlichen Nervensystems führen (einer vagalen Reaktion). Diese Reaktion verlangsamt den Herzschlag und senkt den Blutdruck. Wenn das wiederum zu einer Minderdurchblutung des Gehirns führt, kann es zu Bewusstlosigkeit und Koma kommen. Treffen Sie also auf ein Drogenopfer, dann alarmieren Sie den Notarzt und behalten Sie die Eiswürfel in Ihrem Drink.

Einläufe in den Anus – meiden Sie Zement

»Wasser marsch, in den Arsch!« Vor allem bei einigen Fastentherapie-Methoden werden Einläufe zur »Reinigung« eingesetzt. Mit Schläuchen, Pumpen oder birnenförmigen Ballons leitet man Flüssigkeiten in den Anus. Schon seit Jahrhunderten wird dies als Hausmittel empfohlen. Was genau diese Einläufe – außer einem Stuhldrang und ihrer abführenden Wirkung – bewirken, ist eigentlich unklar. Bei Verstopfung kann es jedoch hilfreich sein, warme Flüssigkeit oder abführende Lösungen in den Enddarm zu füllen und die Entleerung so zu fördern. Kühlere Flüssigkeiten mit einer Temperatur um 30 Grad können zur Fiebersenkung eingesetzt werden.

Wie erwähnt, wird sich der Enddarm bei einer Dehnung von über 300 ml bemerkbar machen und versuchen, alle Flüssigkeit wieder nach draußen zu befördern. Es sollten also geringere Flüssigkeitsmengen verwendet werden, wenn die Flüssigkeit eine Weile im Enddarm verbleiben und dort wirken soll.

Zur Therapie von Entzündungen im Enddarm (bei Morbus Crohn oder Colitis ulcerosa) sind Einläufe extrem gut geeignet und oft die Therapie der Wahl, kommt doch der Wirkstoff des Medikaments direkt an seinen Wirkungsort. Wenn die Nieren nicht mehr richtig funktionieren (also bei einer Niereninsuffizienz) und sich dadurch Kalium im Blut ansammeln kann, sind Einläufe mit dem Medikament Resonium hilfreich, die das Kalium binden und ausscheiden. Wie bereits erwähnt, können phosphathaltige Einläufe dagegen zu Problemen bis hin zu einem Infarkt des Anus führen.[230]

Keine gute Idee: Zement im Po

Das verliebte homosexuelle Pärchen war auf die reizvolle Idee gekommen, flüssigen Zement in den Anus zu füllen, um »einen schönen Abdruck zu erhalten ...«. Der Zement wurde fest und musste notfallmäßig vom diensthabenden Magen-Darm-Arzt im Krankenhaus entfernt werden, da er ein Loch im Darm verursacht hatte.[231]

Wasser marsch in den Arsch – Kolonhydrotherapie

Eine andere, wahrscheinlich ursprünglich gut gemeinte Therapieform wird heute lukrativ kommerziell angeboten. Dabei wird ein Schlauch in den Anus eingeführt und viele Liter Wasser, oft mit Zusätzen versehen, in den Darm eingeleitet. Hierbei sollen »Giftstoffe« und »Schlacken« entfernt werden. Den »Darm reinigen« scheint auf den ersten Blick eine hilfreiche Therapiemethode bei allen möglichen Erkrankungen zu sein. Das setzt allerdings voraus, dass der Darm »schmutzig« ist, also einer Reinigung bedarf.

*Und hier beginnt das Problem in der Erklärungskette,
denn der Darm ist definitiv nicht »schmutzig«.
Der Darm ist ein hochkomplexes, sich bewegendes
und selbstreinigendes Organ, das im Regelfall keiner
Reinigung durch menschlich-technische Hilfe bedarf.*

Er tut dies selbst täglich und effizienter, als wir es mit irgendwelchen physikalischen Maßnahmen könnten. Eher das Gegenteil könnte sogar der Fall sein: Durch aggressive Abführmaßnahmen wird das Mikrobiom im Darm häufig auch langfristig verändert, z. B. durch den Verlust von sich günstig auswirkenden Laktobazillen.[232] »Schlacken« als giftige Endprodukte, die im Darm abgelagert werden sollen, konnten wissenschaftlich noch nie nachgewiesen werden.

Wenn Sie also schon eine Abführmaßnahme auf sich nehmen, empfehle ich, danach eine Darmspiegelung (Koloskopie) durchführen zu lassen. Denn dadurch können Sie effektiv Darmkrebs erkennen und sich auf diese Weise schützen. Die Kolonhydrotherapie hat dagegen den Beweis der Wirksamkeit noch nicht erbracht.[233] Durch das Einführen der großen Schläuche können Schäden entstehen, die wir in der Darmspiegelung sehen können.[234] Dass es hierdurch auch schon schwere Blutvergiftungen gab, ist ebenfalls in der Literatur beschrieben.[235]

10 Der Anus und die Seele – das Gehirn im Po

Anale Phase – wenn sich alles um den Anus dreht

Nennt man einen Menschen »analfixiert« oder »anal«, ist dies in der Regel nicht als Kompliment gedacht. Als »analfixiert« bezeichnet man beispielsweise sehr oder übermäßig auf Sauberkeit bedachte Menschen. Ob dies immer wirklich zutrifft, ist eine andere Frage.

Der Psychiater Sigmund Freud definierte verschiedene Phasen der Entwicklung des Menschen von der Geburt bis zur Pubertät. Demnach beginnt es mit der oralen Phase, die in den ersten sechs Monaten eines Menschenlebens durchlaufen wird. In dieser Phase führen Säuglinge alles (wirklich alles) in den Mund ein und beginnen zu lutschen und zu saugen, was nach Herrn Freud zu einem Lustgewinn und zu »Spannungsreduktion« führt. Darauf folgt die narzisstische Phase, in der der eigene Körper entdeckt wird und Lustgefühle entstehen. Diese Phase dauert bis zum zweiten Lebensjahr. Es folgt die anale Phase, in der der kleine Mensch den lustvollen Aspekt davon entdeckt, den Stuhl auszupressen oder auch einzuhalten (das Kind macht nur dann Pupu, wenn es will). In dieser Zeit lernt der Mensch in der Regel auch, seinen Stuhlgang willentlich zu kontrollieren, und gleichzeitig, wie er seine Befriedigung aufschieben und Kontrolle über triebhafte Bedürfnisse gewinnen kann. Dabei werden Kontrollmechanismen (Kontrolle des eigenen Stuhlgangs) eingeübt.

Kontrolle wird im Leben also vor allem über den Anus gelernt – und hier kann einiges schiefgehen. Erfahren Kinder in dieser Phase nicht genug Befriedigung (z. B. wegen einer sehr strengen Sauberkeitserziehung durch die Eltern), kann es zu einem »Hängenbleiben« auf dieser Entwicklungsstufe kommen, die im Erwachsenenalter zu bestimmten zwanghaften Charakterzügen führen kann. Menschen mit einer solchen Zwangsstörung haben – zumindest unbewusst – auch später noch mit den unbefriedigten Bedürfnissen aus der analen Phase zu kämpfen (z. B. mit dem Wunsch, mit dem eigenen Kot zu spielen). Da sie (oder die Umgebung) die Befriedigung dieser Bedürfnisse aber nicht zulassen, treten Abwehrmechanismen auf, um diese Regungen zu unterdrücken. Auf diese Weise kann sich der eigentliche Wunsch (z. B. nach Beschmutzung) in das genaue Gegenteil (wie penible Sauberkeit) umkehren. Die Zwangssymptome dienen dabei als eine Art Ventil zwischen angstauslösenden Regungen und der dagegen aufkommenden Abwehr. So kann sich ein »manischer« oder zwanghafter Persönlichkeitstypus entwickeln. Dieser zeichnet sich durch starke Unterdrückung von Aggressionen, Überkontrolliertheit, Geiz und extreme Reinlichkeit aus. Auf die analen Phase folgen die phallische Phase und die genitale Phase, in der die Sexualität des Menschen geprägt wird. Doch die Kontrolle beginnt am Anus.

Denkt der Anus – hat der Po ein Gehirn?

Auch wenn die beiden Pobacken an die beiden Hemisphären des Gehirns erinnern, enthalten sie jedoch zu wenige Nervenzellen, um als Gehirn durchzugehen. Dies ändert sich aber schlagartig, dringt man in den Anus vor. Wie beschrieben, hat der letzte Teil des Darmes viele Nervenendigungen, deren Anzahl weiter im Inneren noch zunimmt. Die Gesamtheit aller Nerven im Magen-Darm-Trakt wird von Wissenschaftlern schon das »Darm-« oder »Bauchhirn« genannt. »Ein guter Magen-Darm-Arzt sollte immer auch ein Psychiater sein«, sagte mir mein ehemaliger Chefarzt. Erst später habe ich diesen Satz in seiner vollen Bedeutung verstanden. Dass unser Nervensystem mit unserem Magen-Darm-System zusammenhängt, ist eigentlich selbstverständlich, scheint für viele publizierende Buchautoren aktuell aber eine neue Erkenntnis zu sein. Dazu kommt, dass diese Verbindung in unserer schulmedizinischen Ausbildung eher vernachlässigt wird. Stattdessen versucht man, durch die isolierte Betrachtung der einzelnen Organsysteme einen Überblick über den gesamten Organismus zu bekommen, was häufig nicht umfassend funktioniert.

Neben dem zentralen Nervensystem (das aus Gehirn und Rückenmark besteht) existiert ein »enterisches Nervensystem« (ENS) aus Millionen von Nervenzellen im gesamten Magen-Darm-Trakt. Hier werden alle unbewussten Funktionen der Verdauung sowie z. B. auch die Darmbewegungen gesteuert (das »Bauchhirn«). Über den längsten Hirnnerv, den Nervus vagus (übersetzt: der Umherwandernde), sind zentrales und enterisches Nervensystem miteinander verbunden. Diese »Darm-Hirn-Achse«, also die Verbindung dieser beiden Systeme, ist in beide Richtungen begehbar.

Daher bleibt wie so oft die Frage, wer zuerst da war: Huhn oder Ei. Also: Entstehen die Magen-Darm-Beschwerden im Kopf – oder doch im Darm und beeinflussen damit dann den Kopf?

Um es noch komplizierter zu machen, spielen auch alle Bakterien, Pilze und Viren in unserem Darm, unser Mikrobiom, eine zentrale Rolle bei der Steuerung aller Prozesse: Verschiedene Bakterien kommunizieren mit den Zellen des Magen-Darm-Traktes und manipulieren somit auch unsere Nervensysteme. Letztlich kann man sagen, dass die Bakterien auch einen Einfluss auf unser Gehirn und unsere Entscheidungen ausüben.

Deshalb kann man wahrscheinlich auch heute in vielen psychologischen Ratgebern lesen, dass eine Entscheidung »aus dem Bauch heraus« häufig besser sei, als eine Entscheidung, die wir aufgrund von sachlichen Informationen fällen. Hören Sie also wieder öfter auf Ihren Bauch. Ihr Anus summt Ihnen die richtige Entscheidung leise ins Ohr …

Entscheidungsfindung: Arsch- statt Bauchgefühl

Geht man also davon aus, dass wir ein riesiges Nervensystem in unserem Verdauungstrakt besitzen, das uns als »Bauchhirn« mithilft, Entscheidungen zu treffen, ist der Po ein großer Teil davon. Wenn uns etwas »am Arsch vorbeigeht«, berührt es uns einfach nicht oder ist uns egal. Im Umkehrschluss könnte man also sagen, dass alles, was nicht am Arsch vorbeigeht, relevant oder wichtig ist. Wenn wir »aus dem Bauch heraus« entscheiden, fällen wir intuitiv und ohne groß nachzudenken eine Entscheidung. Einige Forscher behaupten sogar, dass die meisten Entscheidungen in unserem Bauch schon lange gefällt wurden, bevor es uns bewusst wird.

Dass die Gesamtheit der Nerven im Magen-Darm-System (das »Bauchhirn«) wichtig für ein reibungsloses Ablaufen der Verdauungsprozesse ist, ist unbestritten. Und dass dieses Bauchhirn auch mit unserem (Kopf-)Gehirn in Verbindung steht und viele Gefühle wie Hunger, Sättigung und Emotionen mitbestimmt, ist ebenfalls sicher. Störungen können zu Krankheiten führen, wie wir zum Beispiel an Patienten mit Reizdarmbeschwerden sehen.

Die Verbindung zwischen Bauch- und Kopfhirn ist unbestritten, aber noch wenig verstanden. Damit es noch komplizierter wird, bringt die Wissenschaft nun noch die Erkenntnisse einer dritten mitentscheidenden Komponente ins Spiel, des Mikrobioms. Denn auch die Gesamtheit aller Bakterien, Pilze, Viren und selbst der Parasiten nimmt Einfluss auf unser Bauchhirn. Alles, was die Zusammensetzung dieses Mikrobioms beeinflusst – wie unsere Ernährung, Krankheiten, Medikamente, ja selbst das Wetter und wahrscheinlich auch die Mondphasen und viele andere Parameter (Hallo, Esoterik!) – bestimmt also indirekt auch die Entscheidungen unseres Bauchhirns. Das sind so viele Parameter und es ist so komplex, dass wir das mit unserem eigentlichen Hirn im Kopf niemals erfassen könnten. Fragen Sie also bei schwierigen Entscheidungen Ihren Po. Er weiß es besser.

Der Druck des Schließmuskels – Sphinkterdruck

Ein Schließmuskel (Sphinkter) ist ein kreisförmiger Muskel, der in der Lage ist, sich zusammenzuziehen. Die Natur hat dies erschaffen, um Hohlräume schließen und bei Bedarf auch wieder öffnen zu können. In unserem Körper finden sich Schließmuskeln in den Augen (den Pupillen), dem Eingang zur Speiseröhre, dem Magenausgang (Pylorus), der Harnblase und der Harnröhre sowie im Anus. Ein Schleusensystem also, das dazu dient, Räume voneinander zu trennen oder wie am Auge die Lichtdosis zu regulieren.

Prinzipiell reguliert auch der Schließmuskel des Anus die einzufallende Lichtmenge, was aber nicht der eigentliche Sinn dieses Muskels ist. Der Schließmuskel am Darmausgang ist wie ein doppelter Gummiring, der im Ruhezustand zusammengezogen ist und so gemeinsam mit den Hämorrhoiden den Darmausgang vollständig verschließt. Durch den Verschluss des Darmausganges ist eine wichtige Barrierefunktion gegeben, die das Eindringen von Parasiten, Würmern und anderem verhindert oder verhindern soll.

Die Hauptfunktion des Schließmuskels ist jedoch das Zurückhalten von Stuhl und das Ermöglichen einer kontrollierten und willentlichen Stuhlentleerung. Das gelingt nicht von Anfang unserer Entwicklung an und kann am Ende des Lebens auch wieder verlorengehen. Es handelt sich also um eine erworbene Fähigkeit. Daher sind Säuglinge und leider häufig auch sehr alte oder demente Menschen auf Windeln angewiesen. Erhöhen wir den Druck in unserem Bauchraum, zum Beispiel wenn wir husten, steigt der Druck auf den Darmausgang und die Gefahr von unwillkürlichem Stuhlabgang ist hoch. Unser äußerer Schließmuskel zieht sich daher während Druckerhöhungen im Bauchraum beim Niesen, Husten oder Pressen fest zusammen und hält damit glücklicherweise dicht.

Wenn der Anus verkrampft – Anismus

Wie in allen anderen Muskeln, so können auch im Schließmuskel des Anus Krämpfe auftreten. Man nennt diese Krämpfe spastisches Beckenbodensyndrom oder auch Anismus. Dabei zieht sich der Schließmuskel während des Versuchs, den Darm zu entleeren, zusammen und entspannt nicht. Auch der Puborektalmuskel verkrampft sich dabei. Dies kann zu einer schweren Verstopfung führen,[236] aber auch zu Bauchschmerzen. Der Grund ist eigentlich unklar.

Die Regulation des Stuhls, Hockstellung beim Stuhlgang, Biofeedback-Therapie oder auch Botox-Spritzen in den Musculus puborectalis[237] können hilfreich sein. Eine klare psychologische Störung ist für den Anismus nicht bekannt.

Kontrolle über den Anus – Biofeedback

Wir haben gesehen, dass wir den äußeren Schließmuskel durch unseren Willen kontrollieren können und somit auch den Stuhlgang. Der innere Schließmuskel jedoch entzieht sich unserer willentlichen Kontrolle und hat seine eigene Spannung, die er selbsttätig aufrechterhält und reguliert. Es wäre auch zu anstrengend, wenn wir dies rund um die Uhr selber leisten müssten.

Eine Methode, den äußeren Schließmuskel zu kontrollieren, ist die Biofeedback-Methode. Dabei wird eine Sonde in den Anus eingeführt und der Muskel wird angespannt. Die Sonde nimmt die Spannung als kleinen elektrischen Impuls auf, der in ein visuelles oder akustisches Signal umgewandelt wird. Man hört also einen Ton beim Anspannen der eigenen Muskeln oder sieht auf einer Skala, wie stark man den Muskel angespannt hat. Dabei entwickelt man langsam ein Gefühl für diesen Muskel und lernt, ihn zu kontrollieren. Bei Stuhlverlust wird vor allem dieser Muskel trainiert. Bei chronischer Verstopfung lernt man dagegen, den Schließmuskel zu entspannen.[238] Besonders bei einem Anismus (S. 222) kann diese Methode Wunder wirken.

Der hypnotisierte Anus – Mind-Body-Therapien

Hypnose ist eine anerkannte Therapieform für viele Leiden. Etwa ein Drittel aller Menschen spricht auf Hypnose sehr gut an, ein weiteres Drittel weniger und das letzte Drittel gar nicht. Auch bei den den Anus betreffenden Störungen kann diese Therapie eingesetzt werden, wobei in Tiefenentspannung Reaktionen und Verhaltensmuster geändert werden können. Vor allem bei einigen funktionellen Erkrankungen, wie bei Reizdarmbeschwerden oder Schmerzsyndromen im Bereich des Anus, kann die Hypnose hilfreich sein. In einigen Studien zeigte sich eine deutliche Reduktion mit Langzeitwirkung von durch Blähungen verursachten Beschwerden um etwa die Hälfte[239]. Die Therapie wird aktuell empfohlen, wenn andere Therapieformen versagen.

Die Hypnosetherapie kann zu verschiedenen psychologischen und physiologischen Veränderungen wie der Reduktion von Angstzuständen und Depression sowie zu Verminderung von krampfartigen Darmbewegungen führen. Da die Empfindlichkeit (siehe Ballontest, S. 123) bei Patienten mit funktionellen Darmerkrankungen erhöht ist, kann die Hypnose hier helfen – so zeigte eine Studie eine Verminderung der Empfindlichkeit im Enddarm unter Hypnosetherapie.[240] Sicherlich können andere sogenannte Mind-Body-Therapien, wie progressive Muskelentspannung, Yoga, Achtsamkeitstraining, Meditation und Stressmanagement, auch ohne den Nachweis in Studien im Einzelfall sehr günstige Wirkungen zeigen. Die beste Mind-Body-Therapie ist wahrscheinlich jedoch regelmäßiger Sex. Wenn das nicht hilft, lassen Sie Ihren Anus durch einen erfahrenen Hypnotiseur entspannen.

Mit dem Anus Nüsse knacken

Kann man mit dem Arsch Nüsse knacken? Mit angespannten Pobacken auf die Nuss zu springen und sie auf diese Weise zu knacken, wurde in der Vergangenheit von einigen Menschen erfolgreich demonstriert. Doch alleine mit der Kraft des Schließmuskels wird es schwieriger. Es gibt Menschen, die sich ausschließlich damit beschäftigen, den Druck von Schließmuskeln beim Menschen zu messen, und sie haben einiges herausgefunden.

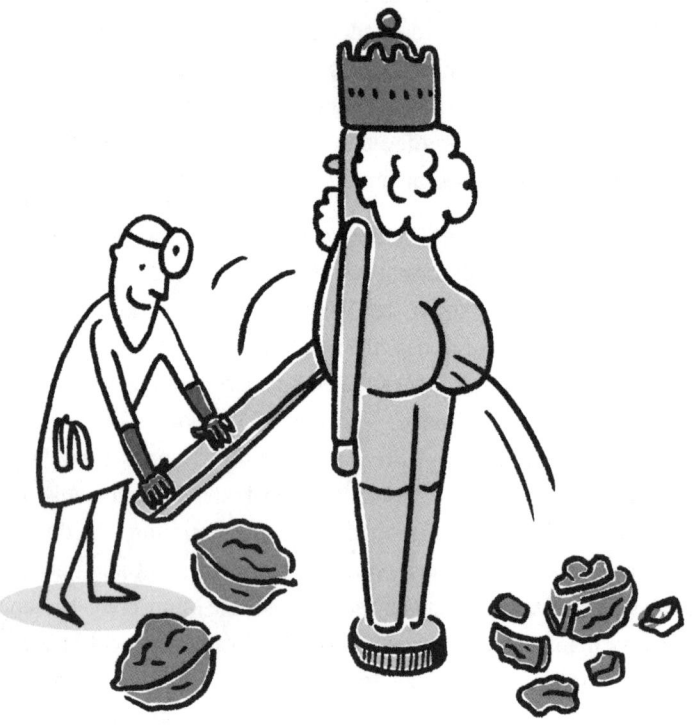

Die Zone, in der die meiste Muskelkraft im Anus vorhanden ist, ist ca. vier Zentimeter lang und besteht aus dem inneren Schließmuskel, dem äußeren Schließmuskel und dem Puborektalmuskel.[241] Diese Hochdruckzone wird zum größten Teil durch den inneren Schließmuskel bestimmt. Den Rest übernimmt der äußere Schließmuskel. In Messungen bei gesunden Menschen zeigten sich Werte von 40–80 mmHg. Wird der äußere Schließmuskel willentlich angespannt, kann der Druck verdoppelt werden. Das reicht aber lange nicht aus. Ein Nussknacker benötigt einen Druck von bis zu 40 Newton, um eine Walnuss zu knacken (je nachdem, wie man die Nuss einlegt, sind die Unterschiede sehr groß). Mit einem durchschnittlichen menschlichen Anus ist es daher unmöglich, Nüsse zu knacken.

Krafttraining für den Anus

Können wir die Kraft unseres Anus, das heißt unseres Schließmuskels, trainieren? Und sollten wir das eventuell sogar tun? Alle Muskeln im Körper des Menschen werden im Laufe des Alterns schwächer. Man kann dem durch Krafttraining und Ernährung aber tatsächlich entgegenwirken. Yoga, Pilates, aber vor allem auch ein gezieltes Beckenbodentraining kann die Kraft des Schließmuskels erhöhen, die Körperhaltung verbessern, vor Inkontinenz schützen und, das Wichtigste: sexuelles Erleben intensivieren.

Wenn der Anus Husten hat

Nein, der Anus kann nicht husten. Hierfür braucht es einen ausgeklügelten Reflex, der zu starken Bewegungen bestimmter Muskeln (auch des Zwerchfells) führt und unsere Atemwege freihält. Dabei kann der Anus nicht mithalten. Wenn wir husten, kommt es aber zu einem äußerst interessanten Reflex, der dazu führt, dass sich unser äußerer Schließmuskel zusammenzieht. Das ist sehr sinnvoll, damit uns nicht beim Husten der Inhalt unseres Enddarms um die Ohren fliegt.

Interessant ist jedoch, dass dieser Reflex *vor* dem eigentlich Husten abläuft, wie aufwendige Untersuchungen nachweisen konnten. Es handelt sich also nicht einfach um einen Reflex, der durch die Muskelaktivität beim Husten ausgelöst wird.[242] Man vermutet daher, dass der Husten-Anus-Reflex zu einer Gruppe von vorprogrammierten Reflexen gehört (sogenannten anticipatory postural adjustments, kurz APAs). Diese Reflexe sind kleine automatische Programme, die unbewusst immer dann ablaufen, wenn zum Beispiel vor einer Bewegung sichergestellt werden muss, dass der Körper zum Zweck der Balancehaltung richtig gegensteuert.[243] Testen Sie es aus und führen Sie einen Finger in ihren Po ein. Husten Sie kräftig. Sie werden den starken Druck ihres äußeren Schließmuskels spüren, noch bevor Sie richtig losgehustet haben.

Wenn der Anus lacht

Auch bei starkem Lachen kann ein hoher Druck im Bauchraum entstehen, der zum ungewollten Stuhlverlust führen kann. »Ich habe mir in die Hose gemacht vor Lachen« ist keine ganz weit hergeholte Aussage. Die starke Erhöhung des Druckes durch die Bauchmuskulatur beim lauten Lachen führt zu einem hohen Druck auf dem Enddarm. Besteht eine Schwäche des Schließmuskels, kann es passieren, dass wir dabei Stuhl verlieren. Mit gesundem Schließmuskel machen wir uns jedoch selten vor Lachen in die Hose. Da muss es schon extrem witzig gewesen sein.

Wenn der Anus weint

Weinen ist eine Reaktion auf emotionale Reize. Es ist angeboren und geht meist mit einer Veränderung unserer Mimik und Tränenbildung einher. Leider muss dieses Kapitel mit der Feststellung abgeschlossen werden, dass der Anus dazu schlichtweg nicht fähig ist. Man kann ja schließlich auch nicht alles von ihm erwarten.

Der depressive Anus

»Aus einem verzagten Arsch kommt kein fröhlicher Furz«, hat Luther gesagt. Einige Erkrankungen des Anus können zu Depressionen führen. Stuhlinkontinenz und chronische Schmerzen im Anusbereich gehören sicher dazu. Es sind jedoch auch Fälle von Infektionen mit Papillomaviren (HPV)[244] und von chronisch entzündlichen Darmerkrankungen (wie Morbus Crohn) mit Beteiligung des Anus[245] beschrieben. Zwischen dem erhöhten Druck der Schließmuskeln und Depressionen scheint eine Verbindung zu bestehen. Dabei konnte auch gezeigt werden, dass Antidepressiva wie Fluoxetin oder Amitryptilin den Druck des Schließmuskels deutlich senken.[246] Dass das Anspannen des Schließmuskels über einhundertmal am Tag antidepressiv wirke, behauptet Hiroyuki Nishigaki in seinem Buch »How to Good-Bye Depression: If You Constrict Anus 100 Times Everyday«. Beweisen kann er es jedoch nicht.

Schockierter Anus – vor Angst in die Hose machen

Sich vor Angst in die zu Hose machen, ist eine Reaktion, die wortwörtlich passieren kann. Warum ist eigentlich nicht ganz klar. Erschrecken wir uns oder haben gar Todesangst, kann es sein, dass wir unbewusst Urin und Stuhl verlieren. Der Körper geht in einen Alarmzustand (man spricht von »fight or flight«), um entweder kampfbereit oder auf die Flucht vorbereitet zu sein. Alle Aktivität unseres sympathischen Nervensystems wird nun hochgefahren, das Herz schlägt schnell, die Pupillen werden weit und Adrenalin schießt ins Blut. Der Gegenspieler – das parasympathische Nervensystem –, der für Verdauung und auch das Halten von Urin und Stuhl zuständig ist, wird dabei kurzzeitig ausgeschaltet. Der Schließmuskel lässt locker und es kann zu Verlust von Stuhl oder Urin kommen. Ob es evolutionsbiologisch zudem sinnvoll ist, vor der Flucht noch etwas Ballast (Stuhl) abzuwerfen, um schneller rennen zu können, ist eher eine unbewiesene Theorie.

Wenn der Anus schläft

Viele unserer Körperfunktionen verändern sich im Schlafzustand. In der Regel sinken Herzfrequenz und Blutdruck ab und das Gehirn befindet sich im Schlaf- oder Traummodus. Die Muskulatur ist entspannt, abgesehen von REM-Phasen. Einige Reflexe wie Niesen und Husten sind im Schlaf unterdrückt. Der Körper läuft auf »Autopilot«, das unwillkürliche Nervensystem steuert unsere Funktionen so, dass auch die Funktion des Anus erhalten bleibt. Wir verlieren weder Urin noch Stuhl, während wir schlafen.

Eine schöne Untersuchung an gesunden Probanden zeigte, dass der Druck des Schließmuskels sowohl am Tag als auch in der Nacht identisch ist.[247] Eine weitere Studie fand zwar einen leichten Druckabfall des Schließmuskels während des Tiefschlafs, der Druck reichte aber immer noch aus, um den Stuhl zu halten.[248] Wenn wir wach sind, kann unser Enddarm sehr genau unterscheiden, ob der Inhalt flüssig, fest oder gasförmig ist. Wenn wir schlafen, können wir das nicht. Daher bleibt auch der Drang zum Stuhlgang aus, das heißt, er wird unterdrückt. Trotzdem sammelt sich über Nacht viel Gas an, das irgendwann entleert werden muss. Das ist auch der Grund, aus dem wir meist gegen Morgen, wenn sich viel Gas angesammelt hat und wir uns häufiger in der Übergangszone zwischen Schlaf und Wachheit befinden, pupsen. Danken wir unserem Anus, dass er während der Nachtschicht dichthält. Alles andere wäre ein hygienisches Desaster.

Wie viel Dehnung hält der Anus aus?

Dazu gibt es aus ethischen und nachvollziehbaren Gründen keine wissenschaftlichen Studien. Es wird jedoch (je nach Studie) angenommen, dass elf Prozent aller Frauen, die ein Kind auf natürlichem Wege (also vaginal) geboren haben, eine Schädigung des Schließmuskels erleiden. In bis zu zwei Prozent der Fälle kommt es sogar zu einem Riss im Schließmuskel.[249] Bis zur Hälfte dieser Frauen leiden nach solch einer Verletzung unter einer veränderten Körperwahrnehmung und verlieren an Selbstbewusstsein.[250] In schweren Fällen kann eine chirurgische Therapie erfolgen.

Die Unterhaltungsmaschinerie des Internets kann jedoch verstörende Bilder massiv gedehnter Analbereiche zeigen. »20 Wachskerzen im Po« oder auch Dildos von der Größe eines Hydranten sind hier Extreme (siehe auch Kapitel 8, S. 206). Einige Techniken von Paaren, die regelmäßig Analsex praktizieren, können im Laufe der Zeit extreme Formen annehmen und sind aller Wahrscheinlichkeit nach nicht mehr gesund für Anus und Schließmuskel. Sie erinnern an die im Altertum durchgeführte grausame Hinrichtungsmethode der Pfählung, bei der sich der Verurteilte auf einen abgerundeten Pfahl setzen musste, der dann langsam durch den Anus immer weiter unter unglaublichen Qualen durch den Körper drang. Unendlich sind die Phantasien der Menschen, wenn es um das Quälen geht. Pfählungsverletzungen können jedoch auch durch Unfälle auftreten. Bei Verletzungen im Anusbereich muss auch immer eine sexuelle Straftat in Erwägung gezogen werden. Oft ist der Magen-Darm-Arzt die erste Fachperson, die diese Mutmaßung aufgrund einer bestimmten Verletzung stellen kann, wenn die Opfer sich, häufig aus Scham, niemandem anvertrauen.

Fisting – die Faust im Anus

Eine meist gewollte Technik, die den Anus stark dehnen kann, ist das aus sexuellen Gründen praktizierte »Fisting«. »Fist« ist englisch und heißt »Faust«. Beim Fisting wird also die zur Faust geballte Hand in eine Körperöffnung eingeführt – Faustsex also. Im Regelfall ist dies das weibliche Geschlechtsteil oder eben auch der Anus. In diese Kategorie fallen auch das Einführen mehrerer Finger oder des ganzen Unterarmes. Diese extreme Form der Dehnung des Anus führt in 22 Prozent zu Schäden im Bereich des Anus, des Damms oder der Geschlechtsteile. Bei Vergewaltigungen sogar in über 80 Prozent der Fälle.[251]

Bei einem Druck im Enddarm von über 109 mmHg soll der Zerreißdruck erreicht sein. Dazu gibt es vor allem gerichtsmedizinische (forensische) Veröffentlichungen. Diese können verstörend, aber auch aufschlussreich sein. Ein Gerichtsmediziner verglich die Verletzungen im Bereich des Anus von Menschen, die Sex mit Tieren hatten (Zoophilie), mit Verletzungen von Menschen, die passiv Fisting im

Analbereich praktiziert hatten. Er fand heraus, dass sich diese sehr ähnelten.[252] Während das Fisting noch irgendwie am Rande des gesellschaftlich erträglichen ist, ist die Zoophilie nicht mehr akzeptabel. Schon allein wegen der Beteiligung der Tiere. Meistens müssen solche Menschen irgendwann aufgrund ihrer Verletzungen einen Chirurgen aufsuchen und danach einen Psychiater. Der Elefantenpenis gehört einfach nicht in den Anus des Menschen. Die geballte Faust wahrscheinlich auch nicht.

Auf den Unterarm tätowierte, meist dunkelfarbige Ringe können in der Sadomaso-Szene ein Zeichen dafür sein, wie weit der Tätowierte in eine Körperöffnung eines Partners oder einer Partnerin eindringen konnte. So, wie sich der Mörder für jedes seiner Opfer eine Kerbe in den Gewehrkolben schnitzt. Wenn alles in gegenseitigem Einvernehmen stattfindet – sei es so. Medizinisch ist von dieser Technik vor allem im Anus abzuraten.

Das Geschwür im Anus – solitäres Rektumulkus

Geschwüre im Enddarm sind nicht selten, aber meistens harmlos. Sie können jedoch bluten, schmerzen oder zu Schleimabgängen führen. So weit, so gut. Doch solche Geschwüre sind eigentlich ein Mysterium. Niemand weiß genau, warum sie entstehen. Meist treten sie bei Männern in der dritten Lebensdekade oder bei Frauen in der vierten Lebensdekade auf, die ansonsten kerngesund sind.

Das solitäre Rektumulkus wird auch die »Drei-Lügen-Krankheit« genannt, da die Geschwüre erstens oft nicht solitär sind, zweitens nicht immer tatsächliche Geschwüre sind (sie können auch polypenartig sein) und drittens nicht immer nur im Rektum, sondern auch in höheren Darmabschnitten vorkommen können.

Die Entstehungstheorie lautet, dass beim Pressen die unterste Schleimhaut des Enddarms in den geschlossenen Anus gepresst wird, sodass es zu einer Schwellung, Entzündung und letztlich einem Geschwür kommen kann.

Seit 1839 ist diese Erkrankung bekannt und man weiß um ihre Harmlosigkeit. Da jedoch alle möglichen anderen Erkrankungen – von chronischen Entzündungen bis hin zu Tumoren – dahinterstecken können, muss meist eine Gewebsprobe genommen werden, die die Diagnose bestätigt. Einläufe oder Zäpfchen mit Salicylat oder Cortison sind die einzig mögliche Therapie. Falls dies nicht anspricht, bleibt nur noch die chirurgische Entfernung.[253]

11 Wenn der Anus zu uns spricht – der Furz

Warum stinkt das so? Gase aus dem Anus

Der Magen-Darm-Trakt enthält Gas. Zum einen, weil wir beim Essen oder Sprechen (meist unbewusst) Luft schlucken oder es mit gashaltigen Getränken aufnehmen. Einen Teil dieser Luft können wir nach oben wieder abgeben (durch Rülpsen), der Rest muss sich den langen Weg durch die Därme bis zum Ausgang, dem Anus, suchen. Ein weiterer Teil der Darmgase wird durch Gärung gebildet. Hierbei produzieren Bakterien in unserem Darm aus den aufgenommenen Lebensmitteln Gas. Gärung oder Fermentierung ist ein Prozess, bei dem Bakterien organische Stoffe wie bestimmte Zucker zum Zweck der Energiegewinnung ohne Einbeziehung von Sauerstoff abbauen. Es entstehen vor allem Wasserstoff, Kohlendioxid und Methan. Diese Darmgase haben eigentlich nur die Möglichkeit, nach oben oder unten zu entweichen. Nur ein kleiner Teil wird auch über die Darmzellen aufgenommen, über das Blut zur Lunge transportiert und dort ausgeatmet (z. B. Wasserstoff und Methan).

Durchschnittlich furzen (medizinisch korrekt: flatulieren) Menschen 13- bis 21-mal pro Tag. Im Schnitt werden dabei 705 Milliliter Gas pro Tag gepupst.[254] Ein einzelner Pups hat in der Regel ein Volumen von ungefähr 40 Milliliter, das entspricht etwa dem Inhalt eines Eierbechers.

Viel Wind also um sehr wenig Luft. Männer und Frauen pupsen gleich viel (ja, auch ihr, liebe Frauen!). Selbst die Frauen, die behaupten, so etwas nicht zu tun. Ob der Pups von Frauen schlechter riecht als der Männerpups, wurde natürlich auch schon untersucht: Eine kleine Studie fand 1998 an 16 gesunden Menschen heraus, dass Frauenfürze stärker als Männerfürze stinken![255] Ob diese kleine Untersuchung wirklich repräsentativ ist, bleibt dahingestellt. Frauen aller Länder werden es verneinen.

Darmgas besteht aus Kohlendioxid, Stickstoff, Wasserstoff, Sauerstoff und bei einem Teil der Menschen auch aus Methan. Warum nicht alle Menschen Methan produzieren, ist noch ungelöst. Alle diese Gase riechen jedoch nicht. Für den Geruch sind sehr geringe Mengen anderer enthaltener Gase verantwortlich, die bei Gärungsprozessen im Dickdarm entstehen: Schwefelwasserstoff, der nach faulen Eiern riecht, und Skatol, das nach ranziger Butter riecht (der Duft, den Fliegen lieben).

Duftmarken zur Markierung des Reviers spielen im Tierreich eine große Rolle. Der Mensch hat seine Gas-Ausscheidung zum größten Teil tabuisiert, daher ist es schwierig, gesellschaftskonform drückende Gasansammlungen loszuwerden, ohne auffällig zu werden. Aus dem Geruch der Fürze lässt sich also in der Regel wenig Nutzen ziehen. In China gibt es jedoch den Beruf des »Furzriechers«. Dieser versucht, durch den Duft und das Volumen von Fürzen Krankheiten zu diagnostizieren. Zu dieser Thematik haben wir jedoch bisher keine wissenschaftliche Literatur gefunden.

Die alte Volksweisheit, dass leise Pupse mehr stinken als laute, ist übrigens gar nicht so falsch. Große Mengen von Wasserstoff, Kohlendioxid und Methan, die laute Furze begünstigen (aber selbst nicht stinken), entstehen vor allem beim Verzehr ballaststoffreicher Kost. Schwefelwasserstoff, der für den Gestank zuständig ist, entsteht dagegen beim Verdauen von Proteinen. Der leise Furz enthält daher meist mehr Schwefelwasserstoffanteile – und stinkt. Die Lautstärke von Fürzen variiert sehr stark, abhängig von Druck und Volumen des ausgestoßenen Gases. Es liegen anekdotische Berichte von Patienten vor, die durch die Lautstärke ihres eigenen Furzes nachts erwachten.

Ein beliebtes Kinderspiel ist auch das »in die Hand furzen und dran riechen«. Wer dies versucht hat (oder versuchen musste), kennt den brennenden, beißenden Geruch, der einem schier den Atem verschlägt. Obgleich die im Darmgas enthaltenen Gase Wasserstoff und

Methan meist in das Blut aufgenommen werden und über die Lunge abgeatmet werden (daher funktionieren auch die Atemtests z. B. bei Laktoseintoleranz), können diese Gase auch im ausgeschiedenen Pups enthalten sein und sind für die leichte Entzündlichkeit verantwortlich. Ich möchte an dieser Stelle dringend davon abraten, den Furz anzuzünden. Es ist hierbei schon zu schweren Verbrennungen gekommen. Warum Menschen das überhaupt in Erwägung ziehen, bleibt unklar (wie bei vielen Dingen, die Menschen so tun). Ob es das Bild des »Raketenmenschen« ist, der Versuch, einen neuen Antrieb (»Nachbrenner«) zu erproben oder auch nur, um auf Youtube möglichst viele Klicks zu erhalten – die Motive der Menschen sind unergründlich. Aber nochmals: Stecken Sie Ihren Pups niemals, wirklich niemals an! Ihr Anus wird es ihnen danken!

Dass der Geruch von Fürzen auch zu einem Arztbesuch führen kann zeigt folgender Fall:

Es stank einfach zu sehr

Der 40-jährige Mann, der unsere Praxis aufsuchte, beklagte sich über seine häufigen und nach seiner Meinung stark riechenden Luftabgänge aus dem Anus. Es störe sein Umfeld und sogar ihn selbst. Er war sonst gesund, nahm keine Medikamente und hatte auch seine Ernährung nicht verändert. Nach Stuhltests und einer Darmspiegelung blieben alle Tests unauffällig. Wir empfahlen ihm eine Ernährungsanpassung mit Reduktion von FODMAP-haltigen Lebensmitteln (Lebensmittel mit bestimmten Zuckerverbindungen, die im Darm vergoren werden), um die Gasbildung zu vermindern. Sollte er weiterhin psychisch leiden, empfahlen wir ihm sogar den Einsatz von Anti-stink-Unterwäsche (ja, die gibt es). Doch all diese Maßnahmen erschienen ihm nicht ausreichend, deshalb fragte er nach Zäpfchen, wie es sie für Frauen gebe und die man in den Anus einführen könne. In unseren Recherchen fanden wir zwar keine Zäpfchen, aber einen Hersteller, der Pillen anbot, die den Furz nach Rosen und Parfüm riechen lassen (Pilulepet). Natürlich kommt diese Innovation aus Frankreich – dem Lande des Parfüms.

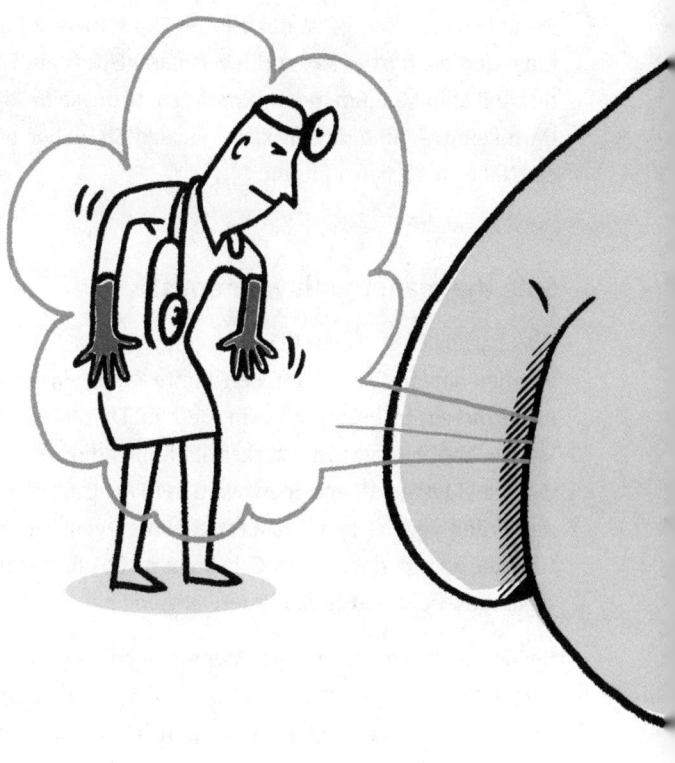

Ist ein Furz infektiös? Diese Frage stellte sich einst eine Mitarbeiterin einer Abteilung für die sterile Aufbereitung von Operationsgeräten. Da sie häufig pupsen musste, fragte sie sich, ob sie damit die Instrumente verunreinigen könnte. Da es keine Untersuchungen dazu gab, führten zwei Labormitarbeiter kurzerhand ein Selbstexperiment durch. Sie hielten eine Platte mit einem Nährmedium hinter einen pupsenden Mitarbeiter. Einmal mit Hose an, das zweite Mal ohne. Dann wurde die Platte bebrütet. Es wuchsen keine Bakterien im Experiment mit Hose, doch in der Kategorie ohne Hose zeigten sich viele verschiedene Darmkeime.[256] Dieses ist das einzige Experiment zu dieser Fragestellung. Und doch ist es so ein Hinweis darauf, dass ein Furz, der ungefiltert auf ein Medium mit Nährstoffen trifft, seine Spuren – sprich Darmkeime – hinterlassen kann. Pupsen Sie daher niemals nackt in der Nähe von Lebensmitteln.

Safe the planet with your anus!

Was hat ihr Po mit dem Klima zu tun? Mehr als Sie denken. Wie wir gesehen haben, produzieren bestimmte Bakterien (genauer: *Methanobacter brevii*) in unserem Darm Methan. Da Methan jedoch ein sehr starkes Treibhausgas ist (stärker als Kohlendioxid) und Kühe besonders viel Methan ausscheiden, werden in Australien bereits große Rinderherden gegen die Methanausscheidung geimpft. Ein untrüglicher Hinweis darauf, dass dieses Gas einen nicht unerheblichen Anteil am Treibhauseffekt und an der Erderwärmung hat.

Bei der wachsenden Zahl von Menschen auf diesem Planeten wäre es wahrscheinlich ökologisch richtig, über diese Impfung auch beim Menschen nachzudenken. Noch einfacher als die Impfung wäre es aber, den Konsum von Rindfleisch drastisch zu reduzieren. Mit einer Verkleinerung der riesigen Rinderherden weltweit würde der Methanausstoß sinken und die Weideflächen könnten wieder durch Wald ersetzt werden, was wiederum dem hohen Kohlendioxidgehalt und dem Methanausstoß entgegenwirken würde. Zudem ist Rindfleisch – gerade als verarbeitetes Fleisch – mit einer negativen Langzeitwirkung auf Sterblichkeit, Erkrankungen von Herz und Gefäßen,

Diabetes und Darmkrebs verbunden. Essen Sie also lieber Hühner oder Fische, retten Sie den Planeten und uns! Und empfehlen Sie dieses Buch weiter, denn pro verkauftem Buch geht eine Spende an eine Umweltorganisation.

Kino im Anus – den Furz im Anus erblicken

Es gibt Einblicke in den menschlichen Körper, die nur dem Magen-Darm-Arzt vergönnt sind. Das Erblicken eines Furzes gehört wahrscheinlich zu diesen seltenen Privilegien. In wenigen Fällen wird in der Magen-Darm-Praxis eine Kapsel eingesetzt, die geschluckt wird, durch den Magen-Darm-Trakt rutscht und zur Abklärung der Diagnose Fotos aufnimmt. Aus der stundenlangen Reise durch den ganzen Darm werden in der Regel weit über 10 000 Bilder aufgenommen.

Da die Auswertung bedeutet, dass jedes Bild angesehen werden muss, war dies meist der Job des Assistenten. Als ich in meiner Assistenzzeit eine solche Auswertung vornahm, trat der Oberarzt neben mich und schaute bedeutungsvoll auf eines der 10 000 Bilder. Man sah die normale Darmschleimhaut und eine Luftblase. Was das denn sei, wollte der Oberarzt wissen. Krampfhaft suchte ich nach Beschreibungen oder Diagnosen, fand aber nichts. Er deutete auf die Luftblase und erklärte triumphierend: »Das, mein Lieber, ist ein Furz.« Wir hatten soeben einen Furz im Inneren des Darmes gesehen.

Der Anus im Weltall – ein Furz im Orbit

Der Mensch ist prinzipiell erst einmal nicht für das Leben im Weltraum ausgestattet. Also sind auch der Anus und unser Verdauungssystem nicht darauf vorbereitet. Da wir uns jedoch auch in diesen Raum ausbreiten, gibt es Wissenschaftler, die sich ausschließlich mit der Verdauung im Weltall beschäftigen und zum Beispiel klären, ob man in der Schwerelosigkeit pupsen oder rülpsen kann. Die Antwort ist: Rülpsen nein, pupsen ja. Da man also aufgenommene Luft und Gase aufgrund der Schwerelosigkeit nicht durch Rülpsen loswerden kann, muss das Gas den anderen Weg bis zum Ausgang finden. Zudem entstehen im trägen Darm des Astronauten weitere Gase, die dann im Nahrungsbrei gefangen durch die Darmbewegungen irgendwann aus dem Anus herausgedrückt werden, egal ob mit oder ohne Schwerkraft.

Bedingt durch die zu Beginn übliche Weltraumnahrung hatten die Astronauten in den Anfängen außerdem zusätzlich deutlich mehr Blähungen und der Geruch konnte nicht aus der Raumstation abziehen. Um das Problem einzudämmen, vergab die NASA Aufträge an Hersteller von Milchprodukten, die Joghurts, Käse und andere Milchprodukte entwickeln sollten, die Blähungen bessern.[257] Besonders die Tatsache, dass der einmal entschlüpfte Furz sich sehr lange im geschlossenen Raum aufhält und für Astronauten-Kollegen kein Entkommen möglich ist, machte dies notwendig. Das ist der Furz-im-Fahrstuhl-Effekt.

Es lässt sich also nachvollziehen, warum die NASA ernste Forschung über Astronautenfürze betreibt. In diesem Zusammenhang muss noch in Betracht gezogen werden, ob der Furz als Beschleuniger dienen könnte. Schon immer war es ein beliebtes Diskussionsthema unter bierlaunigen Freunden, ob ein Furz während des Laufens unsere Fortbewegung nach Art des Rückstoßprinzips ein ganz kleines bisschen schneller macht. Was auf der Erde in der Schwerkraft und mit allen Reibungskräften niemals eine für den Menschen erkennbare Auswirkung hat, wäre im Weltraum realistisch. Angenommen, man würde im Weltall schweben und pupsen, dann würde der Pups uns eine Beschleunigung verleihen, mit der wir theoretisch unendlich lange weiterfliegen würden, solange kein Asteroid oder Planet dazwischenkäme. Nur mit der Kraft der Fürze zu anderen Welten aufbrechen. Wer hätte das gedacht.

Explosion im Anus

Nachdem klar ist, dass das Anzünden eines Furzes gefährlich ist, weil die Gase Wasserstoff und Methan leicht brennbar sind, muss noch erwähnt werden, dass dafür auch immer Luft, also vor allem Sauerstoff, anwesend sein muss. Außerhalb des Anus (eben beim Furz) ist dies der Fall, daher brennt der Furz. Innerhalb, im Enddarm, findet sich in der Regel nicht genügend Sauerstoff, um eine solche Reaktion auszulösen.

Früher wurden allerdings Darmspiegelungen mit Luft durchgeführt, die man in den Darm blies, um ihn zu entfalten. In diesem Fall stand Sauerstoff für diese Reaktion zur Verfügung. So wurde ein Fall beschrieben, bei der einem Patienten mit einer elektrischen Schlinge ein Polyp aus dem Enddarm entfernt wurde. Da noch Reste von Stuhl anwesend waren und zusätzlich Luft in den Darm geblasen wurde, reagierten Wasserstoff, Methan und Sauerstoff miteinander, ausgelöst durch die elektrische Energie des Werkzeuges und entluden sich zu einer kleinen Explosion. Es gab zwar keine Verletzten, doch der Schock saß tief.[258] Heute wird fast ausschließlich Kohlendioxid zur Weitung des Darmes während einer Darmspiegelung eingesetzt. Das lässt einerseits derartige Explosionen nicht mehr zu und erhöht andererseits den Komfort des Patienten, der durch die sehr schnelle Aufnahme des Kohlendioxids nach der Untersuchungen keine Blähungen mehr bekommt.

Asstalk – kann der Po sprechen?

... und wenn ja, was würde er uns sagen? Vielleicht: »Hör endlich auf so stark zu pressen.« oder: »Benutze meinen Namen nicht immer als Schimpfwort.« Oder würde er uns erzählen, was er so alles beim Toilettengang zu sehen bekommt? Nein, der Po kann nicht sprechen. Das ist vielleicht auch gut so. Trotzdem ist der Po neben dem Mund das einzige Organ, das zur bewussten schallbildenden Artikulation fähig ist. Es gibt eine Rülpssprache, die Patienten nach einer Kehlkopfentfernung lernen können, um sich wieder verständigen zu können. Eine Pupssprache gibt es jedoch (noch) nicht.

Der Anus kann jedoch nicht nur den Stuhl formen, sondern er formt auch die aus ihm entweichende Luft, den Furz. Dieser entweicht durchschnittlich mit einer Geschwindigkeit von elf Stundenkilometern. Daher entstehen, abhängig vom Pressdruck und von der Größe und Form des Anus, sehr unterschiedliche Töne.

Wirklich Beifall bringt ihm dies jedoch meistens nicht, da dem Klang des Pos häufig eine Duftwolke folgt. Pupsen ist daher in der Gesellschaft weitestgehend tabuisiert. Unter Frauen scheint das Pupsen jedoch noch stärker tabuisiert als bei Männern: Eine große amerikanische Studie zeigte, dass heterosexuelle Männer dreimal so häufig absichtlich in der Öffentlichkeit pupsen wie heterosexuelle Frauen.[259] Es gibt Theorien, die das mit einer männlichen Form des Protestes gegen soziale Normen und Regeln erklären. Bei Frauen scheint das Pupsen jedoch weiterhin ein Tabu.

Einen Tabubruch hatte daher die amerikanische Sängerin Katy Perry derzeit begangen, als sie öffentlich verlauten ließ: «I fart a lot» (Ich furze viel). Diese Aussage von einer Frau, und noch dazu einer berühmten Sängerin, wirbelte viel Staub auf. Sie ließ ihren Po sprechen und die Menschen hörten zu.

Im Tierreich gibt es jedoch die Kommunikation über den Po: Heringe kommunizieren durch Fürze. Sie pressen Luft aus ihrer Schwimmblase in den Analtrakt und erzeugen damit Töne von bis zu sieben Sekunden Dauer und einem Tonspektrum von mehr als drei Oktaven! Der pazifische Hering ist hierbei im Vergleich zum atlantischen viel klangbegabter. Wahrscheinlich können die Fische so vor allem nachts im Schwarm kommunizieren und sich gegenseitig bei Gefahr warnen.[260]

Arschmusik – kann der Po singen?

Ähnlich, wie die Luft aus der Lunge an unseren Stimmbändern Vibrationen erzeugt, erzeugen Vibrationen der Analöffnung beim Entweichen der Gase Laute. Ein Furz entweicht mit bis zu drei Metern pro Sekunde aus dem Enddarm, im Durchschnitt 13- bis 21-mal pro Tag. Der Klang wird dabei durch die Geschwindigkeit des Auspressens und den Druck des Schließmuskels mitbestimmt, er variiert also je nach Schließmuskelspannung, Auspressgeschwindigkeit und -menge. Somit steht auch unser Po einem Musikinstrument in nichts nach.

Begnadete Furz-Musikanten können durch gezieltes Spannen des Schließmuskels die Tonhöhe der Abwinde modulieren. Der bekannteste dieser »Kunstfurzer«, die früher auf Jahrmärkten und Rummelplätzen auftraten, war der Franzose Joseph Pujol, der unter dem Künstlernamen Le Pétomane (von französisch: le pet, auf deutsch: der Furz) auch im Pariser Moulin Rouge in den 1890er Jahren auftrat. Allerdings soll Pujol die Fähigkeit gehabt haben, auch über den Anus Luft einzusaugen und somit geruchsfrei Geräusche produzieren zu können. Sein Repertoire umfasste die Imitation von Gewittern, von Kanonenschlägen bis hin zur Intonation von Melodien. Ferner wird die »Arschgeige« beschrieben, ein mit Pferdehaaren bespanntes Instrument, das mit einer Seite unter dem Gesäß eingeklemmt und wie eine Geige gespielt wurde. Das Wort »Arschgeige« wird heute jedoch eher als Schimpfwort verwendet, um eine Person herabzusetzen, und hat ihren Ursprung vermutlich in der Anspielung auf den passiven Partner eines homosexuellen Paares. Das Wort Geige leitet sich hierbei vom umgangssprachlichen Ausdruck geigen = koitieren ab, der im 19. Jahrhundert in Anlehnung an die Hin- und Herbewegung des Geigenbogens geprägt wurde.

Verklemmter Furz – Blähungen und Blähbauch

Der Volksmund rät uns, einen Furz niemals zu »verklemmen«, das heißt zurückzuhalten. Studien diesbezüglich gibt es nicht, doch es gibt eine größere Studie, in der gesunde Teilnehmer dafür finanziell belohnt wurden, ihren Stuhlgang so lange wie möglich zu unterdrücken. Dies funktionierte bis zu mehreren Tagen. Dementsprechend ist es auch möglich, die Luft im Darm zurückzuhalten, etwa wenn es sozial gerade unverträglich ist. Einige Experten glauben, dass unsere Versuche, Darmgas zurückzuhalten, eine Konsequenz unseres unnatürlichen Lebensstils in geschlossenen Räumen darstellt und verantwortlich ist für Darmerkrankungen wie Divertikel (Aussackungen des Darmes, die sich entzünden können). Einige Mediziner empfehlen daher, mindestens 15-mal am Tag zu furzen.

Im Tierreich werden Darmgase und Blähbäuche jedoch sinnvoll und effektiv genutzt, zum Beispiel von Seekühen. Da sie als Säugetiere keine Schwimmblase besitzen, um ihren Auftrieb zu regulieren, setzen sie kurzerhand ihre Darmgase ein. Diese werden bei tonnenweise pflanzlicher Nahrung und der anschließenden Vergärung reichlich gebildet. Die Seekühe können wahrscheinlich zusätzlich Luft mit ihrem Zwerchfell in den Darm drücken.[261] Wenn sie an die Wasseroberfläche wollen, hält der Anus das Gas zurück. Ein kräftiger Furz und das Ablassen der Darmgase bewirkt ein schnelles Sinken unter die Wasseroberfläche.

Wenn Sie mehr über Darmgas im Allgemeinen und die damit sehr häufig verbundenen Blähungen erfahren wollen, lesen Sie das Buch »Nie wieder Blähbauch«, das ich mit zweien meiner Kollegen geschrieben habe (siehe Literaturangaben, S. 308).

Gasblasen im Anus – Air everywhere

Eine sehr seltene Sonderform von »vollständig verirrtem Darmgas« ist die sogenannte *Pneumatosis cystoides intestinalis*, bei der sich durch erhöhte Wasserstoffkonzentrationen im Dünndarm und Dickdarm gasgefüllte Blasen in der Darmwand bilden. Der Darm sieht dann aus wie ein Blasentang im Meer, der blasenförmiges Gas in seiner Wand speichert, um Auftrieb unter Wasser zu erzielen. Meist spüren die Betroffenen hiervon nichts und es handelt sich um einen Zufallsbefund, der auf Röntgenbildern oder während einer Darmspiegelung dargestellt werden kann. Selten kann es zu Problemen mit Gas im Bauchraum oder Einstülpungen oder Verdrehungen des Darms (Intussuzeption, Volvulus) führen. Eine antibiotische Behandlung kann die Wasserstoffproduktion durch Bakterien reduzieren, ebenso eine Reduktion von Kohlenhydraten, die das Futter für die Bakterien darstellen.

Es bleibt unklar, warum es bei manchen Menschen zu dieser Gaseinlagerung kommt. Vielleicht versucht uns die Evolution durch mehr Gaseinlagerungen mehr Auftrieb zu geben, für den Fall, dass die Meeresspiegel doch schneller steigen als erwartet. Das ist wahrscheinlich höherer Unsinn und die an einer Pneumatosis erkrankten Menschen mögen mir hiermit vergeben.

Der Po atmet – Unterwasseratmung

Sieht man den Furz als ein Ausatmen des Anus an, fragt man sich, ob auch das Einatmen möglich ist. Ist es nicht. Beim Menschen jedenfalls. Durch den Po zu atmen, klingt im ersten Moment schwierig und unsinnig, kann aber in einem speziellen Fall sehr gut funktionieren und sehr nützlich sein, und zwar im Fall einer Schildkröte. Die australische Fitzroy-Flussschildkröte hat es geschafft, eine Po-Atmung (Kloaken-Atmung) zu entwickeln.[262] Dafür saugt sie große Mengen an Wasser in ihren Po (die Kloake) und filtert den Sauerstoff heraus. Auf diese Art kann sie wochenlang unter Wasser bleiben. Auch die Libelle kann durch den Po atmen. So befindet sich etwa im After der Großlibellenlarven ein stark durchblutetes Gewebe, das der Darmatmung dient. Auch die Seegurke nutzt den Anus nicht nur für den Stuhlgang, sondern atmet auch über ihn.

»Anales Atmen« ist auch in der Lehre des indischen Tantras eine empfohlene Technik, bezieht sich jedoch auf das Atmen während einer Anus-Massage. Der menschliche Po atmet in der Regel nicht. Aber wer weiß, probieren Sie doch einmal Ihre Po-Atmung. Auch das kann in Zeiten der Klimaveränderung und der steigenden Meeresspiegel irgendwann noch relevant werden. Trainingsanleitungen liefere ich in einem nächsten Buch. Vielleicht.

Die Anus-Kanone – der Po als Waffe

Auch die Anus-Kanone ist (bisher) nur aus dem Tierreich bekannt. Die Raupe des Schmetterlings *Urbanus proteus* – eines Tagfalters aus der Familie der Dickkopffalter – ist dafür bekannt, durch eine katapultartige Vorrichtung in ihrem Anus seine Exkremente bis zu 1,50 Meter weit zu schleudern, wahrscheinlich zur Verteidigung gegen Feinde. Der Falter pumpt dafür Blut in die Gefäße um den Anus, die dann als Startrampe dienen. Übertragen auf menschliche Dimensionen müssten die Exkremente etwa 60 Meter weit aus dem Anus geschleudert werden, um diese Leistung zu erreichen. Versuchen Sie es …

Auch Pinguine können ihren Kot mit hohem Druck aus dem Anus herausschleudern, bis zu viermal schneller als der Mensch. Es hilft ihnen, die Hygiene im eigenen Nest zu wahren. Der Kot sammelt sich ringförmig um die Nester herum. Das Nilpferd nutzt seinen kurzen Schwanz als eine Art Propeller, um während des Kotens den Kot in alle Richtungen zu schleudern. Wahrscheinlich tut es dies zur Reviermarkierung. Diese Kot-Windmühle ist im englischen Sprachgebrauch unter «The shit hits the fan« bekannt (übersetzt etwa: »Wenn die Scheiße auf den Ventilator trifft«). Vielleicht ist es gut, dass der Mensch während der Evolution seinen Schwanz verloren hat und keine Kot-Windmühle zur Verfügung hat. Hier hat uns die Evolution wahrscheinlich einiges erspart.

Den Anus – besser gesagt die Proktodealdrüsen – als Waffe zu benutzen, hat auch dem Stinktier einen Überlebensvorteil eingebracht: Seine Analdrüsen sind stark vergrößert und können ein stark riechendes und ätzendes Sekret (es enthält schwefel- und stickstoffhaltige Komponenten) bis zu sechs Meter weit gegen Feinde versprühen. Auch die Leopard-Seegurken setzen ihren Po als Waffe ein, indem sie weiße, klebrige Fäden aus ihrem Anus stülpen, wenn sie durch Feinde gestört werden. Leider – oder auch zum Glück – (siehe die Nilpferdschleuder) hat der Mensch derartige Funktionen des Anus nicht (mehr) zur Verfügung. Es bleibt uns daher im Falle eines Angriffs oft nur, »den Arsch zusammenzukneifen« und die großen Pomuskeln zu benutzen, um davonzulaufen.

12 Alles was im Anus lebt – was kribbelt und krabbelt da?

Was juckt am Anus? – Filzläuse und Milben

Insekten oder Tiere, die in den Anus eindringen sind, zugegeben, einfach unsympathisch. Irgendwie fühlt man sich bei dieser Geschichte ausgenutzt. Dass einiges auf uns lebt, müssen wir wohl hinnehmen. Wenn es jedoch beginnt, in uns zu leben, hört der Spaß auf.

Sensible Menschen müssen jetzt nochmal sehr tapfer sein. Es gibt nämlich Tiere, die sich in unsere Haut bohren und dort wohnen, ihre Eier legen und auch ihre Verdauungsreste dort deponieren. Und diese Tiere sind sehr häufig: die Milben. Sie sind zwar kleiner als einen Millimeter, aber sie graben sich Gänge durch die oberste Hautschicht (die Hornhaut) und bilden am Ende der Gänge wie Maulwürfe kleine Hügel (sogenannte Milbenhügel), in denen die Weibchen wohnen. Die Männchen sitzen in Mulden auf der Haut und sterben nach der Befruchtung des Weibchens sofort ab. Die Skabiesmilbe (*Sarcoptes scabiei*) löst die Krätze aus, eine Hautkrankheit, die vor allem in Kriegszeiten, bei schlechten hygienischen Verhältnissen und mangelnder Hygiene ihre Verbreitung findet. Am liebsten sitzen die Milben in den Hautfalten des Menschen, am Po vor allem in der Rima ani. Sie führen hauptsächlich zu Juckreiz. Sind Milben nachgewiesen, können sie leicht z. B. mit Permethrin-Creme, Lindan-Lotion oder Ivermectin zum Schlucken behandelt werden.

Im Außenbereich des Anus, wo die Haare sprießen, findet sich ein Milieu aus Feuchtigkeit, Wärme und guten Versteckmöglichkeiten für die Zunft der spinnenartigen Parasiten, die sich Läuse nennen. Filzläuse (»Sackratten«, oder medizinisch *Pediculus pubis*) sind kleine spinnenartige Tiere, die gerne in den Schamhaaren leben. Ihre Stiche führen zu kleinen blauen Flecken (*Taches bleues*) und können Juckreiz verursachen. Diese kleinen Parasiten lieben Haare. An Anus, Genitalien, Achselhöhlen und auf dem Kopf ist ihr natürliches Habitat, bieten die kleinen Urwälder den Parasiten doch alles, was ihr Herz begehrt: Schutz, Nahrung, Möglichkeit zum Fortpflanzen. Oft lassen sich ihre Eier (genannt Nissen) erkennen, die sie an die Haare kleben. Sie lassen sich in der Regel durch das Rasieren der Schamhaare und Haare im Bereich des Anus gut behandeln. Daneben kann auch Läuseöl (Lindan) aufgetragen werden. Wichtig ist es jedoch, die Bettwäsche oft zu wechseln und stets auch alle Partner zu behandeln. Sonst kommen die Läuse zurück.

Zoo im Anus – was dort noch kreucht und fleucht

Immer, wenn es irgendwo warm und feucht ist, freuen sich die meisten Lebewesen auf diesem Planeten. Die idealen Verhältnisse für das Leben und die Vermehrung finden sich daher in tropischen Breiten und – in unserem Anus. Auch wir verlassen am Anfang ungern das weiche, warme und feuchte Milieu unserer Mutter und suchen den Rest unseres Lebens immer wieder diesen Zustand. Und sei es dann, wenn wir den Mallorca-Urlaub buchen.

Den meisten Lebewesen geht es genauso (abgesehen von einigen Hardlinern wie Bakterien, die gerne in Schwefelwasserstoff leben). Viele kleine Lebewesen haben daher als idealen Lebensraum uns auserkoren, weil wir unsere Temperatur schön konstant halten. Sie leben in uns, ob wir wollen oder nicht. Glücklicherweise sind sie meist freundlich und nicht interessiert daran, ihren Wirt zu schädigen. Einige von Ihnen (das Mikrobiom, S. 250) benötigen wir sogar ebenso, wie sie uns benötigen, dies nennt man eine Symbiose. Andere jedoch nehmen es nicht so genau mit dem Gesetz vom Geben und Nehmen: Es gibt einige Bakterien, die mit einem erhöhten Risiko für Darmkrebs verbunden sind. *F. nucleatum*, *E. faecalis*, *S. bovis*, *ETBF* und *Porphyromonas spp.* sind Keime, die häufig in Verbindung mit fortgeschritten veränderten Polypen oder Dickdarmkrebs nachgewiesen werden.[263] Es ist jedoch unklar, ob diese Keime ursächlich für den Krebs sind oder eine Folge davon. Wie so oft, ist auch hier das Problem von Henne und Ei ungelöst.

Klarer ist der Fall bei größeren Mitbewohnern, und man kann sich sicher sein, dass sie nicht zu uns gehören:

Anus auf Reisen – Souvenirs aus fremden Ländern

Sehr exotisch wird es, wenn wir wörtlich gesprochen unseren Hintern in fremde Länder bewegen. Südamerika, Afrika und Südostasien sind hier die Favoritenländer, wenn es um Infektionen geht. Auf den häufig langen Flügen in unsere Feriendestination ist der Anus erst einmal ausgiebig mit Pupsen beschäftigt. Das liegt daran, dass sich das Gas in unserem Verdauungstrakt durch den niedrigeren Luftdruck im Flugzeug ausdehnt und versucht, nach außen zu gelangen. In einer Reisehöhe von zehn Kilometern und mit einem Kabinendruck, der einer Höhe von mindestens 2000 Metern entspricht, ist die Luft sehr trocken. Das trocknet auch unseren Stuhl aus. Unbemerkt geht die Flüssigkeit der Passagiere in die zu trockene Luft über, was sich zunächst meistens durch eine trockene Nase bemerkbar macht. Doch ebenfalls unbemerkt, versucht sich der Körper zu wehren, indem er dem Nahrungsbrei im Darm so viel Wasser entzieht, wie er nur kann. Der Stuhl wird »furztrocken«. Das lange Sitzen und vielleicht auch ein zurückgehaltener Stuhlgang in Anbetracht der unappetitlichen Flugzeugtoilette führt dann bei vielen Menschen zur Verstopfung.

Hat man sich dann etwas eingelebt am Ziel und an die neue Umgebung gewöhnt, wird man eventuell etwas mutiger, probiert exotische Speisen oder besucht auch mal abgelegene Toiletten mit etwas niedrigerem Hygienestandard – und schon ist es passiert. Die Infektion ist da. Sehr häufig sind Bakterien beteiligt, wie zum Beispiel *Campylobacter jejuni*. Das Bakterium ist an sich kein so schlimmer Kerl, in den exotischen Ländern aber gemein, weil ihm unsere handelsüblichen Antibiotika kaum noch etwas antun können. Es ist resistent geworden. Aber auch viele andere Bakterien wie E.-coli-Unterarten und Schlimmere können den Urlaub vermiesen. Meist ist die wichtigste Maßnahme, genug zu trinken und nach dem Vorsatz »Cook it, boil it, peel it or forget it« (Brate es, koche es, schäl es oder vergiss es) mit den Lebensmitteln des Landes umzugehen.

> *Bleibt der Durchfall auch nach der Reiserückkehr*
> *bestehen, lohnt es sich heute, eine sogenannte*
> *Multiplex-PCR durchzuführen, eine Technik, mit der*
> *nach wenigen Stunden alle fiesen Keime identifiziert*
> *sind, die eventuell noch in uns schlummern.*

Je nachdem, was sich dort so findet, muss in seltenen Fällen dann doch noch an eine antibiotische Behandlung gedacht werden. Auf jeden Fall können Probiotika wie Laktobazillen (z. B. Bioflorin) die Krankheitsdauer verkürzen. Am häufigsten sind jedoch nach der Rückkehr von der Reise Durchfallbeschwerden im Rahmen eines postinfektiösen Reizdarmsyndroms. Das bedeutet, dass der Erreger schon längst weg ist, die Beschwerden aber noch lange wie Nachwehen bleiben. Auch hier können Probiotika helfen, ansonsten jedoch nur viel Geduld.

Die Anusblume – warum Fliegen den Anus lieben

Für Anusliebhaber ist der Anus eine duftende Blume. Auch für die eher unbeliebten Fliegen ist der Anus das Schlaraffenland schlechthin. Schaut man sich einen Kuh-Anus im Sommer auf der Weide an, der es trotz des permanent rotierenden Schwanz-Propellers nicht schafft, eine Fliegenwolke zu vertreiben, versteht man, wie attraktiv ein Anus für Fliegen sein muss. Leider auch der Menschenanus. Vor allem die häufigen Schmeißfliegen lieben die Stoffe, die unsere Fürze stinken lassen, wie Skatole, Indole. Sie berauschen sich förmlich daran, zeigen sie ihnen doch den Weg dahin, wo sie ihre Eier ablegen können, sodass die schlüpfenden Maden gleich im Schlaraffenland einer Kotlandschaft das Licht der Welt erblicken.

Was wir als eklig empfinden könnten, macht sich die Pflanze *Helicodiceros muscivoris* zunutze, die auf einigen Mittelmeerinseln vorkommt. Diese Pflanze imitiert das Aussehen des Anus eines toten Tieres mit einem haarig wirkenden Stängel in der Mitte, der einem Tierschwanz ähnelt. Also einem Fliegenparadies. Ihre Blüte sieht zudem nicht nur einem Anus sehr ähnlich, sie riecht auch noch nach verwesendem Fleisch. Und nicht nur das, diese Pflanze schafft es sogar, ihre Temperatur zu erhöhen, um eine anusähnliche Temperatur zu erzeugen (mittels Thermogenese). Besser können es die angelockten Fliegen nicht haben. Denn wenn die Fliege in die Blume vorgedrungen ist, verriegelt diese den Ausgang, sodass die Fliege eine Nacht lang in der Kammer eingesperrt ist und dabei viele Pollen aufnimmt, während sie versucht, ihre Eier abzulegen. Erst am Folgetag wird die Fliege wieder freigelassen und fliegt mit den Pollen zur nächsten Blume, die sie dann befruchtet.

Es kann also durchaus sinnvoll sein, sich als Arschloch zu tarnen. Dass Fliegen ihre Eier in den menschlichen Anus legen, kommt unter guten hygienischen Verhältnissen extrem selten vor. Unter schlechteren Verhältnissen oder bei abwehrgeschwächten Menschen kann es aber zu dieser Erkrankung kommen, die Myiasis genannt wird. Meist werden dabei über Nahrung oder Wasser die Eier verschiedener Fliegenarten aufgenommen. Obwohl diese Eier meist im Verdauungstrakt des Menschen zerstört werden, können sich Fliegenmaden entwickeln, die sich im Enddarm anheften können. Da es keine Medikamente hiergegen gibt, müssen diese Maden meistens chirurgisch entfernt werden:

Fliegenmaden im Enddarm

Ein 23-jähriger Patient stellte sich im Krankenhaus mit Bauchschmerzen, Blut im Stuhl, Fieber und der Beobachtung, dass kleine Würmer aus dem Anus kommen, vor. Er war gesund, lebte jedoch in sehr schlechten hygienischen Verhältnissen. In der Darmspiegelung fand sich im Enddarm eine Masse mit lebenden Maden. Sie wurde chirurgisch entfernt und entpuppte sich in der Analyse als eine Ansammlung von Fliegenmaden. Der Patient wurde geheilt entlassen.[264]

Mikrobiom und Mykobiom – was alles im Po lebt

Der menschliche Körper besteht aus ungefähr 100 Billionen Zellen. Im und auf dem menschlichen Körper leben jedoch etwa zehnmal so viele Bakterienzellen, sodass der Mensch eigentlich nur zu etwa zehn Prozent »menschlich« ist. Anders ausgedrückt: Wir bestehen zu 90 Prozent aus Bakterien.

Die Gesamtheit der Mikroorganismen, die in und auf dem menschlichen Körper leben, nennt man das Mikrobiom.

Stellt man sich unseren Darm als einen viele Meter langen Schlauch vor, mit dem Mund als Anfang und dem Anus als Ende, so wissen wir, das eine Besiedelung mit bis zu 100 Billionen Bakterien (dem Mikrobiom), Pilzen (dem Mykobiom) und teilweise sogar Viren (dem Virom) natürlich ist und wichtig für unser Überleben.

Schon während der Geburt beginnt die Besiedelung des Menschen mit diesen Mikroorganismen (neuere Untersuchungen deuten darauf hin, dass es schon im Mutterleib zur Besiedelung mit Bakterien kommt). Dies scheint wichtig, zeigt sich doch, dass durch Kaiserschnitt geborene Menschen häufiger an bestimmten chronischen Erkrankungen leiden, weil ihnen wahrscheinlich die während der Geburt durch den Geburtskanal beginnende Besiedelung mit Bakterien fehlt. Es wird daher schon versucht, diesen Nachteil durch das Übertragen der natürlichen Bakterienbesiedelung aus der Vagina der Mutter auf das Neugeborene auszugleichen. Diese Technik nennt sich Vaginal Seeding.[265]

Bakterien leben in uns und mit uns, helfen bei der Verdauung, bei der Abwehr von schädlichen Bakterien, produzieren Vitamine, kommunizieren mit den Nervenzellen unseres Darms und geben so Signale bis in unser Gehirn und ja, bestimmen somit wahrscheinlich sogar einen Teil unseres Verhaltens. Derzeit wird die Erbsubstanz dieser Bakterien im Human Microbiome Project (hmp) entschlüsselt. Wahrscheinlich lassen sich viele Erkenntnisse, auch zur Entstehung von Übergewicht und Erkrankungen aller Art, daraus gewinnen; die Forschung in diesem Bereich explodiert derzeit förmlich.

Veränderungen in der Zusammensetzung dieses Mikrobioms (eine Dysbiose) kann zu Erkrankungen jeder Art führen. Vom Mund bis zum Anus steigt die Menge der Bakterien an, mit einem kurzen Rückgang im Magen aufgrund der Magensäure, die viele Bakterien abtötet. Die Mundhöhle enthält bis zu 700 verschiedene Bakterienarten. Die häufigsten Stämme dieser Bakterien sind *Firmicuten, Proteobacteria, Actinobacteria, Bacteroides* und *Fusobacteria*, die häufigsten Familiennamen der Bakterien im Mund sind *Streptococcaceae, Pasteurellaceae, Veillonellaceae, Micrococcaceae, Prevotellaceae, Neisseriaceae, Gemellaceae* und *Fusobacteriaceae*.[266] Das müssen Sie nicht auswendig lernen. Doch diese vielfältige Besiedlung ist zum Beispiel auch ein Grund, warum Menschenbisse sehr infektiös sein können. Der Po beißt in der Regel zwar nicht zu (siehe oben), enthält aber sogar noch mehr verschiedene Bakterienarten (höhere »Diversität«) als die Mundhöhle[267] mit vorherrschend Firmicutes und Bacteroidetes. Das haben der Po und der Mund gemeinsam, doch an Vielfältigkeit ist der Po dem Mund in diesem Sinne sogar überlegen.

Eine Erhöhung der Bakteriendichte vor allem im oberen Dünndarm nennt sich Dünndarmfehlbesiedelung oder SIBO (small intestinal bacterial overgrowth). Sie kann zu starken Blähungen, Furzen und anderen Magen-Darm-Beschwerden führen. Das Mikrobiom hat zwar weitestgehend eine konstante Zusammensetzung (man spricht von Enterotypen), ist jedoch durch vieles zu beeinflussen, wie zum Beispiel unsere Ernährung, die Art der Luft, die wir atmen, Medikamente wie vor allem Antibiotika und Probiotika, aber auch durch unsere Bewegung und wahrscheinlich auch durch unsere Psyche. Weiterhin kann es bei einem Ungleichgewicht auch zu einer Überwucherung mit Pilzen kommen (dem Mykobiom), zum Beispiel nach Antibiotikatherapien. Es ist also alles, wie immer in der Biologie, eine Frage der Balance.

Gute Laune aus dem Anus – durch das Mikrobiom

Die Zusammensetzung der Bakterien im Darm spielt nicht nur für die Verdauung, das Immunsystem und viele andere Funktionen des Körpers eine wichtige Rolle, sie hat sogar Einfluss auf unsere Psyche, unser Denken und unsere Stimmung. Schon lange wissen wir, dass unsere Psyche auf die Darmfunktion Einfluss nimmt. Hat man Angst oder »Schiss«, kann es auch zu »Schiss« kommen, also zu Durchfall. Hat man Stress oder Probleme, kann es zu Bauchschmerzen kommen, es schlägt auf den Magen. Diese und andere Beschwerden werden dann auch Reizdarm genannt.

Die Verbindung zwischen dem riesigen Nervensystem unseres Magen-Darm-Traktes und dem Gehirn (die Darm-Hirn-Achse) ist derzeit ein großes Forschungsthema, denn Störungen in dieser Achse könnten die Hauptursache für Reizdarmbeschwerden und andere Erkrankungen sein. Diese Achse ist in beide Richtungen begehbar, sodass wahrscheinlich auch Informationen aus unserem Magen-Darm-Trakt unsere Psyche mehr beeinflussen, als wir glauben. Einige Wissenschaftler gehen davon aus, dass unser unbewusstes Gehirn, das die meisten Entscheidungen trifft, in unserem Magen-Darm-Trakt sitzt.

So ist es nicht erstaunlich, dass das Mikrobiom im Darm ein Wörtchen mitzureden hat. Es ist zum Beispiel schon länger bekannt, dass Bakterien im Darm Botenstoffe des Nervensystems wie Serotonin, Acetylcholin, kurzkettige Fettsäuren oder auch GABA produzieren können. Diese Stoffe können direkt Einfluss auf unser Nervensystem und damit auf unsere Entscheidungen und Stimmungen nehmen. Auch Bakterien können in unserem Darm Einfluss auf das System ausüben, das unser Stress-Level reguliert (auf Hypothalamus, Hypophyse, Nebennieren). Die Bakterien in unserem Po sagen uns also, wo es langgeht. Die Ernährung, die Darmbewegung und auch der Einsatz von Antibiotika können das Mikrobiom beeinflussen. Und ist das Mikrobiom aus der Balance, ist die Stimmung wortwörtlich im Arsch.

Bakterien in den Anus blasen – P(r)obiotika

Der Versuch, mit »guten« Bakterien (Probiotika) Krankheiten zu heilen und allgemein unsere Fitness oder sogar Stimmung zu verbessern,[268] ist daher nach all diesen Erkenntnissen naheliegend. Dass die Einnahme bestimmter Bakterien, wie beispielsweise *Lactobacillus helveticus* und *Bifidobakterium longum*, die Konzentration des Stresshormons Cortisol beim Menschen reduziert, konnte schon gezeigt werden.[269]

Der Mensch hat eigentlich immer schon instinktiv über die Ernährung Probiotika aufgenommen. Zum Beispiel über Joghurt, der »lebende Bakterien mit meistens gesundheitsfördernder Wirkung« (Definition für Probiotika) enthält. Aber auch Sauerkraut, Kimchi und andere fermentierte Lebensmittel enthalten diese Bakterien.

Im Zuge der heute um sich greifenden Selbstoptimierung klingt es sehr einfach, über Lebensmittel unseren Bedarf an diesen Bakterien zu decken. Also produziert die Industrie schon Tausende von Produkten, die Gesundheit, Schönheit, Schlankheit und Schlauheit versprechen. Leider können diese Effekte oft gar nicht nachgewiesen werden oder verschwinden sofort wieder, wenn man aufhört, die Probiotika einzunehmen. Auch ist unklar, ob über den Mund aufgenommene Probiotika nicht größtenteils durch die Magensäure abgetötet werden.

Einige Autoren empfehlen daher, Probiotika unbedingt als Einlauf aufzunehmen. Aber auch die Wirkung davon ist nicht wirklich gut bewiesen. Dass jedoch Probiotika helfen können, infektiöse Durchfallerkrankungen (mit *Lactobacillus*) und chronisch entzündliche Darmerkrankungen (mit *E.-Nissle-Bakterien*) günstig zu beeinflussen, ist dagegen gut belegt. Einläufe mit *Lactobacillus reuterii* haben zum Beispiel bei chronisch entzündlichen Darmerkrankungen (wie Colitis ulcerosa) auch als Einlauf einen sehr guten Effekt gezeigt.[270] Empfehlenswerte Probiotika sind derzeit *L. rhamnosus GG, L. plantarum, L. brevis, Bifidobacterium longum, Bifidobacterium lactis, S. boulardii, L. acidophilus* und *L. casei, L. bulgaris* oder Kombinationspräparate. Gönnen Sie also Ihrem Po ein paar P(r)obiotika von Zeit zu Zeit. Schaden kann es nicht.

Angriff auf den Anus – »böse« Erreger

Da der Darmausgang eben auch ein Eingang sein kann, können sich ein paar der »üblen Jungs« hineinverirren und es sich dort gemütlich machen. Diese »üblen Jungs« sind Bakterien, Viren oder Parasiten, die durch sexuelle Techniken übertragen werden können und daher als STD (sexually transmitted diseases) zusammengefasst werden. Sie können über Blut und Sperma, teilweise aber auch schon über Kontakt von Schleimhäuten oder über Speichel übertragen werden. Die häufigsten Infektionen sind Chlamydien, Gonokokken, Syphilis und Herpesviren.[271] Aber auch viele andere Erreger wie auch HIV können vorkommen.

Dreifach-Ansteckung

Der 23-jährige Mann hatte seit vier Wochen immer wieder Schmerzen und Blut am After bemerkt. Seinem Hausarzt hatte er gestanden, als Empfangender ungeschützten Geschlechtsverkehr mit einem Mann gehabt zu haben. Der Hausarzt diagnostizierte eine Entzündung des Enddarms (Proktitis) und vermutete eine infektiöse Erkrankung. Der Abstrich war positiv für Chlamydien. Doch trotz korrekt eingeleiteter antibiotischer Therapie (mit Doxycyclin) wurden die Beschwerden nach drei Wochen nicht besser. Daher wurde der Magen-Darm-Arzt hinzugezogen, der durch eine Darmspiegelung eine Entzündung mit Geschwüren im Enddarm entdeckte. Ein nochmaliger Abstrich zeigte zwar keine Chlamydien mehr, dafür aber Gonokokken. Zudem fand sich im Blut nun eine neu aufgetretene Positivität für HIV. Der junge Mann hatte sich durch ungeschützten Geschlechtsverkehr dreifach mit Chlamydien, Gonokokken und HIV angesteckt.

Bläschen am Anus – Herpes-simplex-Viren

Noch häufiger als die bakteriellen STD sind Infektionen mit Viren, hier allen voran das Herpes- und das humane Papillomavirus. Herpesviren mögen Nervenzellen (Neurone). Bei den meisten von uns haben sie sich irgendwann in Nervenzellen eingenistet und leben meist friedlich in und mit uns, ohne dass wir es merken. Sie sind so anhänglich, dass wir sie oft nie wieder loswerden. Kommt es jedoch zu einer Aktivierung (manchmal durch Stress, Probleme mit dem Immunsystem oder auch einfach so), entstehen in den meisten Fällen im Lippenbereich schmerzende und juckende Bläschen. Da sich diese Viren entlang der Nerven ausbreiten, sind oft scharf abgegrenzte Hautabschnitte betroffen, die von den entsprechenden befallenen Nervenfasern versorgt werden (Dermatome). So können sie auch im Gürtelbereich als scharf begrenzte gürtelförmige »Gürtelrose« auftreten, sehr lange bleiben und sehr weh tun. An den Augen können Herpesviren eine gefürchtete Entzündung (Keratokonjunktivitis) auslösen.

Eben diese Viren sitzen auch gerne in den Nervenzellen unseres Analbereichs, die vom unteren Rückenmark dorthin ziehen. Es handelt sich meist um Herpex-simplex-Viren vom Typ 2 (Typ 1 kommt jedoch auch vor), die einen rosettenförmigen Bläschenkranz bilden. Diese Bläschen enthalten sehr viele Viren und sind hochinfektiös. Juckreiz, Schmerzen und Blutungen können auftreten. Doch das ist kein Grund zur Panik. Eine Infektion mit Herpes ist fast nie gefährlich, sondern immer nur lästig.

Ein Herpesausbruch ist auch kein Zeichen dafür, dass der Partner fremdgegangen ist, da 70 Prozent aller Menschen mit Herpes infiziert sind – also die meisten. Weiterhin gibt es viele Fallberichte, die von schwerer Verstopfung bis hin zur schwersten Form eines gelähmten Darms, dem Ogilvie-Syndrom, reichen, ausgelöst durch Infektionen und Reaktivierungen von Herpesviren.[272] Bei schweren Verläufen können Medikamente gegen Viren, zum Beispiel Aciclovir, die Beschwerden schnell bessern. Es gibt jedoch auch Raritäten, bei denen Herpesinfektionen am Anus zu großen Problemen führen können:

Herpesviren im Darm erfolgreich behandelt

Ein 17-jähriger Patient blutete seit sechs Tagen stark aus dem Anus, hatte Durchfall, Bauchschmerzen und eitrigen Ausfluss. Er war zuvor immer gesund gewesen. Dazu kam, dass er nur verschwommen sehen konnte. Er berichtete, in der Vergangenheit häufiger unge-schützten Analverkehr gehabt zu haben. Die Darmspiegelung zeigte im Enddarm und im Anusbereich große blutende Geschwüre. Die Gewebsproben aus diesen Geschwüren waren positiv für Herpes-viren. Nach einer Therapie mit Aciclovir über zehn Tage waren die Beschwerden verschwunden.[273] Der Herpes jedoch bleibt. Meistens lebenslang.

Da ist der Wurm drin – Parasiten im Anus

Dass irgendetwas in uns lebt und sich bewegt, kann eine verstörende Vorstellung sein. Im Falle der vielen Bakterien in unserem Darm ist dies noch akzeptabel, weil man sie schlichtweg nicht sieht oder gar spürt. Bei größeren sichtbaren Parasiten hört der Spaß dann jedoch bei den meisten Menschen auf.

Die Larve des Zwergfadenwurms (*Strongyloides stercoralis*) kann bis zu drei Millimeter groß werden und liebt es, sich in die Schleimhaut des Anus zu bohren. Das kann zu starkem Juckreiz führen. Dieser Wurm hat es jedoch in sich, denn er bleibt nicht nur im Darm, son-dern bohrt sich durch den Darm hindurch und gelangt so in die Blut-gefäße. Vom Blutstrom lässt er sich in alle Teile des Körpers treiben, vor allem in die Lunge, von wo sich (z. B. wenn der Mensch stark hustet) über die Luftröhre nach oben und wieder zurück in das Ma-gen-Darm-System transportieren lässt. Hier entsteht dann wieder eine neue Generation Würmer.

Es ist keine schöne Vorstellung, diesen Parasiten in sich zu haben. Die Beschwerden können dann auch vom alleinigen Jucken am After bis

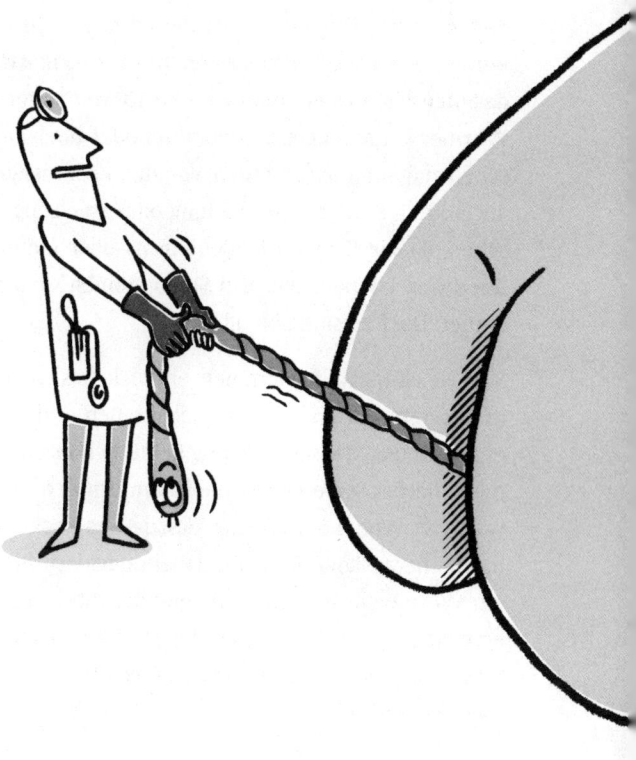

hin zu schweren Infektionen mit Lungenentzündungen reichen. Das Wurmmittel Albendazol macht jedoch meist zuverlässig ein Ende mit dem Wurm. Gottseidank ist er eher selten. Viel, viel häufiger sind jedoch die kleinen Weißen:

Kleine weiße Würmer im Anus – Oxyuren

Die häufigsten Fälle einer Infektion mit Würmern sind solche mit Madenwürmern (Oxyuren), über die im Kapitel Juckreiz schon berichtet wurde. Der Madenwurm (*Enterobius vermicularis*) kann im Dickdarm des Menschen leben und ist bis zu 13 Millimeter lang. Die Eier dieser Würmer können über Lebensmittel oder über infizierte andere Menschen aufgenommen werden, vor allem bei mangelnder Hygiene, aber auch durch Kontakt mit Kleidung oder Spielzeug von infizierten Menschen, da die Eier des Madenwurms über mehrere Wochen hinweg überleben können. Selbst in Staub können sie sich befinden. Das bedeutet: Die Eier sind überall.

Sind sie einmal aufgenommen, entwickeln sich die Würmer und leben in unserem Darm. Sie haben dabei einen schlauen Trick, mit dem sie es sich in uns Menschen richtig gemütlich machen: Das Weibchen legt meist nachts seine Eier in die Falten um den Anus, wo es weich und warm ist. Woher der Wurm weiß, dass es Nacht ist, und warum er nur nachts herauskommt, bleibt dabei ungeklärt. Bis zu 15 000 Eier kann ein Wurmweibchen ablegen, eine beachtliche Leistung. Die Eiablage erzeugt Juckreiz. Kratzt sich der Mensch, gelangen die Eier an seine Finger und werden eventuell wieder über den Mund aufgenommen (Selbstinfektion).

Diese Würmer kommen sehr häufig vor. Mit einem über den Anus gelegten Klebestreifen (selbstverständlich mit der klebenden Seite) können die Eier dieser Würmer unter dem Mikroskop nachgewiesen werden. Die Behandlung gelingt sehr einfach mit gut wirksamen Medikamenten (z. B. Mebendazol). Bei Kindern können Infektionen mit Würmern zu allgemeinen Symptomen wie Müdigkeit, Abgeschlagenheit, Reizbarkeit oder emotionalen Veränderungen führen. Machen

Sie also bei ihrem Kind erst einmal eine Wurmkur, bevor Sie es gegen ADHS behandeln.

Diese Würmer sind in der Regel also leicht zu behandeln – wenn man einen Wurmbefall in Betracht zieht. Die Betonung liegt immer auf »wenn«. Denn nicht selten verhalten sich diese kleinen Würmer nicht so, wie man es erwartet. Zeigen sie sich ganz typisch, können Blähungen und Juckreiz am Anus vor allem nachts auftreten oder auch Würmer oder Wurmeier nachgewiesen werden. Sind nahestehende Menschen oder Tiere im Umfeld auch von einer Infektion betroffen, ist die Diagnose klar und man kann recht einfach mit dem schon genannten Medikament behandeln. Doch da Infektionen mit diesen Würmern vor allem bei Kindern untypische Symptome zeigen, ist es nicht immer leicht, gleich an die kleinen Tierchen zu denken. Selten gibt es sogar Fälle, in denen ein bösartiger Tumor vermutet wird, obwohl nur der kleine Wurm die Ursache ist:

Glücklicherweise war es kein Krebs

Ein 4-jähriger Junge wurde wegen schwerer Bauchschmerzen behandelt. Man hatte in einem Röntgenbild gesehen, dass sich ein Teil des Dünndarms in den Dickdarm geschoben hatte (Intussuzeption). In einer Darmspiegelung wurde von dieser Stelle Gewebe entnommen, das man als bösartigen Lymphdrüsenkrebs interpretierte. Danach wurde ein Teil des Dünndarms entfernt. Erst viel später konnten dann in diesem Gewebe kleine Madenwürmer gefunden werden. Die Entzündung, die diese Würmer verursacht hatten, hatte zum Bild eines Lymphdrüsenkrebses geführt. Alle Tests auf Würmer, die vorher durchgeführt worden waren, waren negativ. Da man die Würmer weder auf den Röntgenbildern noch im chirurgischen Präparat sieht, findet sich die Diagnose selten leider erst unter dem Mikroskop.[274]

Besteht daher der Verdacht auf eine Wurminfektion, kann es sinnvoll sein, auch ohne Nachweis zu therapieren. Wichtig ist, nach der Behandlung des Patienten auch die nahen Angehörigen, Kinder, Partner, Hunde, Katzen und sogar infizierte Kuscheltiere ebenfalls zu behandeln. Denn sonst kommen die Würmer wieder. Doch kommen wir zu den etwas selteneren dafür aber deutlich unangenehmeren größeren Kollegen im Reich der Würmer:

Nicht den Kopf im Anus verlieren – Bandwürmer

Im Prinzip gibt es drei große Gruppen von Bandwürmern, die auch den Menschen befallen können: den Fischbandwurm (*Diphyllobothrium latum*), den Rinderbandwurm und den Schweinebandwurm (*Taenia solium*). Wenn Fische, Schweine oder Rinder die Eier dieser Parasiten aufnehmen, entstehen Larven, die in das Blut dieser Tiere eindringen und sich meist in Muskelgewebe festsetzen (als Zysten). Isst nun der Mensch die Muskulatur dieser Tiere, nimmt er die Parasiten auf und ein Bandwurm kann sich im Darm einnisten – wieder ein Grund mehr für die überzeugten Vegetarier. Dieser Wurm kann sehr lang werden – es sind Fälle von bis zu 20 Meter beschrieben – und er lebt oft unbemerkt lange Zeit im Menschen. Es können aber auch Beschwerden auftreten wie Vitaminmangel oder ein Gewichtsverlust.

Der Schweinebandwurm hat dabei noch die unangenehme Eigenschaft, dass sich seine Larven auch in das Blut des Menschen verirren können und ihn (fälschlich) als Zwischenwirt benutzen. Es können sich dann kleine Blasen (sogenannte Zysten) im Muskelgewebe, aber auch überall sonst im Körper, sogar im Gehirn, bilden. Das kann lebensbedrohlich sein. Meist sind die Würmer jedoch harmlos und leben friedlich in ihrem Menschen. Kürzlich wurde in Indien einem Patienten ein Schweinebandwurm entfernt, der die stattliche Länge von zwei Metern erreicht hatte.[275] In einer Pariser Klinik wurde dagegen einem Bandwurm, der trotz Medikamentengabe nicht aufgeben wollte, während einer Magenspiegelung (Gastroskopie) mit einem Laser mehrfach in den Kopf geschossen, sodass er schließlich loslassen musste. Wie erwähnt, muss der Kopf entfernt werden, damit der Wurm nicht nachwächst.

In früheren Zeiten wurden Bandwürmer auch bewusst bei Menschen eingesetzt, die abnehmen wollten. Für das Schönheitsideal war nichts zu unangenehm. Heute werden Würmer in experimentellen Studien bei Patienten mit chronisch entzündlichen Darmerkrankungen (wie Morbus Crohn und Colitis ulcerosa) erprobt. Da sie Substanzen produzieren, die die Immunreaktionen bei diesen Erkrankungen hemmen, fanden sich einige Hinweise für die Wirksamkeit.[276] Durchgesetzt haben sich diese Therapien aber aus verständlichen Gründen noch nicht.

Ein Bandwurm wurde gefunden

Die 55-jährige Frau stellte sich bei uns mit leichten Blähungen, dünnflüssigem Stuhl und einer leichten Gewichtsabnahme vor. Ihr war zudem aufgefallen, dass im Stuhl immer wieder kleine weiße Stücke aufgetreten waren, die sie als »Nudeln« bezeichnete, worüber sie sich wunderte, wo sie doch gar keine Nudeln gegessen hatte. In einem zunächst veranlassten Stuhltest konnten klar Stücke des Rinderbandwurms (*Taenia saginata*) identifiziert werden. Da die Patientin Gewicht verloren hatte und in ihrer Familie ein Fall von Darmkrebs aufgetreten war, wurde außerdem eine Darmspiegelung durchgeführt. Während dieser Untersuchung konnte ein ca. 80 cm langer, weißer Wurm im Darm als Rinderbandwurm identifiziert werden. Eine Therapie mit einem Wurmmittel (Praziquantel) wurde begonnen und der Patientin erklärt, dass unbedingt auch der Kopf des Bandwurms in der Toilette erscheinen muss, da aus einem im Darm verbleibenden Kopf ein neuer Bandwurm entstehen kann.

13 Der Po isst mit – der Anus und die Ernährung

Der Anus und der Mund – eine Fernbeziehung

Obgleich der Anus und der Mund an den beiden weit voneinander entfernten Enden unseres Verdauungstraktes liegen und der Vorteil von derart getrennten Öffnungen biologisch klar ist (siehe Kapitel 4, S. 63), gibt es doch viele Gemeinsamkeiten. Zunächst ist der Mund genauso wie der Anus eine in beide Richtungen benutzbare Öffnung. Auch wenn der Mund eher die Aufnahmepforte ist, kann er zum Beispiel beim Erbrechen, Husten oder Spucken auch in die andere Richtung aktiv werden. Wie der Anus produziert er Töne und kann sich aktiv verschließen. Bakterien besiedeln genauso unseren Eingang wie auch unseren Ausgang. Ja, und auch Zähne können sich im Po finden.

Zähne im Anus – selten gefährlich

Die Vorstellung, dass der Anus wie der Mund mit Zähnen ausgestattet ist, die wir zum Zerbeißen von Stuhlgang oder anderen Dingen nutzen könnten, oder gar eines bösartigen Pos, der nach dem Toilettenpapier schnappt, ist zugegebenermaßen albern. Trotzdem finden sich hin und wieder am Darmausgang Zähne.

Neben der schon erwähnten gezähnten Linie (*Linea dentata*) als eine erste Zahnreihe (aber wenig an Zähne erinnernd), finden sich bei einigen Menschen weiter unten Katzenzähne genannte Strukturen, die keinerlei Zahnfunktion haben, obwohl sie Zähnen ähneln. Es handelt sich um gutartige, völlig harmlose Strukturen, die durch ihre helle Farbe und zahnähnliche Form im Bereich des Ausgangs am Anus meist gut zu erkennen sind. Das Gewebe entspricht häufig einem sogenannten Fibrom, also einer gutartigen kleinen Geschwulst. Nein, wir können mit diesen Zähnen leider nicht kauen, auch wenn wir unseren Schließmuskel optimal trainieren. Insgesamt sind diese Strukturen also eher nutzlos. Häufig sieht man sie in der Darmspiegelung und lässt sie in der Regel dort, wo sie sind. Das heißt, man reißt der Katze nicht die Zähne aus.

Nicht immer harmlose Zähne

Einst jedoch fand sich während der Darmspiegelung bei einer 55-jährigen Frau ein größerer Katzenzahn, den wir, da er etwas uneben erschien, lieber doch entfernten. Wie sich zeigte, handelte es sich um einen bösartigen Tumor (Morbus Paget). Durch Zufall und etwas Glück (das darin bestand, ihn überhaupt entfernt zu haben) konnten wir ihn noch rechtzeitig unschädlich machen.

Selten werden diese Katzenzähne so groß, dass sie aus dem Anus herausragen, sich entzünden und zu Beschwerden führen können. In diesem Fall ist eine Entfernung, die meist im Zuge einer Darmspiegelung durchgeführt werden kann, sinnvoll. Bei einer 67-jährigen Frau war der Katzenzahn so riesig, dass er sogar zu einem Darmverschluss führte und notfallmäßig operiert werden musste.[277]

Im Tierreich gibt es übrigens echte »Analzähne«, und zwar wieder einmal bei unserer Seegurke. Seegurken der Gattung *Actinopyga* besitzen scharfe Kalkblättchen im Bereich des Anus, die sie wirklich als Waffe einsetzen, vor allem gegen den berüchtigten Eingeweidefisch, der in den Anus der Seegurke (und anderer Tiere) einzudringen und die Organe anzufressen versucht.

Der Po isst mit – Ernährung für den Po

Nein, nicht nur das Auge, sondern auch der Po isst mit. Auch wenn unsere Hauptgeschmacksnerven vor allem auf der Zunge sitzen und die Geschmacksrichtungen süß, sauer, bitter, salzig und umami auseinanderhalten können, gibt es im gesamten Magen-Darm-System Geschmacksnerven. Selbst im Anus und sogar außerhalb des Magen-Darm-Systems, genauer gesagt im Hoden, finden sich Sinneszellen, die Geschmacksnerven ähnlich sind, wie kürzlich bei Mäusen festgestellt wurde. Entfernte man diese Geschmacksnerven aus den Hoden der männlichen Mäuse, wurden diese unfruchtbar.[278]

Ob dies beim Menschen Relevanz hat, ist völlig unklar. Jedenfalls kann aufgrund dieser Untersuchungen noch nicht empfohlen werden, einen Teil des Schinkensandwiches in den Anus einzuführen. Bestimmte Nervenzellen unseres Darms können jedoch als eine Art Geschmacksnerv bezeichnet werden: Diese Nerven reagieren auf Nährstoffe, die vorbeikommen (sie sind chemosensibel) und auf den Säuregehalt des Darminhaltes (den pH-Wert). Sogenannte enterochromaffine Zellen reagieren auf bestimmte Nährstoffe mit Hormonausschüttung, womit sie ebenfalls als eine Art Geschmacksknospe gelten könnten.

Deutsche Forscher entdeckten in der Darmschleimhaut Sensoren, die Aromastoffe wie Muskatnuss, Thymian und Gewürznelken »schmecken« können. Da wir all diese Reize jedoch nicht bewusst aufnehmen können (was eigentlich schade ist, denn dann könnte man den guten Wein gleich nochmal genießen, wenn er im Anus ankommt), bleibt der Mund für die bewusste Geschmacksempfindung der Alleinherrscher. Trotzdem gibt es einige Hinweise, dass die Aufnahme von Flüssigkeit und Nährstoffen über den Anus und den Enddarm gut funktionieren kann.

Den Anus füttern – rectal feeding

Bis in die 1930er Jahre wurde in der Medizin versucht, durch sogenannte rektale Ernährung und rektale Hydratation über den Enddarm solche Zustände bei Patienten zu behandeln, in denen sie nicht in der Lage waren – aus welchem Grund auch immer – etwas über den Mund zu sich zu nehmen. Schon in der uralten chinesischen Heilkunst wird davon berichtet. Vor allem während des ersten Weltkrieges hatte der amerikanische Chirurg John Benjamin Murphy eine Infusions-Konstruktion entwickelt, über die Patienten über den Anus Flüssigkeit und Nahrung zugeführt werden konnte: den Murphy-Drip.[279]

Wissenschaftlicher wurde die Methode 1913 in einem Artikel des British Medical Journal untersucht: Sieben junge Frauen, die an Magengeschwüren litten, wurden sieben Tage lang nur mit Nährstoff-Einläufen ernährt. Sie mussten im Bett bleiben und wurden vor und nach dem Experiment gewogen. Alles wurde mit großer Genauigkeit durchgeführt. Man verabreichte die Einläufe im Sechs-Stunden-Takt. Sie bestanden aus zwei Eiern oder 200 ml Milch, Dextrose, isotonischer Kochsalzlösung und in einem Fall Lebertran. Das Ganze wurde dann 20 Minuten lang vom Körper verarbeitet. Jeden Tag wurde der Darm gesäubert und der Inhalt untersucht.[280] Zusammenfassend wurde festgehalten, dass Fette in der Regel schlecht über den Enddarm aufgenommen werden und die beste Nährlösung diejenige sei, die aus mit Enzymen der Bauchspeicheldrüse und einer Zuckerlösung (Dextrose) angereicherter Milch bestehe. Hiermit ließen sich kranke Menschen ernähren. Abschließend bemerkte man noch, dass das Einführen von Eiern eher ungünstig sei, da die Schwefelverbindungen des Eigelbs unangenehme Gerüche bildeten, die die Patienten und die Untersucher belästigten.

Nach Einführung der parenteralen Ernährung (Infusion über das Blut) wurden die Ernährungsversuche über den Enddarm aufgegeben. Auch die CIA hatte die rektale Ernährung übrigens bei hungerstreikenden Menschen zwangsmäßig eingesetzt, jedoch eher als Foltermethode denn als wirklichen Ernährungsversuch.

Was der Anus essen mag – gesunde Po-Ernährung

Auch wenn es unwichtig scheint: Unsere Ernährung, die standardmäßig eher über den Mund abläuft, hat einen großen Einfluss auf unseren Po. Übergewicht, harter Stuhl und scharfe Sachen (wenn es zweimal brennt) können ihm zu schaffen machen. Ballaststoffe (besser: Nahrungsfasern) und genügend Flüssigkeit sind dagegen Balsam für den geplagten Anus.

Doch welche Ernährung ist eigentlich gesund für unseren Po oder verhindert sogar Erkrankungen wie Krebs? Ernährung ist ein schwieriges

Thema. Das liegt daran, dass dieser Bereich von uns kontrolliert werden kann und damit für hitzige Debatten darüber sorgt, was denn jetzt gesund ist und was nicht. Die Kunst ist es, wissenschaftliche Erkenntnisse von allem zu trennen, was eher dem Bereich des Glaubens angehört.

Zugegeben, wissenschaftlich lässt sich nicht gut beweisen, welche Ernährungsform für den Anus die günstigste ist. Sicher ist, um es immer wieder zu erwähnen, dass der Anus weichen, geformten Stuhl, nicht zu hart und nicht zu weich, bevorzugt. Das lässt sich alleine durch langes Kauen, genügend Flüssigkeit und einen guten Anteil ballaststoffhaltiger Kost erreichen. Wenn das nicht reicht, sind Flohsamenschalen oft ein Wundermittel! Darüber hinaus gibt es jedoch auch Lebensmittel, von denen eine schützende Wirkung auf den Anus ausgehen könnte. Obwohl es keine wissenschaftlich wirklich gut bewiesene »Krebsdiät« gibt, hat die Ernährung neben anderen Faktoren auch einen Einfluss auf das Risiko von Tumorbildung im Enddarm: Eine Ernährung mit viel Fett, Fleisch, weniger Obst und Gemüse zeigt ein höheres Risiko für Tumoren als eine mediterrane Diät.[281] So viel ist sicher. Doch was können wir essen, um uns zu schützen?

Flavonoide für den Po – bunt ist gesund

Wahre Wunderwaffen gegen alle Arten von Erkrankungen des Darmes könnten auch die sogenannten Flavonoide (lat. flavus = »gelb«) sein. Der Begriff wird verwendet, da man ursprünglich aus Eichenrinde einen gelben Farbstoff zum Färben von Gewebe gewann. Später fand man heraus, dass viele Pflanzen (nicht Tiere) gelbe, blaue, violette und andere Farbstoffe bilden, die einen ähnlichen chemischen Aufbau haben. Daher nannte man sie nach der Erstentdeckung Flavonoide.

Sie finden sich hauptsächlich in den Randschichten der Pflanzen – es ist daher wirklich sinnvoll, die Schale z. B. von Äpfeln, aber auch allen anderen bunten Obst- und manchen Gemüsesorten mitzuessen.

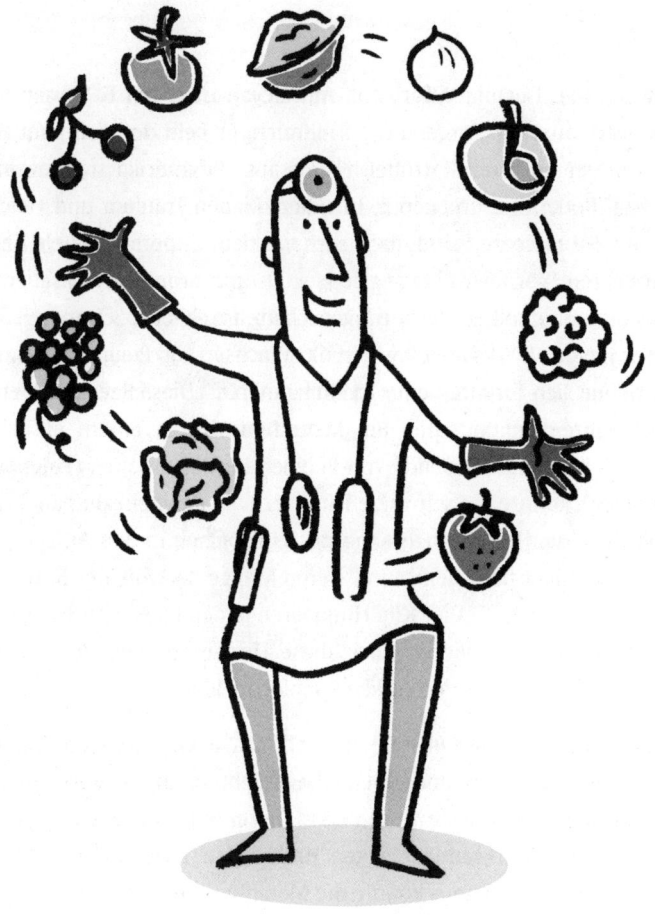

> *Heute weiß man aus vielen Untersuchungen, dass diese Stoffe antientzündliche, antivirale, antitumoröse und die Nerven schützende (neuroprotektive) Eigenschaften haben.[282] Alle bunten Obst- und Gemüsesorten, aber auch viele bunte Blüten enthalten Flavonoide.*

Anthocyane: Der blaue Farbstoff Anthocyan ist gegen Bakterien und das Wachstum bösartiger Zellen hilfreich. Er befindet sich zum Beispiel in der violetten Kartoffel, [283] die aus Südamerika stammt, aber auch in Rotkohl, Brombeeren, Kirschen, blauen Trauben und Heidelbeeren. Blaue Beeren sind überhaupt das neue Superfood. Viele Arten von Beeren (vor allem blaue wie Heidel- und Brombeeren) scheinen extrem gesundheitsfördernde Eigenschaften zu haben. Schwarze Himbeeren zeigen Wirksamkeit gegen das Wachsen von Polypen im Darm, aus denen sich Tumoren entwickeln können.[284] Diese Beere ist hierbei eine wahre Wunderwaffe. Bei Menschen, die an einem erblichen Defekt leiden und Tausende von Polypen im Darm haben (Polyposis-Syndrom), konnte die schwarze Himbeere die Polypenzahl halbieren! Allerdings wurden Himbeerextrakte als Zäpfchen in den Anus eingeführt und nicht über den Mund, deren Menge der von vier Kilo Himbeeren entsprach.[285] Vier Kilo Himbeeren in den Po einzuführen, wird wahrscheinlich schwierig. Doch diese Himbeeren von Zeit zu Zeit frisch zu verzehren ist sicher keine schlechte Idee.

Phytinsäure ist eine Substanz, die sich vor allem in vielen Bohnenarten, aber auch in anderen Hülsenfrüchten, in Vollkorngetreide, Nüssen und Samen nachweisen lässt. Dieser Substanz wird in einigen Studien eine Wirksamkeit gegen Krebszellen zugeschrieben.[286] Ein möglicher Mechanismus könnte die Metallbindungsfähigkeit von Phytinsäure sein, die die Entstehung von Krebszellen verhindern kann. Antioxidativ, entzündungshemmend und immunstimulierend sind die Eigenschaften, die der Phytinsäure zugeschrieben werden.

In Untersuchung konnte gezeigt werden, dass eine Erhöhung des Konsums von Bohnen um nur eine halbe Tasse pro Tag das Risiko, Darmpolypen zu entwickeln, um 65 Prozent senkt.[287] Für den Anus ein Segen, können zu viele Bohnen jedoch durch ihren Gehalt an FODMAP (schlecht verdaulichen Kohlenhydraten) zur stärkeren Darmgasentwicklung führen. Pupsen Sie auf den Darmkrebs und essen Sie regelmäßig Bohnen.

Nüsse: Auch verschiedene Nusssorten wie zum Beispiel Pistazien[288] erwiesen sich in einigen Versuchen als wirksam gegen die Entstehung von Darmkrebs. Woran es genau liegt, bleibt unklar. Da jedoch eine Handvoll Nüsse pro Tag (vor allem Walnüsse) eine gute Wirkung gegen Herz-Kreislauf-Erkrankungen zeigt, sollten man sich diese Handvoll pro Tag gönnen. Aber nicht zu viel, denn Nüsse enthalten viele Kalorien.

Erdbeeren: Auch für sie gibt es einige Hinweise, die auf eine antientzündliche Wirkung im Darm hinweisen – schon eine kleine Schale Erdbeeren pro Tag zeigt Effekte. Bewiesen ist dies erst am Mausmodell, doch Untersuchungen am Menschen laufen derzeit an.[289] Erdbeeren werden derzeit als mögliche Therapie bei entzündlichen Darmerkrankungen diskutiert. Eine Schale am Tag bei Entzündungen im Enddarm und am Anus – eine Therapie, die man sicher gerne auf sich nimmt.

Kurkuma: Warum es in Indien zehnmal weniger Darmkrebs gibt als in Europa, könnte an der dort verbreiteten vegetarischen Ernährung und auch an genetischen Einflüssen liegen. Ein anderer Grund wird jedoch ebenfalls regelmäßig diskutiert: das Wundergewürz Kurkuma.[290] Kurkuma wird in Indien beim Kochen fast immer und überall zugesetzt. Einige Untersuchungen konnten auch zeigen, dass durch Kurkuma das Wachstum von Darmpolypen verhindert und damit tatsächlich Darmkrebs vorgebeugt werden kann.[291] Eine andere Untersuchung wies sogar eine längere Lebenszeit von an Darmkrebs erkrankten Patienten durch die Einnahme von Kurkuma nach.[292]

Wie immer, muss bei »Wundermitteln« kritische Vorsicht walten und auch der Placebo-Effekt immer als mögliche Ursache der Wirkung im Hinterkopf behalten werden. Dennoch scheint Kurkuma tatsächlich viele günstige Effekte auf den Darm zu haben.

Welche Lebensmittel der Anus nicht so mag

Während es bei Milchprodukten unklar ist, haben vor allem rotes Fleisch, tierische Fette und prozessierte Lebensmittel den Ruf, an der Entstehung von Darmkrebs mitbeteiligt zu sein.[293] Sicher spielen auch die Veranlagung (also die Genetik), der Lebensstil (Übergewicht, zu wenig Bewegung), das Mikrobiom und Zellgifte (wie Alkohol und andere) eine Rolle bei der Entstehung von Darmtumoren und Darmerkrankungen. Das perfekte Menü für ihren Anus finden Sie in Kapitel 14 (S. 303).

Ihr Anus wird Ihnen in der Regel mitteilen, wenn ihm seine Ernährung nicht passt. Dass der Anus sogar seine Meinung bei Aufnahme von falschem Essen mitteilen kann und sich aus Protest nach außen stülpt, zeigt der Fall von zwei Patienten mit Zöliakie:

Der Darm wehrte sich gegen Gluten

Zwei Vorschulkinder stellten sich beim Arzt vor, da ihr Enddarm nach außen getreten war (ein Prolaps). Dieses Problem kommt bei Kindern sehr selten, wenn überhaupt, vor. Bei Erforschung der Ursache fand man heraus, dass bei beiden Kindern schon lange Jahre immer wieder Durchfall aufgetreten war. Eine Blutuntersuchung wies dann eine Unverträglichkeit auf Gluten (Zöliakie) nach. Unter streng glutenfreier Diät normalisierten sich die Blutwerte der Kinder, die Durchfälle verschwanden und der Vorfall des Enddarms bildete sich von alleine zurück.[294]

Unverträglichkeiten – der Anus als Testpilot

Immer wenn irgendetwas mit uns in Kontakt kommt, reagieren wir. Ob wir wollen oder nicht. Unser Immunsystem hat seine Fühler überall im und am Körper ausgestreckt, um alles, was feindlich oder unfreundlich daherkommt, frühzeitig zu erkennen und wenn nötig abzufangen. Das ist sinnvoll und schützt uns vor ungebetenen Gästen oder Substanzen.

Reagiert dieses System jedoch zu stark, auf eigentlich ungefährliche Reize oder sogar auf Bestandteile unseres eigenen Körpers, sprechen wir von einer Allergie oder einer Autoimmunerkrankung. Natürlich reagiert der gesamte Magen-Darm-Trakt auf Lebensmittel, die ihm nicht bekommen. Meistens spielt sich dieses Phänomen jedoch in den oberen Gefilden des Dünndarms ab, wie zum Beispiel bei einer Zöliakie (einer Glutenunverträglichkeit), die die Zotten der Dünndarmschleimhaut schädigt. Die Reaktion in diesem Bereich ist sinnvoll, kann der Körper doch gleich nach der Nahrungsaufnahme reagieren und uns mitteilen, wenn etwas gar nicht gut ist für uns.

Im Mund kann es bei vielen Menschen zu einem oralen Allergiesyndrom (OAS) mit einer Überempfindlichkeit gegen verschiedene Lebensmittel wie zum Beispiel Kiwis kommen. Es beißt, brennt und juckt dann im Mund. Im Darm finden ähnliche Überreaktionen statt, die sich jedoch häufig gar nicht bemerkbar machen. Echte Lebensmittelallergien sind selten, können jedoch erhebliche Reaktionen provozieren. Weizen kann zum Beispiel bei Menschen eine allergische Reaktion auslösen, die dann oft als Gluten-Problem verkannt wird. Andere häufige Auslöser für Lebensmittelallergien sind Schalentiere, Erdnüsse oder Soja.

Trotzdem reagiert auch der Rest des Magen-Darm-Traktes inklusive des Enddarms auf unerwünschte Lebensmittel häufig mit immunologischen Reaktionen und leichten Entzündungen. Die Schleimhaut im Enddarm ist sehr sensibel, auch für diese Reize. Bei einer Lebensmittelunverträglichkeit, die sich »Nicht-Zöliakie-Glutensensitivität« nennt, führt die Aufnahme von Gluten aus Getreideprodukten zu Beschwerden im Magen-Darm-System. Nimmt man Proben aus der Schleimhaut des Enddarms, finden sind auch häufig Zellarten, die für eine Entzündung sprechen (Eosinophile). Es wird derzeit untersucht, ob man damit eine Glutensensitivität besser feststellen kann.[295]

Um eine Reaktion der Schleimhaut des Magen-Darm-Traktes auf Gluten direkt zu testen, wurden in mehreren Studien Patienten in Flüssigkeit gelöstes Gluten in den Anus gespritzt. In einigen Fällen kam es zu Entzündungen, was für eine Glutensensitivität sprach.[296] Ähnliche Tests wurden auch mit Kuhmilch oder Kasein durchgeführt. Da die Schleimhaut sehr sensibel reagiert, bietet der Anus ein ideales Testgebiet. Eine allergische Reaktion ausschließlich im Anus ist bisher zwar nicht beschrieben, dennoch kann der sensible Enddarm als Allergietester herhalten – der Anus als Testpilot.

Analog zum oralen Allergiesyndrom (OAS) würde ich daher ein »anales Allergiesyndrom« (AAS) als Begriff vorschlagen. Sind Sie während des Gala-Dinners also nicht ganz sicher, ob Sie allergisch gegen die Shrimps sind, könnten Sie sich eine Kostprobe in den Anus schieben und die Reaktion abwarten. Schwillt der Anus an, juckt, blutet oder tut weh, könnte dies ein Zeichen für eine Allergie sein. Aber nein, dieser Test ist noch nicht wirklich etabliert.

Der betrunkene Anus – Alkohol

Alkohol ist ein Gift. Trotzdem haben wir Menschen gelernt, Alkohol so zu dosieren, dass er nur zu leichten Vergiftungssymptomen führt, die als angenehm empfunden werden. Meistens. Wird er jedoch zu viel oder zu häufig (die Dosis macht das Gift) genossen, kann Alkohol bekanntlich schlimme Schäden anrichten. In der Speiseröhre und im Darm kommt es häufiger zu Tumoren, die Nerven können Schaden nehmen (man spricht von Neuropathie) und die Leber kann vernarben (Leberzirrhose). Bei einer vernarbten Leber kann das Blut aus den Venen des Magen-Darm-Traktes nicht mehr problemlos durch die Leber fließen. Es kommt zu einem Blutstau und das Blut sucht sich andere Wege. Diese Wege sind vor allem Venen in der Speiseröhre (Ösophagusvarizen) und im Enddarm. Und sie können bluten – reißen diese Venen auf, passiert es nicht selten, dass der Patient verblutet.

Als notfallmäßige Therapie kommen wieder die kleinen Gummiringe zum Einsatz, die wir schon aus der Behandlung von Hämorrhoiden kennen, die Ligaturen. Man saugt die Krampfader in der Speiseröhre oder im Enddarm an, setzt kleine Gummiringe darüber und klemmt damit die Blutgefäße ab. Die Blutung kommt zum Stillstand – wenn es denn klappt. Eine andere Methode ist es, eine sich verfestigende Flüssigkeit in die blutende Vene zu spritzen (Sklerosierung) und so die Blutung zu stoppen. Dosieren Sie Ihre Alkoholzufuhr. Auch ihrem Anus zuliebe.

Rektalblutung konnte gestoppt werden

Der 55-jährige Patient hatte durch zu langen und zu häufigen Alkoholgenuss eine Vernarbung der Leber (Leberzirrhose) erlitten. Immer wieder hatte er ein wenig hellrotes Blut in seinem Stuhl bemerkt. Doch an diesem einen Abend war es sehr viel Blut und es hörte auch nicht auf zu bluten. Da ihm schwindelig und übel wurde, alarmierte er die Ambulanz. Auch in der Notaufnahme blutete es weiterhin aus seinem Anus. Mit dem Endoskop konnten wir im Enddarm viele verdickte große Blutgefäße (Rektalvarizen) ausmachen. Wegen des vielen Blutes mussten wir lange suchen, um das »Leck« zu finden, doch dann entdeckten wir das Gefäß, aus dem das Blut spritzte. Nachdem insgesamt vier kleine Gummibänder (Ligaturen) auf dieses Blutgefäß gesetzt worden waren, war die Blutung gestoppt.

Eine weitere Behandlungsmöglichkeit neben dem Abbinden ist es, eine neue Verbindung von der Pfortader (dem Blutgefäß, das das Blut aus dem Darm in die Leber bringt) zu der *Vena cava*, dem Blutgefäß, das das Blut von der Leber zum Herzen bringt, zu schaffen. Es kann ein kleines Röhrchen (ein TIPS) in die Leber eingesetzt werden, um den Blutstrom zu verbessern und den Druck in den Krampfadern in Speiseröhre und Enddarm zu senken.[297] Da durch diesen Eingriff aber auch viele giftige Stoffe aus dem Magen-Darm-System ohne den Weg über die Leber und damit ungefiltert in Blut und Gehirn übergehen, kann es zu Problemen vor allem mit Ammoniak kommen. Das nicht herausgefilterte Ammoniak kann zu Bewusstseinsveränderungen (hepatische Enzephalopathie) bis hin zu einem Koma führen. Ein befreundeter Leberspezialist meinte einst zynisch zu mir: »Bei einer Leberzirrhose hat man die Wahl zwischen Verbluten und Verblöden.«

Zucker und der Anus – keine süße Versuchung

»Sich Zucker in den Arsch blasen« ist eine Redewendung, mit der man ausdrückt, dass man sich etwas Gutes tut oder sich verwöhnt. Dass Zucker teilweise über den Enddarm in den Körper aufgenommen werden kann, haben wir gesehen. Wenn der Zuckerspiegel im Blut aber immer wieder zu hoch ist, spricht man von Diabetes mellitus oder Zuckerkrankheit. Der erhöhte Blutzuckerspiegel kann zu vielen verschiedenen Problemen auf der Haut, in Nervenzellen, im Gewebe und in Blutgefäßen führen. Es kann auch zu einer verminderten Immunabwehr und damit zu einer verzögerten oder gestörten Wundheilung kommen.

Dass ein zu hoher Blutzuckerspiegel aber auch Auswirkungen auf den Anus haben kann, zeigt sich daran, dass bei Patienten häufiger Eiteransammlungen (Abszesse) im Bereich des Anus vorkommen. Durch Schädigung der Nerven (Neuropathie) im Magen-Darm-Trakt können zudem Transportstörungen auftreten, zum Beispiel eine Magenentleerungsstörung, aber auch eine Inkontinenz am Anus. Die Schäden, die ein zu hoher Blutzuckerwert an den Blutgefäßen anrichten kann, können Herz-, Hirn- und sehr selten Anus-Infarkte zur Folge haben.

Ein zu hoher Blutzuckerspiegel sollte daher – auch dem Po zuliebe – immer eingestellt werden.

Anus und Übergewicht – weniger ist mehr!

»Beweg deinen fetten Arsch« ist ein häufig bemühter Ausspruch aus unzähligen amerikanischen TV-Polizeiserien. In der Regel ist es abwertend gemeint. Ein »fetter Arsch« kann zwar als Schönheitsideal herhalten, ist aber auch eine Quelle für Probleme. Eigentlich kann Übergewicht oder Fettleibigkeit (Adipositas) zu Problemen in fast jedem Organsystem unseres Körpers führen. Hirnschlag, Herzinfarkt, Gallensteine, Gelenkprobleme, aber auch erhöhte Tumorhäufigkeit in allen möglichen Organen ist die niederschmetternde Liste der möglichen Probleme.

Am Anus kommt es bei Übergewicht neben Infektionen im Bereich der Rima ani auch häufiger zum ungewollten Stuhlverlust (Inkontinenz).[298] Schwer übergewichtige Menschen können zudem ihre eigene Hygiene am Po nicht mehr sicherstellen, weil sie den Bereich schlichtweg nicht mehr mit den eigenen Händen erreichen. Infektionen und Abszesse treten dann gehäuft auf. Bewegen Sie daher ihren dicken Hintern so oft Sie können. Er wird es Ihnen danken.

Der Anus und die Bewegung – move your ass!

Wenn es für den Po mit seiner Muskulatur ein Zuviel an Bewegung eigentlich nicht gibt, stimmt das für den Anus eher – seinem Charakter entsprechend – im Geheimen.

Schaut man sich die Darmbewegungen bei einem liegenden, sitzenden oder sich bewegenden Menschen an, wird jedoch schnell klar, dass auch unser Darm von Bewegung lebt. Durch permanente Bewegung seiner Muskeln werden Darminhalt und Darmgase bis zum Ort der Ausscheidung transportiert und so verhindert, dass ein Stau, also eine Verstopfung entsteht oder sich zu viele Darmgase sammeln, die Blähungen verursachen können. Auch wenn ein Großteil dieser Bewegung durch unser Nervensystem im Darm gesteuert und ausgelöst wird (Motilität), spielt die körperliche Bewegung eine große Rolle. Es konnte klar gezeigt werden, dass körperliche Inaktivität oft zu Problemen wie Verstopfung oder Entzündungen im Darm führt. Wie genau sie beim Transport durch den Darm hilft, ist interessanterweise unklar. Es wird jedoch angenommen, dass einfach die Schwerkraft und das Durchschütteln des Körpers durch sportliche Aktivität dabei mithelfen, den Darminhalt in den Enddarm und zum Anus zu befördern.[299]

Einige Studien deuten auch auf Zusammenhänge zwischen körperlicher Bewegung und Veränderungen im Mikrobiom sowie der Darmbewegung hin: Athleten wiesen im Vergleich zu unsportlichen Personen ein Mikrobiom mit deutlich höherem Stoffwechselumsatz und günstigerer Zusammensetzung der Bakterien auf.[300] Insgesamt gibt es gute Beweise dafür, dass regelmäßige Bewegung auch auf Reizdarmbeschwerden sehr positiv wirkt.[301]

Da wir uns tendenziell alle immer weniger bewegen, wäre dies ein einfacher Ansatz dafür, etwas für das gesamte Körpersystem zu tun. Derzeit werden 10 000 Schritte pro Tag empfohlen und ein Schrittzähler könnte hier eine sinnvolle Investition sein (die meisten Smartphones messen die Schritte gratis). Ein befreundeter Gastroenterologe lässt in seinem Patientengespräch nie die Frage nach dem Besitz eines Hundes aus, wenn es um ein Verstopfungsproblem geht. Der Hund als Garant für regelmäßige körperliche Bewegung (Vorsicht jedoch vor Würmern!). Falls die Frage nach dem Hund verneint wird, empfiehlt er regelmäßige Bewegung und falls auch dies abgelehnt wird, empfiehlt er regelmäßigen, möglichst lang andauernden Sex.

Alles für den Anus – Nikotin, Koffein und Kokain

Seit der Kaffee aus Äthiopien seinen Siegeszug in Europa antrat und die ersten Kaffeehäuser im Jahr 1645 in Venedig eröffneten, hält die Diskussion darüber an, ob es sich nun um ein gesundes oder ungesundes Getränk handelt. Die Aussagen aus Studien wechseln fast jährlich. Derzeit ist Kaffee mit einer Menge von bis zu fünf Tassen am Tag rehabilitiert: Er führt nicht, wie lange gedacht, zu Flüssigkeitsverlust und auch nicht zu Schäden an Herz, Magen, Bauchspeicheldrüse oder

Darm. Im Gegenteil, er belebt und erhöht den Serotoninspiegel. Einige Untersuchungen zeigten sogar positive Wirkungen auf die Entstehung von Tumoren oder Diabetes. Eine riesige weltweite Untersuchung zeigte sogar eine lebensverlängernde Wirkung von vier bis fünf Tassen Kaffee (400 mg) täglich. Die Gesamtsterblichkeit war um zwölf Prozent vermindert, die Rate der Verdauungserkrankungen sogar um 50 Prozent niedriger.[302] Auf den Schließmuskel des Anus wirkt Koffein stärkend, senkt aber die Wahrnehmungsschwelle im Enddarm und reizt dadurch zu schnellerem und häufigerem Stuhlgang.[303] Ein paar Tassen Kaffee sind also gesund und können die Verdauung beschleunigen.

Dass Nikotin und Rauchen insgesamt ungesund für den Körper sind, muss hier nicht betont werden. Auf den Anus und den Schließmuskel hat es jedoch erwiesenermaßen keinen Effekt.[304] Auch Kokain ist sicher keine zu empfehlende Droge, kann es doch zu Herzinfarkten und anderen Problemen führen. Kokain wird auch eingesetzt, um den Schließmuskeldruck zu senken. Gelangt das Kokain dann jedoch in den Blutkreislauf, kann dies fatale Folgen haben:

Anale Überdosis

Der 29-jährige homosexuelle Mann konsumierte regelmäßig Kokain, um seine Schließmuskeln vor dem Analverkehr zu entspannen. Als dies einmalig nicht gelang, nahm er eine höhere Dosis und führte sie sich anal ein. Das Kokain wurde über die Schleimhaut direkt in den Blutkreislauf aufgenommen und verursachte eine schwere Vergiftung, an der der Patient verstarb.[305]

Anus und Flohsamenschale – eine Romanze

Neben dem Einführen des Fingers in den Po gehört zum A und O der Lehre vom Anus die Stuhlregulation über Quellmittel, allen voran Flohsamenschalen. Einige Magen-Darm-Ärzte plädieren schon dafür, dem Leitungswasser Flohsamenschalen beizumischen. Ich möchte mich dem gerne anschließen. Da der Po, um es nochmals zu erwähnen, am liebsten nicht zu harten, aber geformten, geschmeidigen Stuhl mag, wirken Flohsamenschalen oder Leinsamen oft Wunder.

Flohsamen wachsen an der Pflanze *Plantago ovata*. Die pulverisierten Schalen der Samen bestehen überwiegend aus löslichen Ballaststoffen, die eine schleimbildende Funktion haben. Sie binden große Mengen Wasser an sich, vergrößern dadurch den Darminhalt und wirken ähnlich wie ein Schmiermittel im Darm. Schmieröl für den Darm also. Das Stuhlvolumen nimmt zu, der Stuhl wird weicher und die Darmentleerung ist erleichtert. Das kann Hämorrhoiden, Divertikeln (Aussackungen des Darmes) und anderen Erkrankungen vorbeugen. Die Schalen schmecken nach nichts und können getrunken oder über Nahrungsmittel gestreut werden – und den Magen-Darm-Spezialisten arbeitslos machen. Meine persönliche Empfehlung ist es, noch eine Magnesium-Brausetablette zu den aufgelösten Flohsamenschalen hinzugeben, denn Magnesium hat eine leicht abführende Wirkung.

Wenn der Anus Pause macht – Fastentherapie

Ob es sinnvoll ist, dem Anus zwischen den vielen tausenden Stuhlgängen, die er im Laufe eines Lebens zu bewältigen hat, eine längere Pause zu gönnen, ist fraglich. Es ist auch sehr schwierig, weil auch ohne Nahrungsaufnahme immer eine gewisse Menge an Stuhl aus abschilfernden Zellen des Darms gebildet wird. Irgendwann muss er den Darm verlassen und dafür den Dienst des Anus in Anspruch nehmen.

Eine uralte Therapiemethode in der Medizin ist der bewusste Verzicht auf das Essen – das Fasten. Die aus religiösen Motiven, zur »Reinigung« oder aus medizinischen Gründen schon seit mindestens dreitausend Jahren bekannte bewusste (gewollte) Nahrungsrestriktion über eine bestimmte Zeit erlebt derzeit wieder eine neue Popularität. Das bewusste Nicht-Essen ist im Trend. Einige Studien (allerdings nur an Mäusen) zeigten, dass die wiederholt fastenden Tiere gesünder waren und sogar länger lebten als Mäuse, die nicht fasten mussten.[306] Davon gleich wieder auf den Menschen zu schließen ist schwierig, wird von den Medien aber natürlich sofort aufgegriffen.

Moderner und mit wissenschaftlichen Daten untermauert ist nun das Intervallfasten. Verschiedene Variationen sind im Gebrauch, von 16 Stunden zwischen den Mahlzeiten nichts essen bis zu 5:2-Fasten, das heißt, an fünf Tagen normal essen und an zwei Tagen maximal 500 kcal/Tag aufnehmen. Die beiden Fastentage sollten nicht hintereinander liegen, da sich sonst der Stoffwechsel auf lange Frist verlangsamt. Auch andere Regime wie »jeden zweiten Tag fasten« oder »mindestens 18 Stunden fasten« sind im Gebrauch. Die Empfehlungen zur idealen Fastendauer sind teilweise widersprüchlich.

Auch wenn es »natürlich« scheint, Fastenzeiten einzulegen (natürlicherweise war dies beim Menschen wohl immer so) und es sicher schlechter ist, permanent zu knabbern und zu snacken, kann derzeit keine klare Empfehlung zum Fasten ausgesprochen werden. Auch kompensiert eine Fastenzeit nicht eine ansonsten ungesunde Ernährung und hilft auch nicht dabei, langfristig abzunehmen! Mehrere große Studien (Metaanalysen) zeigten in den Langzeitresultaten zur Gewichtsabnahme enttäuschende Ergebnisse. Einzig relevant war die insgesamt vermindert aufgenommene Energiemenge, und dies war auf längere Zeit kaum haltbar.[307] Trotzdem können durch das Fasten Krankheiten wie Diabetes mellitus, Bluthochdruck und rheumatische Erkrankungen gebessert werden. Viele traditionelle Fastentherapien empfehlen, mit Einläufen oder Darmreinigungen zu unterstützen. Auch wenn das Fasten insgesamt günstige Effekte haben kann, wird ihr Anus davon eher unbeeindruckt bleiben.

Wenn sich der Magen in den Po verirrt

Es gibt einen seltenen Fall, bei dem sich der Magen oder besser ein Teil davon in den Anus verirrt. Es kommt vor, dass sich normales Gewebe eines Organs an eine weit entfernte Stelle im Körper verirrt. Die Medizin nennt dies Heterotopie, eine Art Fremdgehen von Gewebe also. Am häufigsten geht der Magen fremd, dann finden sich kleine Inseln aus Magenzellen zum Beispiel in der oberen Speiseröhre (ein »inlet patch«).

Weniger bekannt ist jedoch, dass sich die Magenzellen auch in den Anus verirren können (ein »outlet patch«). Sie können dort sogar Magensäure bilden und ein Bakterium enthalten, das sonst nur im Magen anzutreffen ist: *Helicobacter pylori*. Diese Zellen können zu Blutungen führen und sehr selten auch bösartig entarten. Vor allem größere Exemplare sollten bei einer Darmspiegelung entfernt werden. Seit der Entdeckung im Jahr 1939[308] sind nur 78 Fälle weltweit beschrieben worden.[309] Sollte sich Ihr Magen also in den Po verirrt haben, melden Sie es einer wissenschaftlichen Zeitschrift. Sie könnten der 79. Fall werden.

Magengewebe im Darm

Eine beschwerdefreie 63-jährige Frau ließ eine Darmspiegelung durchführen, da Blut in ihrem Stuhl nachgewiesen worden war. Es fand sich in der Hinterwand des Enddarms eine 2,5 Zentimeter große flache Veränderung, die entfernt wurde. Das Gewebe entsprach erstaunlicherweise Magengewebe. Da sich keine bösartigen Zellen fanden, wurde nach einem Jahr nochmals kontrolliert, ohne dass wieder Gewebe aufgetreten war. Hier hatte sich der Magen in den Enddarm verirrt.[310]

Ein berühmtes Bakterium – Helicobacter pylori

Das berühmteste Bakterium im Magen-Darm-Bereich ist Helicobacter pylori. In den 1980er Jahren fanden die Australier Robin Warren (ein Pathologe) und Barry Marshall (ein Gastroenterologe) zufällig heraus, dass ein bestimmtes Bakterium im Magen trotz der vielen Säure überleben kann. In Gewebsproben aus dem Magen hatte man korkenzieher- bzw. spiralförmige (griechisch *hélix* = »Spirale«) Bakterien gefunden. Im Selbstversuch schluckte Barry Marshall Helicobacterbakterien, um zu beweisen, dass sich diese in seinem Magen vermehren und man sie mit Antibiotika bekämpfen kann. Die beiden Australier Warren und Marshall erhielten 2005 den Nobelpreis für Medizin für ihre Leistung (für die Entdeckung, nicht für den Selbstversuch).

Dass Bakterien für Magengeschwüre verantwortlich sein könnten, war bis zu diesem Zeitpunkt unbekannt. Magengeschwüre wurden mit Säurehemmern oder auch mit der Durchtrennung von Nervenfasern des Magens (*Nervus vagus*) behandelt. Half dies nicht, mussten die Patienten operiert werden oder an ihren Magengeschwüren verbluten. Man verstand im Verlauf, dass Helicobacter-Bakterien die Auslöser von Magenschleimhautentzündungen, Magengeschwüren und sogar Magenkrebs sein können. Heute ist gesichert, dass auch viele weitere Beschwerden wie Blähungen, Blähbauch, Aufstoßen, Übelkeit, Bauchschmerzen und andere durch das Bakterium ausgelöst werden können. Seltener kann es auch zu einem Eisenmangel, Vitamin-B_{12}-Mangel, Gelenkbeschwerden und anderen Symptomen kommen. Das Bakterium ist in Magengewebe oder mit einem Stuhl- oder Bluttest zu diagnostizieren und kann in der Regel gut mit zwei Antibiotika und einem Säurehemmer behandelt werden.

Auch wenn Helicobacter-Bakterien nicht immer Probleme verursachen und viele Menschen mit diesem Keim leben, ohne es zu wissen, ist eine Behandlung bei Beschwerden nach dem Motto »nur ein toter Helicobacter ist ein guter Helicobacter« gerechtfertigt. Doch ab und an verirren sich Helicobacter-Bakterien auch in den Anus:

Bakterium aus dem Magen im Enddarm

Ein 9-jähriger Junge stellte sich mit Blutungen im Anusbereich vor. Eine Darmspiegelung zeigte eine kleine erhabene Veränderung im Enddarm von fünf mal drei Zentimeter Größe. Die Gewebsentnahmen aus diesem Bereich zeigte Magenschleimhaut mit einer Infektion durch Helicobacter pylori. Mindestens 30 ähnliche Fälle sind derzeit beschrieben und meistens mit Blutungen und Schmerzen im Anusbereich verbunden.[311]

Da Helicobacter sehr häufig auch im Mund und im Speichel von infizierten Menschen gefunden wird, ist eine Ansteckung auch über sexuelle Techniken (Fellatio) möglich.[312] Der Keim kann dann Harnröhre und Prostata befallen. Eventuell könnte dies sogar eine bisher unbekannte Ursache von Entzündungen der Prostata und der Harnröhre beim Mann sein, was aber noch nicht wirklich gut bewiesen ist.[313] Es muss jedoch davon ausgegangen werden, dass Helicobacter von Mensch zu Mensch übertragen werden kann, das heißt durch jeglichen Körperkontakt oder Kontakt mit infizierten Dingen. Und sehr selten siedelt sich dieser berühmte Keim eben auch im Anus an.

14 Wenn der Anus schlapp macht – das Ende

Den Anus verlieren – der Arsch ist ab

Zugegeben sind keine Fälle beschrieben, in denen ein Mensch seinen Anus einfach so verloren hat, es sei denn, es musste aufgrund schwerer Erkrankungen eine chirurgische Entfernung des Anus durchgeführt werden.

Im Tierreich kommt der Verlust des Anus jedoch vor. Unter Autotomie versteht man die Fähigkeit einiger Tiere, willentlich Körperteile abzuwerfen. Bei Spinnen sind dies Beine, bei Reptilien der Schwanz. Diese Tiere haben »Sollbruchstellen«, an denen die Gliedmaßen abbrechen können. Meist wird dies in Gefahrensituationen genutzt, um einem Feind zu entkommen. Lieber ein Stück des Körpers verlieren als das ganze Leben. Die Wunden verschließen sich sehr schnell und die Gliedmaßen wachsen wieder nach.

Auch ein südamerikanischer Skorpion (*Ananteris*) tut dies im Gefahrenfall, hat jedoch danach ein Problem: Bei ihm wächst der abgeworfene Schwanz nicht wieder nach. Leider enthält der abgeworfene Schwanz aber den Anus, der ganz am Ende des Schwanzes sitzt. Der Skorpion kann also keinen Stuhlgang mehr haben und schwillt im Laufe der Zeit vor lauter Kot so stark an bis er platzt. In der Regel können diese Skorpione daher nur noch maximal acht Monate leben, wenn sie ihren Schwanz und den Anus verloren haben.[314] Hier ist wörtlich »der Arsch ab«.

Super 8 für den Anus – Beckenboden

Wir sind bei unserer Reise am Tiefpunkt angekommen und sicher gelandet. Ein Tiefpunkt aber nur im anatomischen Sinne, denn in Bezug auf seine Funktion ist die unterste Begrenzung des Pos ein kleiner Höhepunkt und unter anderem auch zuständig dafür, dass wir Höhepunkte erreichen.

Ganz unten im Menschen, dort, wo der Anus mündet, befindet sich als Fundament des Körpers, der sogenannte Beckenboden.

Man kann sich diesen Boden als eine Art Hängematte vorstellen, auf der Gebärmutter, Harnblase und andere Organe liegen, umrahmt von den knöchernen Strukturen des Beckens. Eine Art flexibler Untergrund aus verschiedenen Muskeln, der alles, was von oben drückt, abfedert.

Vorne begrenzen das Schambein (*Os pubis*), hinten das Steißbein (*Os coccygis*) und an den Seiten die Sitzhöcker diese Muskelplatte und die Bänder und sie verbinden diese Strukturen zusätzlich miteinander. Eben wie bei einer Hängematte.

Im Laufe der Evolution kam es durch das Aufrichten zu einem erhöhten Druck auf den Beckenboden, sodass sich das Kreuzbein (das *Sacrum*), das mit dem Steißbein den untersten Teil der Wirbelsäule bildet, verdickte und verbreiterte. Es entstand eine Art Schaufel, die den Beckenboden fast vollständig abschloss. Viele der ursprünglichen Muskeln entwickelten sich langsam zu Bändern und Sehnen, bis die jetzige Form des sehr soliden menschlichen Unterbodens fertig war.

Schaut man von unten in diesen Beckenboden hinein, findet sich eine Muskelkombination, die die Form einer Acht hat. Und diese Acht hat es in sich, sodass wir sie »Super 8« taufen wollen. Der erste Kreis der Acht besteht aus dem *Musculus bulbospongiosus*. Dieser Muskel umschließt kreisförmig die Vagina der Frau und den Schaft des Penis beim Mann. Bei einem Orgasmus zieht er sich bei Mann und Frau rhythmisch zusammen, wodurch er beim Mann in den Schwellkörpern des Penis eine pulsierende Druckwelle auslöst und damit den Ausstoß des Samens beim Samenerguss unterstützt. Er kann willentlich zusammengezogen werden und wenn er kräftig genug ist, kann die Frau damit einen in ihrer Vagina steckenden Penis regelrecht festhalten. Die Anspannung dieses Muskels führt beim Mann dazu, dass das Blut aus den Schwellkörpern nicht abfließen kann und so eine harte Erektion zustande kommt. Dieser obere Teil der Acht ist dreiecksförmig am *Musculus ischiocavernosus* aufgehängt, der sich beidseitig von den Sitzbeinen zu den Schwellkörpern des Penis zieht. Hiermit kann der Mann den Penis nach oben in Richtung Bauchnabel heben (probieren Sie es) und die Erektion unterstützen.

Dies alles erhöht die Stimulation und die Chance auf einen schönen Orgasmus. Ein trainierter Beckenboden trägt dazu bei, dass diese Kontraktionen leichter ausgelöst werden. Die Muskeln lassen die Frau ihre Erregung deutlicher spüren und ihr Orgasmus wird intensiver. Es lohnt sich also, diesen Muskel zu trainieren.

Der zweite Kreis der Super 8 ist der uns schon bekannte äußere Schließmuskel des Anus (*Musculus sphincter ani externus*), der ebenfalls willentlich zusammengezogen werden kann. Sehen Sie die Analogie? Warum also sollte die Evolution uns die Möglichkeit gegeben haben, diesen Muskel willentlich zusammenzuziehen? Nur um den Stuhlgang zurückzuhalten? Das wäre wahrscheinlich Verschwendung. Trainieren Sie also ihre Super 8! Für den Super-Sex!

Der Anus hängt durch – Beckenbodenschwäche

Wie immer siegt am Ende die Schwerkraft. Dies gilt leider auch für den Beckenboden. Wird dieser Bereich im Laufe des Lebens schwächer, können vielerlei Beschwerden auftreten bis hin zum Stadium vier, in dem der Stuhl nicht mehr gehalten werden kann (Inkontinenz). Die Hängematte ist durchgelegen. Durch Übergewicht, bei der Frau durch mehrfache Geburtsvorgänge, aber auch erblich bedingt kann es zur Beckenbodenschwäche kommen. Der Beckenboden und die Organe im Bauchraum senken sich dann nach unten (man spricht vom Descending-Perineum-Syndrom). Der Enddarm kann sich wie eine Ziehharmonika ineinander aufschieben (innerer Vorfall), wodurch eine Art Klappe entsteht. Durch dieses Gewebe im Enddarm entsteht das Gefühl, der Darm sei voll. Das daraus folgende Bedürfnis nach Entleerung oder stärkerem Pressen macht es noch schlimmer. Es können durch die Reibung von Darmwand auf Darmwand kleine Geschwüre entstehen (solitäres Rektumulkus), es kann zu einem Aussacken der Darmwand nach hinten oder vorne (Rektozele, S. 287) oder gar zum Austreten von Darm aus dem Anus (Rektumprolaps) kommen. Die Beschwerden sind dann Unterleibsschmerzen, Urinverlust bei Druckerhöhung (Niesen, Heben, Husten), Absenkung von Gebärmutter und Vagina bis hin zu einem Heraustreten der Gebärmutter aus der Vagina (Prolaps), Senkung der Harnblase (Zystozele), Senkung des Enddarms (Rektozele), Senkung des Darmes (Enterozele) bis letztendlich zur Stuhlinkontinenz.

Zeit also, das Durchhängen zu verhindern. Neben der Gewichtsreduktion bei Übergewicht, der Hockstellung während des Stuhlgangs und der Behandlung der Verstopfung ist es vor allem die Beckenbodengymnastik, die hier wahre Wunder bewirken kann. Das Bewusstmachen der Muskeln im Beckenboden und die willkürliche Anspannung und Entspannung, häufig auch mit Rückkoppelungsverfahren (Biofeedback) können Männer und Frauen erlernen und dann selbstständig durchführen. Auch Sportarten wie Schwimmen, Yoga, Pilates und Walken können eine stärkende Funktion für den Beckenboden haben. Selbst das Tragen von High Heels könnte diese Wirkung ausüben.[315] Hilft alles nicht mehr und hängt der Anus durch, kann meist nur noch der Chirurg helfen. Entweder durch operative Verkürzungen der Darmschleimhaut oder sogenannte Raffungsoperationen (z. B. Rektopexie), die alles wieder an seinen Platz zurückbringen. Bis die Schwerkraft wieder siegt.

Wenn der Anus pulsiert

Kann der Anus pulsieren? Haben Sie schon erlebt, dass sich Ihr Anus rhythmisch öffnet und schließt? Ich hoffe es für Sie, denn das tut der Anus: beim Orgasmus. Der Beckenboden trägt also die Last der Organe und stabilisiert den Menschen. Beim Atmen hebt und senkt sich der Beckenboden, aber auch beim Harnlassen, dem Geburtsvorgang und beim Stuhlgang. Durch Anspannen des Beckenbodens verhindern wir den Verlust von Harn oder Stuhl, was reflexartig bei einer Erhöhung des Druckes beim Husten, Niesen oder Lachen passiert. Beim Entspannen können Harn und Stuhl entlassen, ein Kind geboren oder Geschlechtsverkehr durchgeführt werden.

Beim Orgasmus aber »pulsiert« der Beckenboden, das heißt, Anspannung und Entspannung wechseln sich ab. Beim Mann wurde das in einer Studie mit zwölf Freiwilligen bestätigt, die mit einer Sonde in ihrem Po onanierten.[316] Bei der Frau pulsiert während des Orgasmus die »orgastische Manschette«, das untere Drittel der Vagina, die sich kurz vor dem Orgasmus durch Schwellkörper verengt. Die Forschergruppe, die den männlichen Po-Orgasmus untersucht hatte, fand wohl Gefallen an diesem Thema und veröffentlichte zwei Jahre später eine Studie an Frauen, die noch nicht geboren hatten. Sie stellten fest, dass die Pulsationen im Anus und in der Vagina synchron und in gleicher Anzahl abliefen.[317] Der Schließmuskel des Anus pulsiert also während des Orgasmus bei Männern und bei Frauen: drei- bis fünfmal bei einem leichten Orgasmus, acht- bis zwölfmal bei einem starken Orgasmus. Ich wünsche Ihnen, dass ihr Anus zwölfmal pulsiert. Am besten jeden Tag.

Wenn der Enddarm ausleiert – Rektozele

»Wenn ich presse, kommt der Stuhl nicht raus.« Es gibt einen einzigen Moment, in dem der Magen-Darm-Spezialist in die Vagina der Frau schaut, also quasi seinen Fachbereich verlassen muss und dem Revier des Frauenarztes bedrohlich nahe kommt. Abgesehen von Anfängerfehlern – wenn der junge Arzt aus Versehen oder aufgrund überbordender Pobacken (Trichteranus!) im Eifer des Gefechtes sein Endoskop in die falsche Öffnung einführt (ja, das passiert leider, hat aber keinerlei negative Folgen) –, sollte zur Diagnose einer Rektozele auch in diese Öffnung geschaut werden, während die Frau wie zum Stuhlgang presst. Sieht man nun eine Vorwölbung des Enddarms in die Vagina hinein, ist die Diagnose Rektozele gestellt. Dann wird der gesammelte Stuhl beim Pressen in diese Aussackung gedrückt, statt nach außen zu gelangen. Der in der kleinen Tasche gespeicherte Stuhl kann sich auch nach einem Stuhlgang noch entleeren, zum Beispiel beim Laufen. Nur, wenn die betroffene Frau mit der Hand auf ihren Damm drückt, kann sie oft noch eine vollständige Stuhlentleerung erreichen. Während des Stuhlgangs im Sitzen ist das jedoch mit einiger Gymnastik verbunden und kann schnell auch zu hygienischen Unfällen führen, sodass der Stuhl nachher zwar nicht mehr im Enddarm oder in der Rektozele festsitzt, aber ansonsten überall im Bad verteilt ist. Als Therapie gegen diese Aussackungen gibt es laut Umfragen unter befreundeten Gastroenterologen drei wichtige Punkte: Stuhlregulation, Stuhlregulation und Stuhlregulation. Weiterhin kann Beckenbodengymnastik helfen. Und wenn das nicht hilft, kann der Chirurg aktiv werden und das überschüssige Gewebe entfernen. Meist verbunden mit einer »Raffungs-Operation« einem Facelifting für den Beckenboden.

Anus inside out – das Innere tritt nach außen

Immer wenn Gewebe von innen nach außen tritt, spricht man von einem Prolaps. Falls nur die Schleimhaut des Analkanals betroffen ist, liegt ein Analprolaps vor, der teilweise oder vollständig (zirkulär) sein kann. Tritt hingegen die gesamte Darmwand nach außen, wie bei einem Teleskop, spricht man von einem Rektumprolaps.

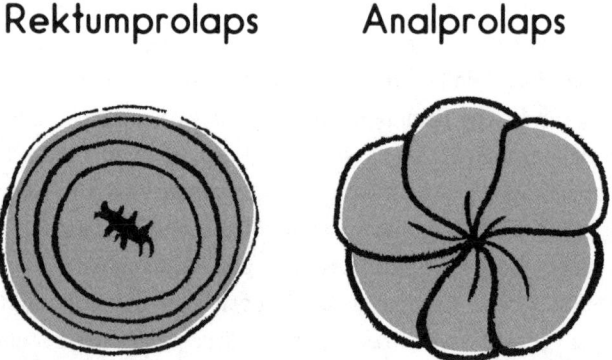

Rektumprolaps   Analprolaps

Normalerweise ist der Enddarm mit Bändern und Muskeln sicher am Becken befestigt. Verschiedene Faktoren wie Alter, langfristige Verstopfung oder Belastung unter der Geburt können diese schwächen und die letzten zwölf bis 15 Zentimeter des Darmes können nach außen treten. Nimmt man sich eine Hose als Beispiel, die man »auf links« dreht, also das Innere nach außen stülpt, hat man genau den Effekt wie bei einem Darmvorfall. Der Enddarm schiebt sein Inneres nach außen, wie eine Ziehharmonika.

Das kann im Prinzip jeder Mensch mit einem Blick erkennen. Die rötliche Schleimhaut des Enddarms liegt als Wulst oft mehrere Zentimeter außerhalb des Anus und zeigt charakteristisch konzentrische, also ineinanderliegende Ringe. Manchmal ist der Prolaps in der Untersuchung am liegenden Patienten nicht erkennbar. Ein Hinweis ist jedoch ein leicht klaffender Anus. Im Zweifelsfall lässt man den Patienten auf der Toilette sitzen und pressen. Die Schwerkraft wird den Prolaps sichtbar machen. Doch meist ist der Prolaps eine Blickdiagnose.

Das sieht häufig dramatisch aus. Ist es auch. Der Stuhl kann dann meist nicht mehr gehalten werden und es können Entzündungen auftreten, weil die sensible Schleimhaut des Enddarms ungeschützt außen liegt.

Man kann vorsichtig versuchen, den Darm wieder zurückzuschieben. Oft ist das aber ein Problem, weil er stark geschwollen (Ödem) ist. Doch dafür gibt es einen guten alten Trick: einfach etwas Haushaltszucker auf den herausgetretenen Enddarm streuen. Der Zucker saugt, grob gesprochen, das Wasser auf (Osmose), die Schwellung des Gewebes nimmt ab und der Darm kann meist vorsichtig wieder zurückgeschoben werden. Gelingt es wirklich nicht, den Rektumprolaps zurückzuschieben, muss schnellstmöglich operiert werden.

Auch Hippokrates hat seinerzeit den Rektumprolaps beschrieben und empfahl ebenfalls das Aufbringen einer wasseraufsaugenden Substanz: Natron. Zucker ist jedoch die bessere Wahl, er ist weniger aggressiv. Zudem empfahl Hippokrates, den Betroffenen an den Füßen aufzuhängen und zu schütteln, was den Rektumprolaps verkleinere.

Vielleicht ist diese Therapie sogar wirksam, guten Gewissens kann man sie aber wahrscheinlich nicht empfehlen. Es wird diskutiert, dass auch eine Infektion mit Würmern (bei Bilharziose) zu einem Rektumprolaps führen kann.[318] Schwere Durchfallerkrankungen, Mangelernährung und Wurminfektionen können auch bei Kindern schon einen Rektumprolaps verursachen.[319] Wie es dazu kommt, ist jedoch nicht vollständig geklärt.

Mit verschiedenen Operationstechniken über den Damm (perineal) oder über den Bauch (abdominal) kann der Darm wieder nach innen gezogen und dort fixiert werden. Tendenziell ist wahrscheinlich der Zugang über den Bauch besser. Nicht immer muss jedoch operiert werden, wenn die Ursache des Prolaps behoben werden kann. In seltenen Fällen kann sogar der Psychiater das Problem lösen:

Prolaps durch Zwangsstörung

Eine 47-jährige Frau, die schon lange an einer Zwangsstörung bezogen auf Schmutz und Bakterien litt, hatte eine große Angst vor Darmkrebs entwickelt. Daher entfernte sie fünfmal täglich ihren Kot mit dem Finger aus dem Rektum. Im Laufe der Jahre hatte diese Praxis zu einem Prolaps des Enddarms geführt. Die Patientin wurde psychiatrisch behandelt und erreichte nach fünf Monaten eine fast vollständige Heilung ihrer Symptome. Nachdem die Zwangsstörung so gebessert war und sie nur noch sehr selten den Stuhl mit den Fingern entfernte, bildete sich der Prolaps zurück und verschwand.[320]

Der alte Anus – wenn der Po in die Jahre kommt

Der Marquis de Sade beschreibt nur selten die Schönheit des Pos (»Der Po muss weiß und ansprechend sein, jung, rund und voll, bisweilen mit einem Hauch von Röte«). Viel häufiger jedoch und mit großer Lust beschreibt er über viele Seiten, wie sich ein alternder Hintern verändert (»hängend, vom Laster ausgelaugte Gesäßbacken, verschrumpelt, wie gekochtes Leder oder schmutzige Stofffetzen, faltig, mit Furchen, wie das Euter einer in die Jahre gekommenen Kuh«).

Diese Abwertung des alternden Pos durch den Marquis de Sade ist unverständlich, handelt es sich doch um einen natürlichen Prozess. Die Haut verliert an Elastizität, die Muskeln werden schwächer, meist erfolgt eine vermehrte Fettablagerung und verändert so die Form des Pos. Aber auch im Inneren altern wir.

Warum Hämorrhoiden im Laufe des Lebens größer werden können, ist relativ einfach erklärt: Das Bindegewebe unseres Körpers lässt nicht nur in den sichtbaren Bereichen (die uns so stören) nach, sondern auch im Inneren des Körpers. Alles ist ständig im Fluss, so auch unser Körper. Die Muskulatur des Hinterns und das Bindegewebe werden schwächer, der Po beginnt zu hängen, die Muskulatur des Beckenbodens wird schwächer und kann insbesondere bei Frauen, die Kinder geboren haben, zusammen mit einem schwächer werdenden Schließmuskel (Sphinkterinsuffizienz) zur Stuhlinkontinenz führen. Wenn wir älter werden, »leiert alles aus«, sagte mir eine Patientin einst. Das betrifft auch den Schließmuskel.[321] Er wird dünner und lagert mehr Bindegewebe ein. Wahrscheinlich sind daran Programme beteiligt, die dazu führen, dass beim Alterungsprozess bestimmte (profibrinogene) Eiweiße stärker gebildet werden.[322]

Wenn also der Enddarm nach außen hängt (Prolaps), die Hämorrhoiden größer und größer werden oder die Pobacken in den Kniekehlen hängen, wissen Sie, dass Ihre Zeit vorangeschritten ist. Liegen wir irgendwann wieder in Windeln, weil wir den Stuhl nicht mehr halten und auch nicht mehr aufstehen können, schließt sich der Kreis des Lebens und die Zeit des Abschieds ist nah.

In dieser letzten Zeit, die uns auf diesem Planeten verbleibt, ist es wichtig, dass wir von Zeit zu Zeit umgelagert und gewendet werden, damit unser Hintern keine Druckstellen bekommt, die durch die verschlechterte Durchblutung zu offenen Wunden führen und nur schwierig abheilen und sich entzünden können. Das nennt sich Dekubitus und ist der Alptraum für jeden Hintern, egal ob jung oder alt. Bei bis zu zwölf Prozent bettlägeriger Krankenhauspatienten kam es in einer Untersuchung zu einem Dekubitus – abhängig vom Krankenhaus.[323] Wählen Sie daher genau aus, wo ihre (vor-)letzte Liegestätte sein wird. Ihr Po wird es Ihnen danken.

Pimp up your butt – Maßnahmen gegen das Altern

Neben möglichst viel Bewegung und einer für den Po gesunden Ernährung sind vor allem Beckenbodengymnastik und eine gute Stuhlregulation, die Hockstellung während des Stuhlgangs und das Vermeiden zu langen Sitzens die wichtigsten Empfehlungen. Kann all das nicht das Erschlaffen des Pos verhindern, hilft nur noch die Chirurgie: ein Po-Lifting für die Optik, ein »sphincter repair« für die Kontinenz oder eine Hämorrhoidenoperation, damit alles wieder am rechten Platz sitzt. Technisch ist heute einiges möglich und der motivierte Chirurg berät Sie gerne. So aufgepimpt kann der Po also auch in unseren letzten Jahren mit einer guten Performance glänzen und strahlen. Und der Stuhl entleert sich nur dann, wenn er auch soll.

Feierabend für den Anus

Mein Vater pflegte als Mediziner zu sagen: »Wenn der Mund aufhört zu kauen, hat das Arschloch Feierabend.« Das war wahrscheinlich richtig und für uns Kinder natürlich von hohem pädagogischem Wert (hat es mir doch letztendlich die Motivation für eine umfangreichere medizinische Ausbildung geliefert), war jedoch nur ein Teil der Wahrheit, deren volles Ausmaß uns unser Vater verschwiegen hatte. Es gibt noch einen weiteren speziellen Fall, in dem das Arschloch vorübergehend oder endgültig »Feierabend« hat, obwohl der Mensch in der Regel noch lebt (und damit einen kauenden Mund besitzt): den künstliche Darmausgang oder Anus praeter. Dazu wird eine Darmschlinge nach außen über die Bauchwand abgeleitet. »Einen Beutel auf dem Bauch zu haben, in den der Stuhl abfließt« ist ein Alptraum für die meisten Menschen.

Der Anus praeter wird dann eingesetzt, wenn irgendeine Erkrankung (in der Regel tiefsitzender Dickdarmkrebs) es notwendig gemacht hat, den Darminhalt vorübergehend (oder leider manchmal auch endgültig) über die Bauchwand abzuleiten. Auch bei schwerster Inkontinenz, die durch keine andere Maßnahme zu behandeln ist, kann die Anlage eines Anus praeter trotz aller damit einhergehenden Nachteile eine Erlösung für den Betroffenen bedeuten. Obwohl die Vorstellung sicher nicht schön ist, leben die meisten Menschen mit diesem Beutel nach einer Phase der Eingewöhnung sehr gut. Erfreulicherweise ist es immer seltener notwendig, einen Anus praeter anzulegen, weil die Krebsbehandlungsmethoden zunehmend besser geworden sind.

Der Po ist tot – der Schmetterling um den Anus

Viele gute Romane enden mit dem Tod des Hauptdarstellers. So wollen wir auch hier schauen, was am Ende passiert und ob etwas übrigbleibt. Wir haben gesehen, wie Po und Anus entstehen, wie sie sich in allen erdenklichen Lebenssituationen verändern können und wie sie älter werden.

Doch was passiert mit dem Anus am Ende? Je nach Art der Beisetzung wird vielleicht noch irgendein Tier ein paar Bissen vom Anus nehmen oder ein paar Insekten werden ihre Eier hineinlegen. So kann neues Leben entstehen oder auch fortbestehen. Medizinisch passiert jedoch dasselbe, was mit dem Rest des Körpers auch passiert. Steht das Herz des Menschen still, ist die Versorgung mit Blut und damit mit Sauerstoff und Nährstoffen auch für den Anus vorbei. Die Zellen sterben ab, werden zunächst weiß (genannt Ischämie), dann schwarz (genannt Nekrose). Sie verfaulen zunächst und verwesen danach. Das nennt man Autolyse. Alle Funktionen, insbesondere auch die Funktion des Stuhlgangs, sind beendet. Definitiv wachsen keine Haare mehr oder sonst irgendwelche Strukturen – denn diese Prozesse benötigen Energie und Nährstoffe. Die Schweißdrüsen und Duftdrüsen stellen ihre Aktivität ein, die Haut und die Schleimhaut des Anus werden schon nach einer Stunde sehr trocken. Die Körpertemperatur fällt nach dem Tod relativ langsam ab, etwa um ein Grad pro Stunde je nach Umgebungstemperatur. Im Anus entspricht die Temperatur am ehesten der Kerntemperatur. Sie bleibt zunächst noch zwei bis drei Stunden konstant, während die Haut langsam abkühlt. Nach drei bis vier Stunden tritt die Totenstarre ein, die Muskeln des Pos sind nicht mehr zu bewegen, da die verschiedenen Eiweiße der Muskeln (Aktine und Myosine), die sich im Leben ineinander bewegen, miteinander verkleben und verschmelzen.

Nach zwei bis drei Tagen löst sich diese Starre wieder auf. Wenn das Herz aufgehört hat zu schlagen, fließt das Blut nicht mehr, sinkt mit der Schwerkraft ab (Hypostase) und sammelt sich in den kleinen Hautgefäßen – hellrote und später blaue Totenflecke entstehen. Liegt der Mensch auf dem Rücken, finden sich diese Flecke an der Rückseite des Körpers. Die Auflagefläche des toten Körpers bleibt in der Regel ausgespart von diesen Flecken, daher zeigt sich auf dem Po meist ein schmetterlingsartiger Abdruck. Dann übernehmen Bakterien und Pilze, die keinen Sauerstoff mögen (anaerobe Organismen) das Kommando und die Fäulnis beginnt. Die Haut färbt sich nach ein bis zwei Tagen grünlich. Das liegt daran, dass Bakterien das im Blut enthaltene rote Hämoglobin zu Schwefelverbindungen abbauen, die grün aussehen. »Krampfadern« zeigen sich am ganzen Körper – genauer gesagt, zeichnen sich die Venen unter der Haut nun deutlich ab. In dieser Phase findet sich ein beißender schlechter Geruch von Schwefelwasserstoff und häufig von Ammoniak. Das ist das Zombie-Stadium des Pos und zugegeben nicht sehr attraktiv. Irgendwann, wenn der Sauerstoff in die tieferen Schichten gelangen kann, geht die Fäulnis in Verwesung über und sauerstoffliebende Bakterien (aerobe Bakterien) übernehmen. Das Gewebe zerfällt nun nicht mehr feucht, sondern trocken-faserig. Der Geruch verschwindet langsam. Es entstehen die Ver-

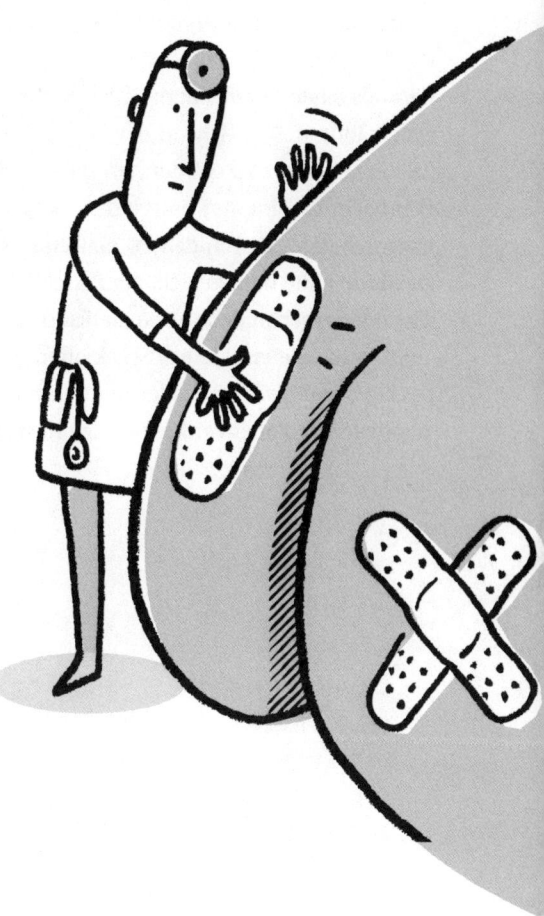

wesungsprodukte Wasser, Kohlendioxid, Harnstoff und Phosphat. Das war es. Asche zu Asche, Staub zu Staub. Hiernach ist der Po von uns gegangen. Je nach Glaubensrichtung tritt der Anus in den Himmel, die Hölle oder das Nirvana ein oder er wird wiedergeboren. Vielleicht als Mund.

Epilog

Unsere Reise zum Arsch der Welt geht hier zu Ende. Nimmt man den Po, den Damm, den Anus, den Beckenboden und alles, was dazugehört, als einen Bereich ohne Tabus wahr, kann sich die Sicht auf viele Dinge ändern. Vielleicht in der Hinsicht, im Bereich des Schließmuskels entspannter zu werden, im Bereich der Pomuskeln und des Beckenbodens trainierter zu werden, besser zu überlegen, ob und was man sich denn nun in den Po einführen sollte, soziokulturell offener zu werden und den Po nicht als ausschließlich homosexuelle, schmutzige oder beschämende Zone zu diskriminieren. Ich hoffe, diese Reise zum Po hat Sie ein kleines Stück offener gemacht für alles, was dort passiert, und Sie haben gelernt, Ihren Po anzunehmen, zu lieben und zu pflegen. Er hat es verdient und wird sich dafür revanchieren!

15 Anleitung für den gesunden Anus – love your butt!

Da jedes gute medizinische Buch auch eine Anleitung zur Selbstheilung braucht und bei diesem Thema der übliche Kochrezepte-Teil nicht passend wäre (obwohl der Po auch mitisst und Sie auch hier drei Rezepte für das ideale Po-Menü finden werden), hier die Quintessenz der Dinge, die Sie für Ihre Pogesundheit tun oder lieber lassen sollten. Falls Sie es noch nicht bemerkt haben, hängt ihre Po-Gesundheit ganz eng mit Ihrer generellen Gesundheit zusammen. Daher: Love your butt!

Hämorrhoiden vermeiden

- Verwenden Sie kein Feuchtpapier, waschen Sie nicht zu viel und nicht zu wenig.
- Streben Sie weichen Stuhl an (Faserstoffe, Flohsamenschalen!).
- Nehmen Sie während des Stuhlgangs eine Hockstellung ein (Klohocker!).
- Beachten Sie die TONE-Regel:

T – three minutes at defecation = maximal drei Minuten auf der Toilette

O – once-a-day defecation frequency = einmal pro Tag Stuhlgang

N – no straining during passing motions = beim Stuhlgang nicht pressen

E – enough fiber = genügend Ballaststststoffe

- Ziehen Sie am Ende des Stuhlgangs den Schließmuskel zusammen.
- Zäpfchen und Creme bringen langfristig nichts.
- Venotonika (z. B. Daflon) können hilfreich sein.
- Nehmen Sie keine Hämorrhoidencremes oder Zäpfchen.

Der Po als Muskel

- Trainieren Sie die Po-Muskeln, vermeiden Sie zu langes Sitzen.
- Organisieren Sie einen Stehschreibtisch oder Sitzball.
- Machen Sie regelmäßige Übungen und Bewegungen, z.B. 10 bis 15 Burpees, 10 bis 15 Hip Thrusts, 30 bis 40 Jumping Lunges, 40 bis 50 Mountain Climbers, 15 bis 20 Sumo Squats (Jumps). Denken Sie daran: Ihr Po ist ein Muskel und den kann man trainieren.
- Führen Sie regelmäßig Beckenbodengymnastik durch, besonders wenn Sie eine Frau sind, die Kinder geboren hat. Beckenbodengymnastik funktioniert aber auch bei Männern.

Analverkehr

- Genießen Sie Analverkehr, wenn Sie ihn mögen, und zwar ohne Schuldgefühle.
- Genießen Sie Analverkehr, aber in Maßen.
- Benutzen Sie Kondome.
- Benutzen Sie viel Gleitmittel, jedoch nicht auf Ölbasis. Es gibt kein Zuviel an Gleitgel.
- Achten Sie auf gute Hygiene der Hände, des Penis und aller eventuell eingesetzter Toys.
- Penetrieren Sie nicht zu tief.
- Haben Sie viel Geduld.
- Verzichten Sie bei Infektionserkrankungen.
- Praktizieren Sie keinen »Double Dip«, das heißt: Nach dem Analverkehr nicht in die Vagina eindringen.

Vorsorge und Arztbesuch

- Der Finger im Po ist die wirksamste Vorsorgemaßnahme für Anus, Enddarm und Prostata!
- Gehen Sie ab dem 50. Lebensjahr regelmäßig zur Darmspiegelung, bei familiärer Belastung früher.
- Gehen Sie zum Arzt, wenn sich an ihrem wichtigsten Organ irgendetwas verändert hat oder weh tut.
- Gehen Sie zum Arzt, wenn es juckt, brennt oder weh tut am Anus.
- Gehen Sie zum Arzt, wenn es immer blutet oder Knoten entstanden sind.
- Lassen Sie mal jemanden auf ihren Anus schauen oder machen Sie ein Bild mit Ihrem Smartphone, um neu aufgetretene Flecken und andere Veränderungen zu erkennen.

Allgemeine Po-Gesundheit

- Rauchen Sie nicht. Langfristig fördert dies – neben anderen Problemen – eine Verkalkung der Arterien und es könnte im schlechtesten Fall zu einem Arsch-Infarkt kommen.
- Kontrollieren Sie regelmäßig Blutdruck und Blutzucker. Falls es hier Abweichungen gibt, müssen sie eingestellt werden.
- Bewegung: Die 10 000-Schritte-Regel ist für den Anfang eine gute Empfehlung. Gerne darf es aber auch mehr sein. Ein Zuviel an Bewegung gibt es nicht.
- Zünden Sie ihre Fürze nicht an.
- Regulieren Sie Ihren Stuhl so, dass er weich und geformt ist.
- Behandeln Sie eine Verstopfung mit Flüssigkeit, Bewegung, Ballaststoffen und Magnesium. Falls sie sich nicht bessert, lassen Sie sich ärztlich beraten.
- Furzen Sie mindestens 15-mal pro Tag und versuchen Sie, Fürze nicht zurückzuhalten.
- Wenn Sie verstopft sind, behandeln sie es. Verstopfung kann sonst zu vielen verschiedenen Problemen führen (Hämorrhoiden, Analvenenthrombosen, Divertikeln, Blähungen u. a.).

Fremdkörper/Toys

- Führen Sie keine hydrantengroße Gegenstände in Ihren Enddarm ein.
- Gegenstände jeglicher Art sollten so konstruiert sein, dass sie nicht in den Enddarm rutschen.
- **Kosmetik:**
- Benutzen Sie keine Bleichungscreme (anal bleaching).
- Enthaaren Sie ihren Po nicht mit einer Flamme oder mit Nassrasierern! Eher noch mit Enthaarungscreme.
- Überlegen Sie sich, ob Sie wirklich eine Tätowierung brauchen. Wenn ja, dann sollten Sie wissen, woher die Farben stammen, was sie beinhalten und welche Hygiene beim Tätowieren eingehalten wird – Think before you ink!
- Muss ein Analpiercing wirklich sein? Think before you pierce!

Hygiene am Anus

- Nochmal: Verwenden Sie kein Feuchtpapier.
- Verwenden Sie nur Wasser oder weiches WC-Papier.
- Verwenden Sie kein Öl, auch kein Kokosöl.

Juckreiz am Anus

- Lassen Sie zunächst einfach mal alles weg. Das heißt: keine Feuchttücher, keine Cremes, Lotionen, einfach nur Wasser und weiches trockenes WC-Papier. Bessert es sich nach zwei Wochen nicht, lassen Sie den Arzt nachsehen.
- Vermeiden Sie zu kratzen, das macht es schlimmer.
- Gibt es Würmer in der Familie? Die müssen bei allen behandelt werden.

Schmerzen am Anus

- Plötzlich einsetzender Schmerz könnte eine Analvenenthrombose oder Fissur anzeigen. Meistens ist es harmlos. Länger bestehender Schmerz kann viele Gründe haben. Lassen Sie sich ärztlich untersuchen.

Ernährung

- Trinken Sie Alkohol mit dem Mund und füllen Sie ihn nicht in ihren Enddarm (chugging).
- Trinken Sie Alkohol in Maßen.
- Vermeiden Sie Übergewicht.
- Essen Sie regelmäßig Flavonoide, Kurkuma, violette Kartoffeln, Phytate aus Bohnen o. a., Beeren gegen Polypen.
- Nehmen Sie Flohsamenschalen für einen geformten weichen Stuhlgang.

Alarm im Arsch – die Notfälle

Wann Sie schnell zum Spezialisten sollten: bei starker Blutung oder einer Blutung, die nicht stoppt; bei plötzlichem Schmerz am Anus; bei Vorfall des Enddarms (Prolaps); bei starken Schmerzen und Entzündung (z. B. Fournier-Gangrän); bei Schmerzen, Jucken und Blutung nach Analverkehr (v. a. ungeschützt); wenn Fremdkörper nicht mehr zu entfernen sind und bei Stuhlverhalt (Ileus).[324]

Das Wichtigste zuletzt – Ihr Po und unser Planet

- Falten Sie Ihr Toilettenpapier selbst (das spart zehn Millionen Arbeitsstunden pro Tag).
- Essen Sie wenig oder kein Rindfleisch. Das reduziert den Methanausstoß und schützt die Atmosphäre.

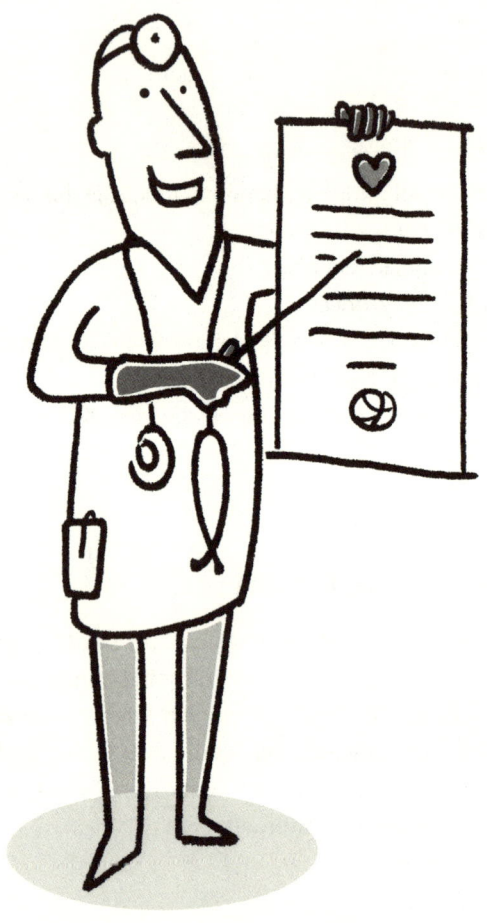

Das perfekte Anus-Menü

von Ernährungsberaterin Diana Studerus

Blattsalat mit Beerendressing und violettes Kartoffelbrot

Für 4 Portionen / 1 Brot mit ca. 20 Scheiben
40 Minuten plus 4 Std. Gehzeit und 50 Min. Backzeit

Für das Brot:
400 g blaue Kartoffeln • Salz • 2 EL Butter • 400 g Dinkelmehl •
¼ TL ganzer Kümmel • ¼ Würfel Hefe (10 g) • 1 EL Ahornsirup •
Fett für die Form

Für den Salat:
100 g Blattsalat • 2 EL TK-Himbeeren • 3 EL weißer Balsamico •
1 EL Olivenöl • 1 TL Kräutersalz • frisch gemahlener schwarzer Pfeffer

- Für das Brot die Kartoffeln waschen und ungeschält in Salzwasser ca. 40 Min. weich kochen. Wasser abgießen und Kartoffeln etwas abkühlen lassen. Dann pellen, in Stücke schneiden, durch die Kartoffelpresse drücken und mit der Butter vermischen.

- Den Kümmel mit einem Mörser zerstoßen und mit Mehl, 1½ TL Salz, Kümmel und zerbröckelter Hefe in einer Schüssel mischen. 100 ml Wasser, Ahornsirup und die Kartoffeln daruntermischen und zu einem weichen Teig kneten. Teig zugedeckt bei Zimmertemperatur ca. 4 Stunden gehen lassen.

- Den Ofen auf 240 °C vorheizen. Dabei einen Bräter mit dem Deckel in die unterer Hälfte des Ofens schieben.

- Wenn der Ofen heiß ist, den Bräter herausnehmen, mit Backpapier auslegen und den Teig sofort hineingeben. Die Oberfläche rautenförmig einschneiden. Zugedeckt ca. 30 Minuten backen. Dann den Deckel entfernen und weitere ca. 20 Minuten backen.

- Das Brot aus dem Topf nehmen und auf einem Backrost auskühlen lassen.

- In der Zwischenzeit den Salat waschen, trocken schleudern und klein zupfen. Für das Dressing alle restlichen Zutaten in einer Schüssel mischen. Die Himbeeren tauen rasch auf. Salat mit dem Dressing mischen und sofort servieren.

Tomaten-Kichererbsen-Curry mit Linsenreis

Für 4 Portionen
40 Min.

Für das Curry:
20 g frischer Ingwer • 2 Knoblauchzehen • 300 g Zwiebeln • 3 EL neutrales Öl (z. B. Rapsöl) • 1 EL Curry (nach Geschmack) • 2 EL Tomatenmark • 400 g stückige Tomaten (aus der Dose) • 2 Lorbeerblätter • Salz • 2 Dosen Kichererbsen (à 400 g) • frisch gemahlener schwarzer Pfeffer • ½ TL Zimt oder Garam Masala • 50 g geröstete, gesalzene Cashewkerne • 4 Minzestängel • 4 Korianderstängel • Curry

Für den Linsenreis:
Salz • 250 g Basmatireis • 125 g rote Linsen

- Ingwer und Knoblauch schälen, beides fein würfeln. Zwiebeln schälen, längs halbieren und in Streifen schneiden.

- Öl in einer Pfanne erhitzen, Zwiebeln darin unter Rühren ca. 15 Minuten weich und hellbraun dünsten. Ingwer, Knoblauch und Curry dazugeben und 5 Minuten mitdünsten.

- Zwiebeln an den Rand der Pfanne schieben, das Tomatenmark hineingeben und anrösten, bis es duftet. 100 ml Wasser, Tomaten, Lorbeerblätter und 1 TL Salz dazugeben und offen 5 Minuten köcheln lassen.

- In der Zwischenzeit für den Linsenreis 750 ml Salzwasser in einem Topf zum Kochen bringen. Reis hineingeben und 15–20 Minuten im geschlossenen Topf bei schwacher Hitze köcheln lassen. Nach 5 Minuten Linsen dazugeben.

- Kichererbsen in einem Sieb abgießen, waschen und abtropfen lassen. Zu den Zwiebeln geben und alles 10 Minuten köcheln lassen, bis die Sauce dicklich wird. Die Lorbeerblätter entfernen. Curry mit Salz, Pfeffer, Zimt und/oder Garam Masala abschmecken.

- Cashewkerne grob hacken. Minze und Koriander waschen und trocken tupfen, die Blätter hacken und Kräuter und Nüsse über das Curry streuen.

- Mit einer Gabel auflockern und zu dem Curry servieren

Brownies aus schwarzen Bohnen

Für 12 Stück
15 Min. plus 30 Min. Backzeit

2 Dosen schwarze Bohnen (à 265 g Abtropfgewicht) • 2 Eier (Größe M) • 140 g Zucker • 50 g Kakaopulver • ½ TL Backpulver • ½ TL Natron • 1 kleiner Espresso (frisch zubereitet) • Fett für die Form • 20 g Schokolade • 20 g Pekannüsse

- Den Ofen auf 180 °C vorheizen. Die Bohnen abgießen und sehr gut abspülen. Abtropfen lassen.

- Mit Eiern, Zucker, Kakao, Backpulver, Natron und Espresso zusammen im Mixer cremig pürieren.

- Schokolade und Nüsse grob hacken. Eine Brownieform fetten, die Masse hineinfüllen und mit Schokolade und Pekannüssen bestreuen. Ca. 30 Minuten backen.

- Nach 30 Minuten mit einem Holzspieß testen, ob die Brownies durchgebacken sind – bleibt nichts kleben, sind sie fertig.

Danksagung

Meinen Eltern, die mir schon als Kind die Weisheiten der Medizin nahebrachten. Meiner Familie dafür, dass sie den ständig am Computer hockenden Menschen mit seinen endlosen Geschichten über den Po immer noch erträgt. Meiner Schwester Monika für die konstruktiven Korrekturen (ja, die Rechtschreibfehler sind noch weggekommen). Prof. Stephan Vavricka für den entscheidenden Hinweis, dass die Schildkröte durch den Po atmen kann. Dr. med. Markus Grandel für die schöne Geschichte vom Sonnenkönig und der Fisteloperation mit viel Rotwein (der Rotwein war zu warm, Markus) sowie die kritische Durchsicht des Manuskripts. Diana Studerus für die Unterstützung bei der Po-Ernährung und all meinen Freunden und Verwandten, denen ich das Buch zum Gegenlesen aufgedrängt habe. Immerhin seid ihr jetzt alle Po-Experten und wir müssen uns beim Gespräch über diese Dinge nicht mehr allzu doll schämen!

Der immer wieder im Buch zitierte ehemalige Chefarzt ist übrigens eine fiktive Mischfigur aus allen Chefärzten, die mich ausgebildet haben. Die wichtigsten Sprüche sind mir für immer geblieben.

Service

Der Po in der Kunst und Bezugsquellen

Pralinen in Anus-Form – ein schönes Mitbringsel:
www.blogrebellen.de/2018/12/13/geschenk-tipp-anus-pralinen-ein-arschzartes-erlebnis//

Bronzeanus – ein persönlicher Abguss Ihres Anus:
www.buzzfeed.com/juliegerstein/you-can-get-your-anus-cast-in-bronze-if-you-want

Riesige Anus-Skulptur des Künstlers Joep van Lieshout:
https://www.diepresse.com/home/kultur/kunst/543935/Analskulptur-und-Spermium_Riesengebilde-im-Q?_vl_backlink=/home/kultur/kunst/543887/index.do&direct=543887

Petpilule – Pillen, die Fürze nach Parfum riechen lassen:
https://www.pilulepet.com/fr/10-pilule-qui-parfume-les-pets.html

Anti-stink-Unterwäsche – kohlehaltige Kleider gegen den Pups-Geruch: https://www.myshreddies.com/

Anus-Parfüm des japanischen Herstellers Tamatoys:
https://www.otonajp.com/catalogsearch/result/index/?p=3&q=scent

Der Anus online – Weblinks

Das Skalpell der Fisteloperation bei Louis XIV:
https://www.youtube.com/watch?feature=player_embedded&v=bp4wbuZBNdI

Wie man das Wort »ass« im Englischen benutzt:
https://www.youtube.com/watch?v=RAGcDi0DR

Der größte Po der Welt – Natasha Crown:
https://www.youtube.com/watch?v=-R3K_7YyOS8

Über Fürze:
http://www.bluemind.tv/life-and-style/gesundheit/9-fakten-ueber-fuerze-594974/

Was der Anus essen darf – die beste Ernährungsberatung der Welt:
https://foodonrecord.com

Der Anus in der Medizin – medizinische Datenbanken

https://www.ncbi.nlm.nih.gov/pubmed/?term = anus – Pubmed«: Sicher die wichtigste aller medizinischen Datenbanken und ein unendlicher Quell an Inspiration

http://swissgastroenterology.ch/– unsere eigene Plattform mit jährlichem Update aller Guidelines der Gastroenterologie

www.meindarm.ch – unsere Plattform für alle Themen vom Anus bis zum Mund und wieder zurück

Wenn Sie vom Anus nicht genug bekommen – vertiefende Literatur

Wer mehr über Blähungen und Darmgase und Blähbäuche erfahren möchte, empfehle ich unser Gemeinschaftswerk: Wilhelmi M, Studerus D, Gibson P: Nie wieder Blähbauch, München: *Gräfe und Unzer Verlag*, 2019

Frei erhältlich sind Veröffentlichungen von uns über Stuhltransplantation, FODMAP und bakterielle Dünndarmüberwucherung (SIBO): https://medicalforum.ch

Sie haben noch mehr Fragen zur Po-Gesundheit? Kontaktieren Sie mich gerne: drmartin.wilhelmi@gmail.com

Endnoten

1 Duerr HP: Der Mythos vom Zivilisationsprozess. *Suhrkamp* 1988, Seite 227–241

2 Terranova F, Berardesca E et al.: Cellulite: nature and aetiopathogenesis. *Int J Cosmet Sci* 28: 157–167, 2006

3 Nagle D, Rolandelli RH: Primary care office management of perianal and anal disease. *Prim Care* 23: 609–620, 1996

4 Mehlin R: Erneut vor Gericht: Nachbar zeigt seinem Kontrahenten den nackten Po. *Aargauer Zeitung: az nordwestschweiz* 2016

5 Allan JA: Reading from Behind: A Cultural Analysis of the Anus. London, UK: *Zed Books Ltd* 2016

6 Meltzer D: The relation of anal masturbation to projective identification. *Int J Psychoanal* 47: 335–342, 1966. Lohsiriwat V. Anorectal emergencies. *World J Gastroenterol* 22: 5867–5878, 2016

7 Havelock CM: Zur Nacktheit der Knidia. In: The Aphrodite of Knidos and Her Successors: A Historical Review of the Female Nude in Greek Art. Ann Arbor: *Salomon*, 1995, Seite 27–37

8 Sinno S, Chang, JB et al.: Determining the safety and efficacy of gluteal augmentation: A systematic review of outcomes and complications. *Plast Reconstr Surg* 137: 1151–1156, 2016

9 Vasilakis V, Hamade M et al.: Bilateral sciatic neuropathy following gluteal augmentation with autologous fat grafting. *Plast Reconstr Surg Glob* Open 6: e1696, 2018

10 Wiggins JS, Wiggins N et al.: Correlates of heterosexual somatic preference. *J Pers Soc Psychol* 10: 82–90, 1968

11 Jelavic MM, Babic Z et al.: The importance of two metabolic syndrome diagnostic criteria and body fat distribution in predicting clinical severity and prognosis of acute myocardial infarction. *Arch Med Sci* 13: 795–806, 2017

12 Lewis DMG, Russell EM et al.: Lumbar curvature: a previously undiscovered standard of attractiveness. *Evolution and Human Behavior* 36: 345–350, 2015

13 Heidekrueger PI, Sinno S et al.: The ideal buttock size: A sociodemographic morphometric evaluation. *Plast Reconstr Surg* 140: 20e–32e, 2017

14 Shoham N, Girshovitz P et al.: Adipocyte stiffness increases with accumulation of lipid droplets. *Biophys J* 106: 1421–1431, 2014

15 Diaz KM, Goldsmith J et al.: Prolonged, Uninterrupted Sedentary Behavior and Glycemic Biomarkers Among US Hispanic/Latino Adults: The HCHS/SOL (Hispanic Community Health Study/Study of Latinos). *Circulation* 136: 1362–1373, 2017

16 Wang X, Strizich G et al.: Objectively measured sedentary time and cardiovascular risk factor control in US Hispanics/Latinos with diabetes mellitus: Results from the Hispanic Community Health Study/Study of Latinos (HCHS/SOL). *J Am Heart Assoc* 6, 2017

17 Schmid D, Leitzmann MF: Television viewing and time spent sedentary in relation to cancer risk: a meta-analysis. *J Natl Cancer Inst* 106, 2014

18 Ma P, Yao Y et al.: Daily sedentary time and its association with risk for colorectal cancer in adults: A dose-response meta-analysis of prospective cohort studies. *Medicine (Baltimore)* 96: e7049, 2017

19 Ekelund U, Steene-Johannessen J et al.: Does physical activity attenuate, or even eliminate, the detrimental association of sitting time with mortality? A harmonised meta-analysis of data from more than 1 million men and women. *Lancet* 388: 1302–1310, 2016

20 Lirette LS, Chaiban G et al.: Coccydynia: an overview of the anatomy, etiology, and treatment of coccyx pain. *Ochsner J* 14: 84–87, 2014

21 Lirette LS, Chaiban G et al.: Coccydynia: an overview of the anatomy, etiology, and treatment of coccyx pain. *Ochsner J* 14: 84–87, 2014

22 Mohanty PP, Pattnaik M: Effect of stretching of piriformis and iliopsoas in coccydynia. *J Bodyw Mov Ther* 21: 743–746, 2017

23 Turati F, Pelucchi C et al.: Efficacy of cosmetic products in cellulite reduction: systematic review and meta-analysis. *J Eur Acad Dermatol Venereol* 28: 1–15, 2014

24 Latrenta GS, Mick SL: Endermologie after external ultrasound-assisted lipoplasty (EUAL) versus EUAL alone. *Aesthet Surg J* 21: 128–135, 2001

25 Wollina U, Goldman A: Management of stretch marks (with a focus on striae rubrae). *J Cutan Aesthet Surg* 10: 124–129, 2017

26 Hogan S, Velez MW et al.: Microneedling: a new approach for treating textural abnormalities and scars. *Semin Cutan Med Surg* 36: 155–163, 2017

27 Singer M, Mutch MG: Anal melanoma. *Clin Colon Rectal Surg* 19: 78–87, 2006

28 Pessaux P, Pocard M et al.: Surgical management of primary anorectal melanoma. *Br J Surg* 91: 1183–1187, 2004

29 Cooper PH, Mills SE et al.: Malignant melanoma of the anus: report of 12 patients and analysis of 255 additional cases. *Dis Colon Rectum* 25: 693–703, 1982

30 Weyandt GH, Eggert AO et al.: Anorectal melanoma: surgical management guidelines according to tumour thickness. *Br J Cancer* 89: 2019–2022, 2003

31 Heyn J, Placzek M et al.: Malignant melanoma of the anal region. *Clin Exp Dermatol* 32: 603–607, 2007

32 Hazzan D, Reissmann P et al.: Primary rectal malignant melanoma: report of two cases. *Tech Coloproctol* 5: 51–54, 2001

33 Cho I, Kim KJ et al.: Synchronous primary anorectal melanoma and sigmoid adenocarcinoma. *Ann Coloproctol* 32: 190–194, 2016

34 Akst J: Tattoo ink nanoparticles persist in lymph nodes. *The Scientist*, 2017

35 Tchernev G, Chokoeva AA: Melanoma in a Chinese dragon tattoo. *Lancet*, 2015

36 Ricci F, Paradisi A et al.: Melanoma and tattoos: a case report and review of the literature. *Eur J Dermatol* 28: 50–55, 2018

37 Ross JR, Matava MJ: Tattoo-induced skin "burn" during magnetic resonance imaging in a professional football player: a case report. *Sports Health* 3: 431–434, 2011

38 Buwler J: Anthropometamorphosis, Man Transform'd, Or, The Artificial Changeling: Historically Presented in the Mad [...] Gallantry, Foolish Bravery [...] and Loathsome Lovelinesse of Most Nations [...] Altering Their Bodies from the Mould Intended by Nature: with [...] the Pedigree of the English Gallant, *J. Hardesty* 1650

39 Holbrook J, Minocha J et al.: Body piercing: complications and prevention of health risks. *Am J Clin Dermatol* 13: 1–17, 2012

40 Singh R, Cheong KL et al.: Multicenter randomised controlled trial comparing the high definition white light endoscopy and the bright narrow band imaging for colon polyps. *World J Gastrointest Endosc* 9: 273–281, 2017

41 Anand S, Ortel BJ et al.: Biomodulatory approaches to photodynamic therapy for solid tumors. *Cancer Lett* 326: 8–16, 2012

42 Webber J, Fromm D: Photodynamic therapy for carcinoma in situ of the anus. *Arch Surg* 139: 259–261, 2004

43 Nardelli AA, Stafinski T et al.: Effectiveness of photodynamic therapy for mammary and extra-mammary Paget's disease: a state of the science review. *BMC Dermatol* 11: 13, 2011

44 Sommerstein AH. Aristophanes: Thesmophoriazusae. Liverpool: *Aris & Phillips Classical Texts;* 1994: 2.35, p 48

45 Gaither TW, Truesdale M et al.: The influence of sexual orientation and sexual role on male grooming-related injuries and infections. *J Sex Med* 12: 631–640, 2015

46 Puhan MR, Sahu B:. Pseudofolliculitis corporis: a new entity diagnosed by dermoscopy. *Int J Trichology* 7: 30–32, 2015

47 Cook-Bolden FE et al.: Twice-daily applications of benzoyl peroxide 5 %/clindamycin 1 % gel versus vehicle in the treatment of pseudofolliculitis barbae. *Cutis* 73: 18–24, 2004

48 Khanna N, Chandramohan K et al.: Post waxing folliculitis: a clinicopathological evaluation. *Int J Dermatol* 53: 849–854, 2014

49 Schild-Suhren M, Soliman AA et al.: Pubic hair shaving is correlated to vulvar dysplasia and inflammation: A case-control study. *Infect Dis Obstet Gynecol* 2017: 9350307, 2017

50 Patil S, Apurwa A et al.: Hidradenitis suppurativa: Inside and out. *Indian J Dermatol* 63: 91–98, 2018

51 Samuel Shen: House of God. München: *Urban & Fischer* 1996

52 O'Neill S, Brady RR: Colorectal smartphone apps: opportunities and risks. *Colorectal Dis* 14: e530–534, 2012

53 Freud, Sigmund (1919e): Ein Kind wird geschlagen. Beitrag zur Kenntnis der Entstehung sexueller Perversionen. GW XII, 197–226.

54 Herbenick D, Bowling J et al.: Sexual diversity in the United States: Results from a nationally representative probability sample of adult women and men. *PLoS One* 12: e0181198, 2017

55 Hennig, JL: Der Hintern. Geschichte eines markanten Körperteils. Aus dem Französischen von Sabine Lorenz und Felix Seewöster. vgs 1998

56 Herbenick D, Bowling J et al.: Sexual diversity in the United States: Results from a nationally representative probability sample of adult women and men. *PLoS One* 12: e0181198, 2017

57 Začesta V, Rezeberga D et al.: Could the correct side of mediolateral episiotomy be determined according to anal sphincter EMG? *Int Urogynecol J*, 2018

58 Moya-Jimenez LC et al.: New approach to the evaluation of perineal measurements to predict the likelihood of the need for an episiotomy. *Int Urogynecol J*, 2018

59 Palumbo VD, Di Trapani B et al.: The saxophonist's hernia: a rare case report of anterior primary perineal hernia in a young male patient. *Clin Ter* 168: e133-e135, 2017

60 Wainstock T, Shoham-Vardi I et al.: Fertility and anogenital distance in women. *Reprod Toxicol* 73: 345–349, 2017

61 Mendiola J, Stahlhut RW et al.: Shorter anogenital distance predicts poorer semen quality in young men in Rochester, New York. *Environ Health Perspect* 119: 958–963, 2011

62 Mira-Escolano MP et al.: Longer anogenital distance is associated with higher testosterone levels in women: a cross-sectional study. *Bjog* 121: 1359–1364, 2014

63 Genç A, Taneli C et al.: Evaluation of the location of the anus by a modified technique in the neonate. *J Pediatr Surg* 37: 80–82, 2002

64 Hennig, JL: Der Hintern. Geschichte eines markanten Körperteils. Aus dem Französischen von Sabine Lorenz und Felix Seewöster. vgs 1998

65 Nielsen MB, Hauge C et al.: Anal sphincter size measured by endosonography in healthy volunteers. Effect of age, sex, and parity. *Acta Radiol* 33: 453–456, 1992

66 Zobel AJ: Patulous anus: Its clinical significance. *Cal State J Med* 10: 471–472, 1912

67 Prichard D, Harvey DM et al.: Relationship among anal sphincter injury, patulous anal canal, and anal pressures in patients with anorectal disorders. *Clin Gastroenterol Hepatol* 13: 1793–1800.e1791, 2015

68 Davari HA, Hosseinpour M: The anal position index: a simple method to define the normal position of the anus in neonate. *Acta Paediatr* 95: 877–880, 2006

69 Ishitani MB, Rodgers BM: Anteriorly displaced anus: an under-recognized cause of chronic constipation. *Pediatric Surgery International* 6: 217–220, 1991

70 Pandey A, Singh SP et al.: Posterior ectopic anus: Myth or reality? *J Indian Assoc Pediatr Surg* 20: 200–201, 2015

71 Bock HB, Zimmerman JH: Study of selected congenital anomalies in Pennsylvania. *Public Health Rep* 82: 446–450, 1967

72 Dukes CE, Galvin C: Colloid carcinoma arising within fistulae in the anorectal region. *Ann R Coll Surg Engl* 18: 246–261, 1956

73 Mirzaei R, Mahjubi B et al.: Late presentation of anal canal duplication in adults: a series of four rare cases. *Ann Coloproctol* 31: 34–36, 2015

74 Begum M, McKenna PJ: Olfactory reference syndrome: a systematic review of the world literature. *Psychol Med* 41: 453–461, 2011

75 Fang JC, Faerber G et al.: Digital rectal examination for prostate cancer screening performed with colonoscopy for colon cancer screening: 2 for the price of 1. *Gastrointest Endosc* 86: 1147–1150, 2017

76 Dodi G, Bogoni F et al.: Hot or cold in anal pain? A study of the changes in internal anal sphincter pressure profiles. *Dis Colon Rectum* 29: 248–251, 1986

77 Lang DS, Tho P et al.: Effectiveness of the Sitz bath in managing adult patients with anorectal disorders. *Jpn J Nurs Sci* 8: 115–128, 2011

78 Gottesman L: Kill the Sitz Bath and Save the Planet. *Dis Colon Rectum* 61: 645–646, 2018

79 Asakura K, Nakano M et al.: Effect of bidet toilet use on preterm birth and vaginal flora in pregnant women. *Obstet Gynecol* 121: 1187–1194, 2013

80 Tsunoda A, Takahashi T et al.: Survey of electric bidet toilet use among community dwelling Japanese people and correlates for an itch on the anus. *Environ Health Prev Med* 21: 547–553, 2016

81 Garg P: Water stream in a bidet-toilet as a cause of anterior fissure-in-ano: a preliminary report. *Colorectal Dis* 12: 601–602, 2010

82 Ryoo SB, Oh HK et al.: Comparison between a new electronic bidet and conventional Sitz baths: a manometric evaluation of the anal resting pressure in normal healthy volunteers. *Tech Coloproctol* 19: 535–540, 2015

83 Eglitis JA, Eglitis I: The glands of the anal canal of man. *Ohio Journal of Science* 61: 65–79, 1961

84 Saini R, Saini S et al.: Oral sex, oral health and orogenital infections. *J Glob Infect Dis* 2: 57–62, 2010

85 Saini R, Saini S et al.: Oral sex, oral health and orogenital infections. *J Glob Infect Dis* 2: 57–62, 2010

86 Durrant J: The osculum infame: heresy, secular culture and the image of the witches' Sabbath. In: *The Kiss in History*, edited by Harvey K. Manchester University Press, 2005, S. 36–61

87 Bacewicz A, Martin K: Coprophagia in an 8-year-old hospitalized patient: A case report and review of the literature. *Case Rep Psychiatry* 2017: 6565096, 2017

88 Vavricka S, Biedermann L et al.: Stuhltransplantation – Ein alter und neuer Therapieansatz. *Swiss Medical Forum* 15: 1147–1154, 2015

89 Allan JA: *Reading from Behind: A Cultural Analysis of the Anus*: London, UK: Zed Books Ltd, 2016

90 Hennenfent BR, Hickman CJ: Patient-perceived efficacy of prostatic massage as a treatment modality for prostatitis, prostatodynia, and BPH: an exploratory study. *Infect Urol* 13: 148–164, 2000

91 Eglitis JA, Eglitis I: The glands of the anal canal of man. *Ohio Journal of Science* 61: 65–79, 1961

92 Seow-Choen F et al.: Histoanatomy of anal glands. *Dis Colon Rectum* 37: 1215–1218, 1994

93 Celli JP, Turner BS et al.: Rheology of gastric mucin exhibits a pH-dependent sol-gel transition. *Biomacromolecules* 8: 1580–1586, 2007

94 Atuma C, Strugala V et al.: The adherent gastrointestinal mucus gel layer: thickness and physical state in vivo. *Am J Physiol Gastrointest Liver Physiol* 280: G922–29, 2001

95 Lieleg O, Vladescu I et al.: Characterization of particle translocation through mucin hydrogels. *Biophys J* 98: 1782–1789, 2010

96 Yildiz HM, Speciner L et al.: Food-associated stimuli enhance barrier properties of gastrointestinal mucus. *Biomaterials* 54: 1–8, 2015

97 Johansson ME, Hansson GC: Immunological aspects of intestinal mucus and mucins. *Nat Rev Immunol* 16: 639–649, 2016

98 Cornick S, Tawiah A, Chadee K: Roles and regulation of the mucus barrier in the gut. *Tissue Barriers* 3: e982426, 2015

99 Ng KM, Ferreyra JA et al.: Microbiota-liberated host sugars facilitate post-antibiotic expansion of enteric pathogens. *Nature* 502: 96–99, 2013

100 Johansson ME, Sjövall H et al.: The gastrointestinal mucus system in health and disease. *Nat Rev Gastroenterol Hepatol* 10: 352–361, 2013

101 Kamphuis JBJ, Mercier-Bonin M et al.: Mucus organisation is shaped by colonic content; a new view. *Sci Rep* 7: 8527, 2017

102 Rattan S: The internal anal sphincter: regulation of smooth muscle tone and relaxation. *Neurogastroenterol Motil* 17 Suppl 1: 50–59, 2005

103 Bharucha AE: Pelvic floor: anatomy and function. *Neurogastroenterol Motil* 18: 507–519, 2006

104 Sikirov D. Comparison of straining during defecation in three positions: results and implications for human health. *Dig Dis Sci* 48: 1201–1205, 2003

105 Sakakibara R, Tsunoyama K et al.: Influence of body position on defecation in humans. *Low Urin Tract Symptoms* 2: 16–21, 2010

106 Yoshida K, Higuchi H et al.: Ejaculation after defecation without orgasm induced by milnacipran. *J Neuropsychiatry Clin Neurosci* 16: 544, 2004

107 van der Schoot DK, Ypma AF: Seminal vesiculectomy to resolve defecation-induced orgasm. *BJU Int* 90: 761–762, 2002

108 Lewis SJ, Heaton KW: Stool form scale as a useful guide to intestinal transit time. *Scand J Gastroenterol* 32: 920–924, 1997

109 Richman J, Sheth A: Das Klorakel: Was dein großes Geschäft über dich verrät. München, riva, 2017

110 Rockwood TH, Church JM et al.: Patient and surgeon ranking of the severity of symptoms associated with fecal incontinence: the fecal incontinence severity index. *Dis Colon Rectum* 42: 1525–1532, 1999

111 Wald A: Update on the Management of Fecal Incontinence for the Gastroenterologist. *Gastroenterol Hepatol (N Y)* 12: 155–164, 2016

112 Talley NJ, Howell S et al.: Obesity and chronic gastrointestinal tract symptoms in young adults: a birth cohort study. *Am J Gastroenterol* 99: 1807–1814, 2004

113 Vaizey CJ, Kamm MA: Injectable bulking agents for treating faecal incontinence. *Br J Surg* 92: 521–527, 2005

114 Van Koughnett JA, Wexner SD: Current management of fecal incontinence: choosing amongst treatment options to optimize outcomes. *World J Gastroenterol* 19: 9216–9230, 2013

115 Alstad B, Sahlin Y, Myrvold HE: Anal plug in fecal incontinence. *Tidsskr Nor Laegeforen* 119: 365–366, 1999

116 Raghavan S, Gilmont RR et al.: Successful implantation of bioengineered, intrinsically innervated, human internal anal sphincter. *Gastroenterology* 141: 310–319, 2011

117 Simrén M, Abrahamsson H et al.: An exaggerated sensory component of the gastrocolonic response in patients with irritable bowel syndrome. *Gut* 48: 20–27, 2001

118 Tillisch K, Mayer EA et al.: Quantitative meta-analysis identifies brain regions activated during rectal distension in irritable bowel syndrome. *Gastroenterology* 140: 91–100, 2011

119 McKemy DD: A spicy family tree: TRPV1 and its thermoceptive and nociceptive lineage. *Embo J* 30: 453–455, 2011

120 Charlier P, Brun L et al.: Toilet hygiene in the classical era. *BMJ* 345: e8287, 2012

121 Persad S, Watermeyer S, et al.: Association between urinary tract infection and postmicturition wiping habit. *Acta Obstet Gynecol Scand* 85: 1395–1396, 2006

122 Ljung R, Ljung H et al.: It is worth 10 million working hours a year to have your toilet paper folded? *J Occup Med Toxicol* 11: 38, 2016

123 Timmermans A, De Hertog S et al.: 'Dermatologically teste' baby toilet tissues: a cause of allergic contact dermatitis in adults. *Contact Dermatitis* 57: 97–99, 2007

124 Lacy BE, Weiser K: Common anorectal disorders: diagnosis and treatment. *Curr Gastroenterol Rep* 11: 413–419, 2009

125 Siddiqi S, Vijay V, Ward M et al.: Pruritus ani. *Ann R Coll Surg Engl* 90: 457–463, 2008

126 Froese DP: Pruritus ani. In: *Current treatment in colon and rectal surgery*, edited by Fazio W, Church JM and Delaney CP. Philadelphia: Mosby, 2005, S. 49–53

127 Mazier WP: Hemorrhoids, fissures, and pruritus ani. *Surg Clin North Am* 74: 1277–1292, 1994

128 Hautkappe M, Roizen MF et al.: Review of the effectiveness of capsaicin for painful cutaneous disorders and neural dysfunction. *Clin J Pain* 14: 97–106, 1998

129 Burks TF, Buck SH et al.: Mechanisms of depletion of substance P by capsaicin. *Fed Proc* 44: 2531–2534, 1985

130 Lysy J, Sistiery-Ittah M et al.: Topical capsaicin—a novel and effective treatment for idiopathic intractable pruritus ani: a randomised, placebo controlled, crossover study. *Gut* 52: 1323–1326, 2003

131 Farouk R, Duthie GS et al.: Sustained internal sphincter hypertonia in patients with chronic anal fissure. *Dis Colon Rectum* 37: 424–429, 1994

132 Nothmann BJ, Schuster MM: Internal anal sphincter derangement with anal fissures. *Gastroenterology* 67: 216–220, 1974

133 Torrabadella L, Salgado G et al.: Manometric study of topical sildenafil (Viagra) in patients with chronic anal fissure: sildenafil reduces anal resting tone. *Dis Colon Rectum* 47: 733–738, 2004

134 Gaj F, Biviano I et al.: Anal self-massage in the treatment of acute anal fissure: a randomized prospective study. *Ann Gastroenterol* 30: 438–441, 2017

135 Radwan MM, Ramdan K et al.: Botulinum toxin treatment for anal fissure. *Afr Health Sci* 7: 14–17, 2007

136 Recamier JCA (1774–1852): Classic articles in colonic and rectal surgery. Stretching, massage and rhythmic percussion in the treatment of muscular contractions. *Dis Colon Rectum* 23: 362–367, 1980.

137 Perry WB, Dykes SL et al.: Practice parameters for the management of anal fissures (3 rd revision). *Dis Colon Rectum* 53: 1110–1115, 2010

138 Fleshner PR, Schoetz DJ et al.: Anal fissure in Crohn's disease: a plea for aggressive management. *Dis Colon Rectum* 38: 1137–1143, 1995

139 Barbeiro S, Atalaia-Martins C et al.: A case series of anal carcinoma misdiagnosed as idiopathic chronic anal fissure. *GE Port JGastroenterol* 24: 227–231, 2017

140 Pigot F: Treatment of anal fistula and abscess. *J Visc Surg* 152: S 23–29, 2015

141 Dimech AP, Sammut M et al.: Unusual site for primary arterio-enteric fistula resulting in massive upper gastrointestinal bleeding – A case report on presentation and management. *Int J Surg Case Rep* 49: 8–13, 2018

142 Penninckx F, Lestar B et al.: The internal anal sphincter: mechanisms of control and its role in maintaining anal continence. *Baillieres Clin Gastroenterol* 6: 193–214, 1992

143 Brochmann N, Støkken Dahl E: Viva la Vagina! Alles über das weibliche Geschlecht. Frankfurt am Main, S. FISCHER Verlag, 2018

144 Sauper T, Lanthaler M et al.: Impaired anal sphincter function in professional cyclists. *Wien Klin Wochenschr* 119: 170–173, 2007

145 Spiesmann MG: Pectenosis and pectenotomy in pruritus ani. *Am J Surg* 42: 356, 1938

146 Sayfan J: Ergotamine-induced anorectal strictures: report of five cases. *Dis Colon Rectum* 45: 271–272, 2002

147 Mata A, Galindo A, Diaz J et al.: Complete anorectal stenosis due to paracetamol and salicylamide suppositories. *Rev Esp Enferm Dig* 87: 463–464, 1995

148 Zobel AJ: Patulous anus: Its clinical significance. *Cal State J Med* 10: 471–472, 1912

149 Prichard D, Harvey DM et al.: Relationship among anal sphincter injury, patulous anal canal, and anal pressures in patients with anorectal disorders. *Clin Gastroenterol Hepatol* 13: 1793–1800.e1791, 2015

150 Kornblith PL, Boley SJ et al.: Anatomy of the splanchnic circulation. *Surg Clin North Am* 72: 1–30, 1992

151 Yildirgan MI, Basoglu M et al.: Anal canal amputation and necrosis of the anal sphincter due to electric current injury. *Int J Clin Pract* 56: 405–406, 2002

152 Elram R, Wasserberg N: Anorectal necrosis induced by injection sclerotherapy for hemorrhoids. *Int J Colorectal Dis* 22: 997–998, 2007

153 Streit E, Gholam P et al.: Anorectal necrosis after paracetamol abuse. *Br J Dermatol* 170: 217–218, 2014

154 Sweeney JL, Hewett P et al.: Rectal gangrene: a complication of phosphate enema. *Med J Aust* 144: 374–375, 1986

155 Barbeiro S, Martins C et al.: Black anal canal: Acute necrosis. *Ann Coloproctol* 32: 156–158, 2016

156 Rohde H: Stretch lesions. *DMW* 129: 2359–2360, 2004

157 Pilling LF, Swenson WM et al.: The psychologic aspects of proctalgia fugax. *Dis Colon Rectum* 8: 372–376, 1965

158 Kamm MA, Hoyle CH et al.: Hereditary internal anal sphincter myopathy causing proctalgia fugax and constipation. A newly identified condition. *Gastroenterology* 100: 805–810, 1991

159 Rao SS, Hatfield RA: Paroxysmal anal hyperkinesis: a characteristic feature of proctalgia fugax. *Gut* 39: 609–612, 1996

160 Thompson WG: Proctalgia fugax. *Dig Dis Sci* 26: 1121–1124, 1981

161 Eckardt VF, Dodt O et al.: Treatment of proctalgia fugax with salbutamol inhalation. *Am J Gastroenterol* 91: 686–689, 1996

162 Reilly WT, Pemberton JH: Levator spasm and pelvic pain. *Perspect Colon Rectal Surg* 7: 1–12, 1994

163 Salvati EP. The levator syndrome and its variant. *Gastroenterol Clin North Am* 16: 71–78, 1987

164 Amarenco G, Lanoe Y et al.: A new canal syndrome: compression of the pudendal nerve in Alcock's canal or perinal paralysis of cyclists. *Presse Med* 16: 399, 1987

165 Mazza L, Formento E et al.: Anorectal and perineal pain: new pathophysiological hypothesis. *Tech Coloproctol* 8: 77–83, 2004

166 Benson JT, Griffis K: Pudendal neuralgia, a severe pain syndrome. *Am J Obstet Gynecol* 192: 1663–1668, 2005

167 Roche B, Dembe JC et al.: Pudendusneuralgie. Anatomisch-chirurgische Aspekte. *Coloproctology* 27: 236–241, 2005

168 Mao W, Liao X et al.: The clinical characteristics of patients with chronic idiopathic anal pain. *Open Med (Wars)* 12: 92–98, 2017

169 Forcier M, Musacchio N: An overview of human papillomavirus infection for the dermatologist: disease, diagnosis, management, and prevention. *Dermatol Ther* 23: 458–476, 2010

170 Sehnal B, Dusek L et al.: The relationship between the cervical and anal HPV infection in women with cervical intraepithelial neoplasia. *J Clin Virol* 59: 18–23, 2014

171 Yang EJ, Quick MC et al.: Microanatomy of the cervical and anorectal squamocolumnar junctions: a proposed model for anatomical differences in HPV-related cancer risk. *Mod Pathol* 28: 994–1000, 2015

172 Ehrenpreis ED, Smith DG: Patients with newly diagnosed cervical cancer should be screened for anal human papilloma virus and anal dysplasia: Results of a pilot study using a STELLA computer simulation and economic model. *Papillomavirus Res* 5: 38–45, 2018

173 Ceccarelli G, Cavallari EN et al.: Clearance of human papillomavirus related anal condylomas after oral and endorectal multistrain probiotic supplementation in an HIV positive male: A case report. *Medicine (Baltimore)* 97: e0329, 2018

174 Frisch M, Olsen JH et al.: Benign anal lesions and the risk of anal cancer. *N Engl J Med* 331: 300–302, 1994

175 Frisch M, Glimelius B et al.: Sexually transmitted infection as a cause of anal cancer. *N Engl J Med* 337: 1350–1358, 1997

176 Butame SA, Lawler S et al.: A qualitative investigation among men who have sex with men on the acceptability of performing a self- or partner anal exam to screen for anal cancer. *Cancer Causes Control* 28: 1157–1166, 2017

177 Thulesius O, Gjores JE: Arterio-venous anastomoses in the anal region with reference to the pathogenesis and treatment of haemorrhoids. *Acta Chir Scand* 139: 476–478, 1973

178 Garg P, Singh P: Adequate dietary fiber supplement and TONE can help avoid surgery in most patients with advanced hemorrhoids. *Minerva Gastroenterol Dietol* 63: 92–96, 2017

179 Alonso-Coello P, Zhou Q, et al.: Meta-analysis of flavonoids for the treatment of haemorrhoids. *Br J Surg* 93: 909–920, 2006

180 Nisar PJ, Scholefield JH: Managing haemorrhoids. *BMJ* 327: 847–851, 2003

181 Idezuki Y: General rules for recording endoscopic findings of esophagogastric varices (1991). Japanese Society for Portal Hypertension. *World J Surg* 19: 420–422; discussion 423, 1995

182 Kim JS, Hur H, et al.: Intestinal endometriosis mimicking carcinoma of rectum and sigmoid colon: a report of five cases. *Yonsei Med J* 50: 732–735, 2009

183 Mann CV: *The surgical management of haemorrhoids*: London: Springer, 2002

184 Mlitz H, Wienert V: Leitlinie: Analthrombose. *Coloproctology* 26: 60–62, 2004

185 Liu ZH, Foo DCC et al.: Melanosis coli: Harmless pigmentation? A case-control retrospective study of 657 cases. *PLoS One* 12: e0186668, 2017

186 Rao SS, Kuo B et al.: Investigation of colonic and whole-gut transit with wireless motility capsule and radiopaque markers in constipation. *Clin Gastroenterol Hepatol* 7: 537–544, 2009

187 Maqbool M, War FA et al.: Can we call it "stinky-finger syndrome?". *Indian J Psychol Med* 39: 663–664, 2017

188 Aboul-Enein BH, Bernstein J et al.: Evidence for masturbation and prostate cancer risk: Do we have a verdict? *Sex Med Rev* 4: 229–234, 2016

189 Geynisman-Tan J, Kenton K et al.: Anal penetrative intercourse as a risk factor for fecal incontinence. *Female Pelvic Med Reconstr Surg* 24: 252–255, 2018

190 McBride KR, Sanders SA et al.: Heterosexual women's and men's labeling of anal behaviors as having "had sex". *J Sex Res* 54: 1166–1170, 2017

191 Herbenick D, Bowling J et al.: Sexual diversity in the United States: Results from a nationally representative probability sample of adult women and men. *PLoS One* 12: e0181198, 2017

192 Komisaruk BR, Whipple B: Non-genital orgasms. *Sexual and Relationship Therapy* 26: 356–72, 2011

193 Underwood, SG: Gay man and Anal Eroticism. New York: *Harrington Park Press* 2003

194 Marston C, Lewis R: Anal heterosex among young people and implications for health promotion: a qualitative study in the UK. *BMJ Open* 4: e004996, 2014

195 Lim MSC, Agius PA et al.: Young Australians' use of pornography and associations with sexual risk behaviours. *Aust N Z J Public Health* 41: 438–443, 2017

196 Fruth B, Hohmann G: Social grease for females? Same-sex genital contacts in wild bonobos. In: *Homosexual Behaviour in Animals: An Evolutionary Perspective*, edited by V. Sand L. VP. Cambridge, UK: Cambridge University Press, 2006, p. 294–315

197 Iwahashi K, Miyazaki T et al.: Successful pregnancy in a woman with a human seminal plasma allergy. A case report. *J Reprod Med* 44: 391–393, 1999

198 Geynisman-Tan J, Kenton K et al.: Anal penetrative intercourse as a risk factor for fecal incontinence. *Female Pelvic Med Reconstr Surg* 24: 252–255, 2018

199 Markland AD, Dunivan GC et al.: Anal intercourse and fecal incontinence: Evidence from the 2009–2010 National Health and Nutrition Examination survey. *Am J Gastroenterol* 111: 269–274, 2016

200 Chun AB, Rose S, Mitrani C et al.: Anal sphincter structure and function in homosexual males engaging in anoreceptive intercourse. *Am J Gastroenterol* 92: 465–468, 1997

201 Fernando RJ, Sultan AH et al.: Management of obstetric anal sphincter injury: a systematic review & national practice survey. *BMC Health Nerv Res* 2: 9, 2002

202 Cawich SO, Samuels L et al.: Complete anal sphincter complex disruption from intercourse: A case report and literature review. *Int J Surg Case Rep* 3: 565–568, 2012

203 Damon W, Rosser BR: Anodyspareunia in men who have sex with men: prevalence, predictors, consequences and the development of DSM diagnostic criteria. *J Sex Marital Ther* 31: 129–141, 2005

204 Rosenberger JG, Herbenick D et al.: O2-S 4.06 Exploring enema practices among men who have sex with men in the USA: implications for sexual health. *Sexually Transmitted Infections* 87: A63–A63, 2011

205 El Kak F, El Salibi N et al.: Hymen protection and the sexual practices, perceptions, and attitudes of female university students from Lebanon. *Int J Gynaecol Obstet* 139: 155–163, 2017

206 McCracken KG, Wilson RE et al.: Sexual selection. Are ducks impressed by drakes' display? *Nature* 413: 128, 2001

207 Hammoud MA, Jin F et al.: Following Lives Undergoing Change (Flux) study: Implementation and baseline prevalence of drug use in an online cohort study of gay and bisexual men in Australia. *Int J Drug Policy* 41: 41–50, 2017

208 Schetz D, Waldman W et al.: Methemoglobinemia as a result of acute accidental «poppres» poisoning – a case report. *Przegl Lek* 73: 593–595, 2016

209 Hammoud MA, Vaccher S et al.: The new MTV generation: Using methamphetamine, Truvada, and Viagra to enhance sex and stay safe. *Int J Drug Policy* 55: 197–204, 2018

210 Milone M, DiBaise JK: A pilot study of the effects of sildenafil on stool characteristics, colon transit, anal sphincter function, and rectal sensation in healthy men. *Dig Dis Sci* 50: 1005–1011, 2005

211 Jones D, Friend C et al.: The diagnostic test accuracy of rectal examination for prostate cancer diagnosis in symptomatic patients: a systematic review. *BMC Fam Pract* 19: 79, 2018

212 Aboul-Enein BH, Bernstein J et al.: Evidence for masturbation and prostate cancer risk: Do we have a verdict? *Sex Med Rev* 4: 229–234, 2016

213 Sahin A, Ozen H et al.: Effects of prostatic massage on serum levels of prostatic acid phosphatase and specific antigen. *Bull Cancer* 79: 1097–1100, 1992

214 Komisaruk BR, Whipple B: Non-genital orgasms. *Sexual and Relationship Therapy* 26: 356–72, 2011

215 Brochmann N, Støkken Dahl E: Viva la Vagina! Alles über das weibliche Geschlecht. Frankfurt am Main, S. FISCHER Verlag, 2018

216 Lyu Y, Cheng Y et al.: What is impact of nonsteroidal anti-inflammatory drugs in the prevention of post-endoscopic retrograde cholangiopancreatography pancreatitis: a meta-analysis of randomized controlled trials. *BMC Gastroenterol* 18: 106, 2018

217 Rosendahl J, Michl P et al.: Severe colitis after an alcohol enema. *Am J Gastroenterol* 113: 172, 2018

218 Wilson CI, Ignacio SS et al.: An unusual form of fatal ethanol intoxication. *J Forensic Sci* 50: 676–678, 2005

219 von Noorden C, Salomon H: Handbuch der Ernährungslehre. Allgemeine Diätetik. Springer, 1920

220 Cappelletti S, Aromatario M et al.: Drug-related deaths with evidences of body packing: Two case reports and medico-legal issues. *Leg Med (Tokyo)* 20: 23–26, 2016

221 Heymann-Maier L, Trueb L et al.: Emergency department management of body packers and body stuffers. *Swiss Med Wkly* 147: w14499, 2017

222 Kumar M: Don't forget your toothbrush! *Br Dent J* 191: 27–28, 2001

223 DiPaola L, Wonaga A et al.: Intrauterine device in the rectal cavity. *Rev Esp Enferm Dig* 109: 290, 2017

224 Chedid V, Dhalla S et al.: Herbal therapy is equivalent to rifaximin for the treatment of small intestinal bacterial overgrowth. *Glob Adv Health Med* 3: 16–24, 2014

225 Mahboubi M. Effectiveness of Myrtus communis in the treatment of hemorrhoids. *J Integr Med* 15: 351–358, 2017

226 Lei H, Wei Q et al.: Characterization of ginger essential oil/palygorskite composite (GEO-PGS) and its anti-bacteria activity. *Mater Sci Eng C Mater Biol Appl* 73: 381–387, 2017

227 Alstad B, Sahlin Y et al.: Anal plug in fecal incontinence. *Tidsskr Nor Laegeforen* 119: 365–366, 1999

228 Niven DJ, Laupland KB et al.: Accuracy of peripheral thermometers for estimating temperature. *Ann Intern Med* 165: 73–74, 2016

229 Caliskan B, Mutlu N: Intrarectal ice application prior to transrectal prostate biopsy: a prospective randomised trial accessing pain and collateral effects. *Int Braz J Urol* 41: 101–108; discussion 109, 2015

230 Sweeney JL, Hewett P et al.: Rectal gangrene: a complication of phosphate enema. *Med J Aust* 144: 374–375, 1986

231 Stephens PJ, Taff ML: Rectal impaction following enema with concrete mix. *Am J Forensic Med Pathol* 8: 179–182, 1987

232 Drago L, Toscano M et al.: Persisting changes of intestinal microbiota after bowel lavage and colonoscopy. *Eur J Gastroenterol Hepatol* 28: 532–537, 2016

233 Acosta RD, Cash BD: Clinical effects of colonic cleansing for general health promotion: a systematic review. *Am J Gastroenterol* 104: 2830–2836; quiz 2837, 2009

234 Wilhelmi M, Loetscher S et al.: Circular Rectal Lesion. Gastroenterology. 2018 Oct;155(4): 979–980. doi: 10.1053/j.gastro.2018

235 Dore M, Gleeson T: Escherichia coli septic shock following colonic hydrotherapy. *Am J Med* 128: e31, 2015

236 Jovanovic I, Jovanovic D et al.: Anismus as a cause of functional constipation—experience from Serbia. *Vojnosanit Pregl* 72: 9–11, 2015

237 Joo JS, Agachan F et al.: Initial North American experience with botulinum toxin type A for treatment of anismus. *Dis Colon Rectum* 39: 1107–1111, 1996

238 Engel BT: Clinical biofeedback: a behavioral analysis. *Neurosci Biobehav Rev* 5: 397–400, 1981

239 Palsson OS, Turner MJ et al.: Hypnosis treatment for severe irritable bowel syndrome: investigation of mechanism and effects on symptoms. *Dig Dis Sci* 47: 2605–2614, 2002

240 Prior A, Colgan SM et al.: Changes in rectal sensitivity after hypnotherapy in patients with irritable bowel syndrome. *Gut* 31: 896–898, 1990

241 Liu J, Guaderrama N et al.: Functional correlates of anal canal anatomy: puborectalis muscle and anal canal pressure. *Am J Gastroenterol* 101: 1092–1097, 2006

242 Deffieux X, Raibaut P et al.: External anal sphincter contraction during cough: not a simple spinal reflex. *Neurourol Urodyn* 25: 782–787, 2006

243 Cavallari P, Bolzoni F et al.: Cough-anal reflex may be the expression of a pre-programmed postural action. *Front Hum Neurosci* 11: 475, 2017

244 Garrido-Rios AA, Sanz-Munoz C et al.: Major depressive episode secondary to condylomata acuminata. *Gen Hosp Psychiatry* 32: 446.e443–445, 2010

245 Mahadev S, Young JM et al.: Self-reported depressive symptoms and suicidal feelings in perianal Crohn's disease. *Colorectal Dis* 14: 331–335, 2012

246 Siproudhis L, Dinasquet M et al.: Differential effects of two types of antidepressants, amitriptyline and fluoxetine, on anorectal motility and visceral perception. *Aliment Pharmacol Ther* 20: 689–695, 2004

247 Orkin BA, Hanson RB et al.: Human anal motility while fasting, after feeding, and during sleep. *Gastroenterology* 100: 1016–1023, 1991

248 Orkin BA, Soper NJ et al.: Influence of sleep on anal sphincteric pressure in health and after ileal pouch-anal anastomosis. *Dis Colon Rectum* 35: 137–144, 1992

249 Dudding TC, Vaizey CJ et al.: Obstetric anal sphincter injury: incidence, risk factors, and management. *Ann Surg* 247: 224–237, 2008

250 Iles D, Khan R et al.: The impact of anal sphincter injury on perceived body image. *Eur J Obstet Gynecol Reprod Biol* 212: 140–143, 2017

251 Cappelletti S, Aromatario M et al.: Variability in findings of anogenital injury in consensual and non-consensual fisting intercourse: A systematic review. *J Forensic Leg Med* 44: 58–62, 2016

252 Sendler DJ: Similar mechanisms of traumatic rectal injuries in patients who had anal sex with animals to those who were butt-fisted by human sexual partner. *J Forensic Leg Med* 51: 69–73, 2017

253 Forootan M, Darvishi M: Solitary rectal ulcer syndrome: A systematic review. *Medicine (Baltimore)* 97: e0565, 2018

254 Tomlin J, Lowis C et al.: Investigation of normal flatus production in healthy volunteers. *Gut* 32: 665–669, 1991

255 Suarez FL, Springfield J et al.: Identification of gases responsible for the odour of human flatus and evaluation of a device purported to reduce this odour. *Gut* 43: 100–104, 1998

256 Seriously Science: Do farts carry germs? Well, it depends on whether you are wearing pants, 2018

257 Calloway DH, Murphy EL: Intestinal hydrogen and methane of men fed space diet. *Life Sci Space Res* 7: 102–109, 1969

258 Hofstad B: Explosion in rectum. *Tidsskr Nor Laegeforen* 127: 1789–1790, 2007

259 Weinberg MS, Williams CJ: Fecal matters: Habitus, embodiments, and deviance. *Social Problems* 52: 315–336, 2005

260 Wilson B, Batty RS et al.: Pacific and Atlantic herring produce burst pulse sounds. *Proc Biol Sci* 271 Suppl 3: S 95–97, 2004

261 Rommel S, Reynolds JE, 3rd: Diaphragm structure and function in the Florida manatee (Trichechus manatus latirostris). *Anat Rec* 259: 41–51, 2000

262 Fielder DP: Seasonal and diel dive performance and behavioral ecology of the bimodally respiring freshwater turtle Myuchelys bellii of eastern Australia. *J Comp Physiol A Neuroethol Sens Neural Behav Physiol* 198: 129–143, 2012

263 Rezasoltani S, Asadzadeh Aghdaei H et al.: The association between fecal micro-biota and different types colorectal polyp as precursors of colorectal cancer. *Microb Pathog* 124: 244–249, 2018

264 Kumari M, Goel MM et al.: Invasive intestinal myiasis in a young male presenting as fungating rectal mass: an unusual presentation. *Indian J Pathol Microbiol* 55: 384–385, 2012

265 Francavilla R, Cristofori F et al.: Intervention for Dysbiosis in Children Born by C-Section. *Ann Nutr Metab* 73 Suppl 3: 33–39, 2018

266 Tuominen H, Rautava S et al.: HPV infection and bacterial microbiota in the placenta, uterine cervix and oral mucosa. *Sci Rep* 8: 9787, 2018

267 Smith BC, Zolnik CP et al.: Distinct ecological niche of anal, oral, and cervical mucosal microbiomes in adolescent women. *Yale J Biol Med* 89: 277–284, 2016

268 Logan AC, Katzman M: Major depressive disorder: probiotics may be an adjuvant therapy. *Med Hypotheses* 64: 533–538, 2005

269 Messaoudi M, Lalonde R et al.: Assessment of psychotropic-like properties of a probiotic formulation (Lactobacillus helveticus R0052 and Bifidobacterium longum R0175) in rats and human subjects. *Br J Nutr* 105: 755–764, 2011

270 Oliva S, Di Nardo G et al.: Randomised clinical trial: the effectiveness of Lactobacillus reuteri ATCC 55730 rectal enema in children with active distal ulcerative colitis. *Aliment Pharmacol Ther* 35: 327–334, 2012

271 Cone MM, Whitlow CB: Sexually transmitted and anorectal infectious diseases. *Gastroenterol Clin North Am* 42: 877–892, 2013

272 Caccese WJ, Bronzo RL et al.: Ogilvie's syndrome associated with herpes zoster infection. *J Clin Gastroenterol* 7: 309–313, 1985

273 Sandgren KE, Price NB et al.: Herpes simplex proctitis mimicking inflammatory bowel disease in a teenaged male. *Case Rep Pediatr* 2017: 3547230, 2017

274 Debek W, Dzienis-Koronkiewicz E et al.: Oxyuriasis-induced intestinal obstruction in a child-case report. *Rocz Akad Med Bialymst* 48: 115–117, 2003

275 Philips CA, Sahney A: Taenia solium. *N Engl J Med* 376: e4, 2017

276 Heylen M, Ruyssers NE et al.: Of worms, mice and man: an overview of experimental and clinical helminth-based therapy for inflammatory bowel disease. *Pharmacol Ther* 143: 153–167, 2014

277 Galanis I, Dragoumis D et al.: Obstructive ileus due to a giant fibroepithelial polyp of the anus. *World J Gastroenterol* 15: 3687–3690, 2009

278 Mosinger B, Redding KM et al.: Genetic loss or pharmacological blockade of testes-expressed taste genes causes male sterility. *Proc Natl Acad Sci U S A* 110: 12319–12324, 2013

279 Morgenstern L: John Benjamin Murphy (1857–1916): An American surgical phenomenon. *Surgical Innovation* 13: 1–3, 2006

280 Short AR, Bywaters HW: Amino-acids and sugars in rectal feeding. *Br Med J* 1: 1361–1367, 1913

281 Shin S, Saito E et al.: Dietary patterns and colorectal cancer risk in middle-aged adults: A large population-based prospective cohort study. *Clin Nutr* 37: 1019–1026, 2018

282 Formica JV, Regelson W: Review of the biology of quercetin and related bioflavonoids. *Food Chem Toxicol* 33: 1061–1080, 1995

283 Bontempo P, Carafa V et al.: Antioxidant, antimicrobial and anti-proliferative activities of Solanum tuberosum L. var. Vitelotte. *Food Chem Toxicol* 55: 304–312, 2013.

284 Pan P, Skaer CW et al.: Black raspberries suppress colonic adenoma development in ApcMin/ + mice: relation to metabolite profiles. *Carcinogenesis* 36: 1245–1253, 2015

285 Wang LS, Burke CA et al.: A phase Ib study of the effects of black raspberries on rectal polyps in patients with familial adenomatous polyposis. *Cancer Prev Res (Phila)* 7: 666–674, 2014

286 Henderson AJ, Ollila CA et al.: Chemopreventive properties of dietary rice bran: current status and future prospects. *AdvNutr* 3: 643–653, 2012

287 Lanza E, Hartman TJ et al.: High dry bean intake and reduced risk of advanced colorectal adenoma recurrence among participants in the polyp prevention trial. *J Nutr* 136: 1896–1903, 2006

288 Glei M, Ludwig D et al.: Chemopreventive potential of raw and roasted pistachios regarding colon carcinogenesis. *Nutrients* 9, 2017

289 Kanodia L, Borgohain M, Das S: Effect of fruit extract of Fragaria vesca L. on experimentally induced inflammatory bowel disease in albino rats. *Indian J Pharmacol* 43: 18–21, 2011

290 Murray-Stewart T, Dunworth M et al.: Curcumin mediates polyamine metabolism and sensitizes gastrointestinal cancer cells to antitumor polyamine-targeted therapies. *PLoS One* 13: e0202677, 2018

291 Carroll RE, Benya RV et al.: Phase IIa clinical trial of curcumin for the prevention of colorectal neoplasia. *Cancer Prev Res (Phila)* 4: 354–364, 2011

292 Sharma RA, McLelland HR et al.: Pharmacodynamic and pharmacokinetic study of oral curcuma extract in patients with colorectal cancer. *Clin Cancer Res* 7: 1894–1900, 2001

293 Bernstein AM, Song M et al.: Processed and unprocessed red meat and risk of colorectal cancer: Analysis by tumor location and modification by time. *PLoS One* 10: e0135959, 2015

294 Errázuriz G. Rectal prolapse as an unusual presentation of celiac disease. Report of two cases. *Rev Chil Pediatr* 88: 798–802, 2017

295 Carroccio A, Giannone G et al.: Duodenal and rectal mucosa inflammation in patients with non-celiac wheat sensitivity. *Clin Gastroenterol Hepatol*, 2018

296 Kristjànsson G, Venge P et al.: Mucosal reactivity to cow's milk protein in coeliac disease. *Clin Exp Immunol* 147: 449–455, 2007

297 Liao YH, Hsia WT et al.: Severe portal hypertension inducted anorectal varices bleeding treated via a transjugular intrahepatic portosystemic shunt. *Am J gastroenterol* 111: 27, 2016

298 Talley NJ, Howell S et al.: Obesity and chronic gastrointestinal tract symptoms in young adults: a birth cohort study. Am J Gastroenterol. 2004 Sep; 99(9): 1807–1814

299 Oettlé GJ: Effect of moderate exercise on bowel habit. *Gut* 32: 941–944, 1991

300 Barton W, Penney NC et al.: The microbiome of professional athletes differs from that of more sedentary subjects in composition and particularly at the functional metabolic level. *Gut* 2018; 67: 625–633

301 Martin D: Physical activity benefits and risks on the gastrointestinal system. *South Med J* 104: 831–837, 2011

302 Gunter MJ, Murphy N et al.: Coffee drinking and mortality in 10 European countries: A multinational cohort study. *Ann Intern Med* 167: 236–247, 2017

303 Neri M, Marzio L et al.: Effect of ketanserin, a selective antiserotoninergic drug, on human anal canal pressure. *Int J Colorectal Dis* 3: 219–221, 1988

304 Kavin H, Shivley S: Absence of effect of nicotine on rectal sensation, rectal compliance, and anal sphincter pressures in healthy subjects. *Dig Dis Sci* 40: 2239–2243, 1995

305 Doss PL, Gowitt GT: Investigation of a death caused by rectal insertion of cocaine. *Am J Forensic Med Pathol* 9: 336–338, 1988

306 Zhang C, Li S et al.: Structural modulation of gut microbiota in life-long calorie-restricted mice. *Nat Commun* 4: 2163, 2013

307 Trepanowski JF, Kroeger CM et al.: Effect of alternate-day fasting on weight loss, weight maintenance, and cardioprotection among metabolically healthy obese adults: A randomized clinical trial. *JAMA Intern Med* 177: 930–938, 2017

308 Ewell G, Jackson R: Aberrant gastric mucosa in the rectum with ulceration and hemorrhage. *Wis Med J* 38: 641–643, 1939

309 Iacopini F, Gotoda T et al.: Heterotopic gastric mucosa in the anus and rectum: first case report of endoscopic submucosal dissection and systematic review. *Gastroenterol Rep (Oxf)* 4: 196–205, 2016

310 Ewell G, Jackson R: Aberrant gastric mucosa in the rectum with ulceration and hemorrhage. *Wis Med J* 38: 641–643, 1939

311 Kestemberg A, Marino G et al.: Gastric heterotopic mucosa in the rectum with Helicobacter pylori-like organisms: a rare cause of rectal bleeding. *Int J Colorectal Dis* 8: 9–12, 1993

312 Dowsett SA, Kowolik MJ: Oral Helicobacter pylori: can we stomach it? *Crit Rev Oral Biol Med* 14: 226–233, 2003

313 Dimitriadi D: Helicobacter pylori: a sexually transmitted bacterium? *Cent European J Urol* 67: 407–409, 2014

314 Mattoni CI, Garcia-Hernandez S et al.: Scorpion sheds "tail" to escape: consequences and implications of autotomy in scorpions (Buthidae: Ananteris). *PLoS One* 10: e0116639, 2015

315 Cerruto MA, Vedovi E et al.: Women pay attention to shoe heels: besides causing schizophrenia they might affect your pelvic floor muscle activity!! *Eur Urol* 53: 1094–1095, 2008

316 Bohlen JG, Held JP et al.: The male orgasm: pelvic contractions measured by anal probe. *Arch Sex Behav* 9: 503–521, 1980

317 Bohlen JG, Held JP, Sanderson MO et al.: The female orgasm: pelvic contractions. *Arch Sex Behav* 11: 367–386, 1982

318 Abul-Khair MH. Bilhariziasis and prolapse of the rectum. *Br J Surg* 63: 891–892, 1976

319 Chaloner EJ, Duckett J et al.: Paediatric rectal prolapse in Rwanda. *J R Soc Med* 89: 688–689, 1996

320 Henry JB, Drummond LM et al.: Obsessive-compulsive disorder and rectal prolapse. *Eur J Gastroenterol Hepatol* 18: 797–798, 2006

321 Kumar L, Emmanuel A: Internal anal sphincter: Clinical perspective. *Surgeon* 15: 211–226, 2017

322 Rajasekaran MR, Kanoo S, Fu J et al.: Age-related external anal sphincter muscle dysfunction and fibrosis: possible role of Wnt/beta-catenin signaling pathways. *Am J Physiol Gastrointest Liver Physiol* 313: G581–g588, 2017

323 Eberlein-Gonska M, Petzold T et al.: The incidence and determinants of decubitus ulcers in hospital care: An analysis of routine quality management data at a university hospital. *Deutsches Ärzteblatt International* 110: 550–566, 2013

324 Lohsiriwat V: Anorectal emergencies. *World J Gastroenterol* 22: 5867–5878, 2016

Sachverzeichnis